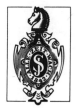

B. Luban-Plozza W. Pöldinger F. Kröger

Der psychosomatisch Kranke in der Praxis

Fünfte, neubearbeitete und erweiterte Auflage

Geleitwort von M. Balint

Mit 18 Abbildungen und 18 Tabellen

Springer-Verlag Berlin Heidelberg New York
London Paris Tokyo Hong Kong

Prof. Dr. med. Boris Luban-Plozza
Klinik S. Croce, CH-6600 Locarno

Prof. Dr. med. Walter Pöldinger
Psychiatrische Universitätsklinik
Wilhelm-Klein-Straße 27, CH-4025 Basel

Dr. med. Friedebert Kröger
Medizinische Universitätsklinik
Bergheimer Straße 58, D-6900 Heidelberg

Die 1. und 2. Auflage des Buches ist im J. F. Lehmanns Verlag, München, erschienen.

Fremdsprachige Ausgaben: Engl. 1985 (2. Aufl.); franz. 1975; span. 1986 (2. Aufl.); ital. 1984 (3. Aufl.); port. 1979; japan. in Vorbereitung

ISBN 3-540-51246-2 Springer-Verlag Berlin Heidelberg New York
ISBN 0-387-51246-2 Springer-Verlag New York Berlin Heidelberg

ISBN 3-540-10030-X 4. Auflage Springer-Verlag Berlin Heidelberg New York
ISBN 0-387-10030-X 4th Edition Springer-Verlag New York Heidelberg Berlin

CIP-Kurztitelaufnahme der Deutschen Bibliothek
Luban-Plozza, Boris: Der psychosomatisch Kranke in der Praxis / B. Luban-Plozza ; W. Pöldinger ;
F. Kröger. Mit e. Geleitw. von M. Balint. - 5., neubearb. u. erw. Aufl. - Berlin ; Heidelberg ;
New York ; London ; Paris ; Tokyo ; Hong Kong : Springer, 1989
   ISBN 3-540-51246-2 (Berlin ...)
   ISBN 0-387-51246-2 (New York ...)
NE: Pöldinger, Walter:; Kröger, Friedebert:

Dieses Werk ist urheberrechtlich geschützt. Die dadurch begründeten Rechte, insbesondere die der
Übersetzung, des Nachdrucks, des Vortrags, der Entnahme von Abbildungen und Tabellen, der Funksendung, der Mikroverfilmung oder der Vervielfältigung auf anderen Wegen und der Speicherung in
Datenverarbeitungsanlagen, bleiben, auch bei nur auszugsweiser Verwertung, vorbehalten. Eine Vervielfältigung dieses Werkes oder von Teilen dieses Werkes ist auch im Einzelfall nur in den Grenzen
der gesetzlichen Bestimmungen des Urheberrechtsgesetzes der Bundesrepublik Deutschland vom
9. September 1985 in der Fassung vom 24. Juni 1985 zulässig. Sie ist grundsätzlich vergütungspflichtig. Zuwiderhandlungen unterliegen den Strafbestimmungen des Urheberrechtsgesetzes.

© J. F. Lehmanns Verlag München 1973
© Springer-Verlag Berlin Heidelberg 1977, 1980 und 1989
Printed in Germany

Die Wiedergabe von Gebrauchsnamen, Handelsnamen, Warenbezeichnungen usw. in diesem Werk
berechtigt auch ohne besondere Kennzeichnung nicht zu der Annahme, daß solche Namen im Sinne
der Warenzeichen- und Markenschutz-Gesetzgebung als frei zu betrachten wären und daher von jedermann benutzt werden dürften.

Produkthaftung: Für Angaben über Dosierungsanweisungen und Applikationsformen kann vom
Verlag keine Gewähr übernommen werden. Derartige Angaben müssen vom jeweiligen Anwender
im Einzelfall anhand anderer Literaturstellen auf ihre Richtigkeit überprüft werden.

Satz: Elsner & Behrens GmbH, Oftersheim. Druck und Einband: Druckhaus Beltz, Hemsbach
2119/3140-5 4 3 2 1 0 - Gedruckt auf säurefreiem Papier

Geleitwort zur 1. Auflage

Es gibt nur eine Sorte von Menschen, seien sie nun gesund oder krank, aber es gibt wahrscheinlich zwei Sorten von Ärzten: jene, die gerne mit dem Begriff „organische Krankheiten" arbeiten, und die anderen, die es vorziehen, von menschlichen „Konflikten und Problemen", welche zu psychosomatischen Störungen führen, zu sprechen. Zweifellos hat in den letzten Jahren die zweite Gruppe viele Anhänger gewonnen, sie ist aber immer noch weit davon entfernt, die Mehrheit der Ärzte auf ihrer Seite zu haben.

Dieses Buch wendet sich in erster Linie an die „Neulinge" auf diesem Gebiet, d. h. an Ärzte, welche trotz einer guten Ausbildung in der traditionellen, krankheitsorientierten Medizin durch die vielen Patienten beunruhigt sind, deren Krankheitsgeschichte ihnen nicht voll verständlich ist und deren Beschwerden sie aufgrund der erworbenen medizinischen Erkenntnisse nicht beheben können.

Hier öffnen sich nun neue Wege des Denkens und des Handelns für sie, nicht indem ihre vorhandenen Kenntnisse und Fähigkeiten abgewertet werden, sondern indem diese als Basis für eine Erweiterung ihrer Behandlungsmöglichkeiten betrachtet werden.

Zuerst zeigen die Autoren, daß neben der herkömmlichen Auffassung von Krankheitssymptomen und -zeichen mit pathophysiologischen Veränderungen des Körpers und seiner Funktionen verschiedene Krankheiten auch als Ausdruck des affektiven Zustandes des Patienten, seiner ungelösten Persönlichkeitskonflikte und Schwierigkeiten in der sozialen Anpassung verstanden werden können. Dann zeigen sie die Nützlichkeit dieser Denkart an dem fundamentalen Unterschied zwischen der traditionellen Aufnahme einer Krankengeschichte – die ja de facto kaum mehr als eine komplizierte Befragung des Patienten im Sinne eines Fragebogens ist – und der neuen Art des „Zuhörens". Diese ermutigt den Patienten, dem Arzt nicht nur eine detaillierte Beschreibung seiner Krankheitsentwicklung zu geben, sondern auch all die realistischen und unrealistischen Gedanken und Ängste, welche entweder durch die Krankheit hervorgerufen wurden oder diese verursacht haben, zu erzählen.

Es wird gebührend betont, daß dieser neue Behandlungsweg einer „Untersuchung durch den Patienten selbst" gleichkommt, in welcher der

Arzt die Aufgabe hat, dem Patienten zu helfen, sich selbst besser zu verstehen, indem er wie ein Spiegel wirkt.

Es wird auf die Gefahr hingewiesen, welche für den Arzt dadurch entstehen kann, daß ein vielleicht unwichtiges organisches Symptom während der diagnostischen Periode überbewertet wird. Dies führt im allgemeinen dann dazu, daß alle Beschwerden des Patienten im Sinne dieses Symptoms gedeutet werden. Hat der Arzt sich nämlich einmal einen Begriff von den Ursachen der ängstlichen Phantasien und beunruhigenden Gefühle des Patienten gemacht, kann er sich nur sehr schwer von diesen lösen.

Die Autoren nehmen gegenüber dem üblichen Vorgehen bei psychosomatischen Störungen einen kritischen Standpunkt ein. Als erstes wird vom Arzt eine somatische Untersuchung vorgenommen; wenn er überzeugt ist, daß keine organischen Befunde nachgewiesen werden können, versichert er dem Patienten, daß er vollkommen gesund sei. Wir wissen aber alle, wie fragwürdig das Resultat einer solchen „Beruhigung" ist.

Kennt der Arzt den Patienten ziemlich gut, mag er ihm raten, wie er leben, wie er sich verhalten soll. Diese Ratschläge sind immer gut gemeint, aber ihre therapeutische Wirksamkeit erscheint eher zweifelhaft.

Zusätzlich dazu verschreibt der Arzt – wenn er das Gefühl hat, daß noch mehr getan werden muß – je nach der vorliegenden Symptomatik ein Mittel gegen Müdigkeit, Erschöpfung, Traurigkeit und Hoffnungslosigkeit, also ein Antidepressivum, oder einen Tranquilizer für Beschwerden wie Angst oder Erregung. Die Autoren erheben die berechtigte Frage: Ist dieses Vorgehen richtig? Und wenn ja, unter welchen Voraussetzungen und bei welchen Indikationen sollen diese Medikamente gegeben werden?

Dies ist natürlich ein nicht einfach zu beantwortendes, großes Problem, um so mehr, als die Antwort ebenso von der Persönlichkeit und den Überzeugungen des Arztes als auch von den Klagen des Patienten abhängt.

Die Autoren schlagen deshalb folgendes Behandlungsprinzip vor: Psychotherapie soll nie die traditionelle ärztliche Behandlung ersetzen, sondern nur ergänzen. Zweifellos ist dieses Prinzip sicher und sinnvoll, es erhebt sich aber die Frage, ob es auch immer therapeutisch wirksam ist.

Das Buch von Luban-Plozza und Pöldinger versucht ernsthaft, diese überaus komplizierten Fragen aus möglichst vielen Gesichtswinkeln zu sehen. Neben der Diskussion über die Einflußnahme auf die Entwicklung der psychosomatischen Beschwerden durch den therapeutischen Zugriff des Arztes unterstreichen die Autoren auch die veränderte Lebenssituation, die durch die Gesundheitsorganisationen verschiedener Länder beeinflußt wird. Es wird u. a. untersucht, ob die persönliche Verantwortung für Krankheit und Gesundung des Patienten vermindert wird und ob diese durch unpersönliche Versicherungen oder Staatsapparate ersetzt werden kann. Ein solcher Prozeß wird noch verstärkt durch die Entwicklung verschiedener sozialer Dienste in allen westlichen Ländern, die versuchen, noch mehr persönliche Verantwortung vom Patienten abzuwälzen, indem sie fast sagen: „Wenn du so schwach bist, sind wir hier, um dir zu helfen, stütze dich auf uns." Die Schwierigkeiten, die diese veränderte Atmosphäre bei der eigentlichen Behandlung von psychosomatischen Zuständen verursacht, werden dargelegt.

Dieses Buch wird sich als nützlicher Führer für jeden Arzt, der sich über diesen komplexen Bereich der Medizin informieren möchte, erweisen.

Michael Balint †, London

Vorwort zur 5. Auflage

Das Konzept dieses Buches, Praxisbezogenheit mit dem notwendigen Maß an Theorie zu verbinden, hat bei den Lesern so großen Anklang gefunden, daß nun eine 5. Auflage möglich geworden ist. Da es den Autoren ganz besonders um das „Hier und Jetzt" in der Praxis geht, hat es wohl auch seinen Platz zwischen den bedeutenden Werken zur Psychosomatik behalten können.

Der Zeitpunkt für das Erscheinen dieser erneut grundlegend überarbeiteten und erweiterten Auflage scheint den Autoren besonders günstig, da Stichworte wie „psychosomatische Grundversorgung" und „sprechende Medizin" für den ärztlichen Alltag an Bedeutung gewinnen und das Bedürfnis nach Basisinformation gestiegen ist.

Psychosomatik wird als integrativer Bestandteil der Medizin aufgefaßt. Wenn wir im Rahmen dieses Buches von „psychosomatischen Störungen" sprechen, so gehen wir davon aus, daß hinsichtlich Entstehung und Verlauf somatopsychosoziale Aspekte von Bedeutung sind. Diese Sichtweise wird zum Wegweiser eines sich als psychosomatisch verstehenden medizinischen Handelns gemacht. Ein solcher Ansatz bedarf einer Bereitschaft zur konsequenten Interaktion aller Gesundheitsberufe im Sinne einer problem- und patientenorientierten Kooperation, die allein in der Lage ist, somatische und psychosoziale Seiten von Gesundheit und Krankheit gleichzeitig zu berücksichtigen. Verstehen und Handeln ist dabei nicht möglich, ohne den Rückgriff auf einen theoretischen Rahmen. Viktor v. Weizsäcker prägte 1949 den Satz: „Die psychosomatische Medizin muß eine tiefenpsychologische sein, oder sie wird nicht sein"! So bleibt die psychoanalytische Theoriebildung weiterhin Grundlage psychosomatischer Praxis, sie wird ergänzt durch moderne Konzepte des Symptomverständnisses, wie sie z. B. die Systemtheorie entwickelt, durch das Streßkonzept und grundlegende Aspekte aus dem Bereich der biologischen und Sozialpsychiatrie. Dabei bevorzugen die Autoren in ihrer Darstellung das patienten- und problemorientierte Vorgehen gegenüber einer Handlungsweise, die sich ausschließlich von einer bestimmten Theoriebildung herleiten läßt.

Die Autoren, die sich auch persönlich nahestehen, haben auch in der 5. Auflage wieder ihre persönliche Ergänzung in Fortbildung und Praxis gefunden. Durch die Mitautorenschaft von F. Kröger ist auch ein

Repräsentant der jüngeren Generation am Zustandekommen der neuen Auflage beteiligt.

Das Buch richtet sich nach wie vor sowohl an jene niedergelassenen Ärzte, die die medizinische Basisversorgung gewährleisten, als auch an solche, die an Krankenhäusern tätig sind. Es war unser Anliegen, niedergelassene Ärzte, Assistenten und Studenten anzusprechen. Auch anderen in Gesundheitsberufen tätigen und interessierten Laien möchten wir einen Zugang zur Psychosomatik eröffnen. Es wurde versucht, in der Gegenüberstellung der Meinungen die Spannung und die Offenheit des Dialogs beizubehalten.

Unser besonderer Dank für ihre fachspezifische Mitarbeit gilt: Prof. Dr. M. Berger („Gynäkologische Krankheiten"), Dr. M. Fisch und E. Streich-Schlossmacher („Psychologische und Psychosomatische Aspekte der Zahnmedizin"), Dr. R. Hohmeister („Krankheiten des Stütz- und Bewegungsapparates") und Prof. Dr. A. Krebs („Hautkrankheiten").

Locarno, Basel, Heidelberg 1989　　　　　　　　Boris Luban-Plozza,
　　　　　　　　　　　　　　　　　　　　　　　Walter Pöldinger,
　　　　　　　　　　　　　　　　　　　　　　　Friedebert Kröger

Inhaltsverzeichnis

1	**Voraussetzungen der Psychosomatik**	1
1.1	Einführung und geschichtliche Hinweise	1
1.2	Psychosomatische Wechselbeziehungen	10
1.2.1	Psychophysiologische Verknüpfung	12
1.2.2	Psychodynamische Konzepte	16
1.2.3	Systemtheoretische Modelle	22
1.2.4	Soziopsychosomatik	23
1.2.5	Schlußbetrachtungen	25
2	**Psychosomatische Krankheiten**	27
2.1	Krankheiten der Atmungsorgane	29
2.1.1	Asthma bronchiale	29
2.1.2	Husten, Singultus	32
2.1.3	Das nervöse Atmungssyndrom	33
2.1.4	Hyperventilationssyndrom	33
2.1.5	Lungentuberkulose	36
2.2	Herz- und Gefäßkrankheiten	37
2.2.1	Funktionelle Herzbeschwerden	39
2.2.2	Koronarkrankheiten	42
2.2.3	Essentielle Hypertonie	46
2.3	Aspekte des Eßverhaltens	50
2.3.1	Ernährung	50
2.3.2	Überernährung und Adipositas	55
2.3.3	Anorexia nervosa	58
2.3.4	Bulimie	64
2.4	Gastrointestinale Krankheiten	67
2.4.1	Ulzera des Magens und des Duodenums	68
2.4.2	Obstipation	75
2.4.3	Emotionelle Diarrhö	77
2.4.4	Colon irritabile	77
2.4.5	Colitis ulcerosa und Morbus Crohn	78

2.5	Krankheiten des endokrinen Systems	80
2.5.1	Hyperthyreose	80
2.5.2	Diabetes mellitus	81
2.6	Aspekte der Allergie	83
2.7	Hautkrankheiten	85
2.7.1	Urtikaria	87
2.7.2	Juckreiz	87
2.7.3	Atopische Neurodermitis (endogenes Ekzem)	87
2.7.4	Pruritus anogenitalis	89
2.7.5	Psoriasis	89
2.7.6	Dermatologischer Artefakt	89
2.7.7	Behandlung	90
2.8	Kopfschmerz	90
2.9	Der schlafunruhige Patient	93
2.10	Gynäkologische Krankheiten	97
2.10.1	Dysmenorrhö	99
2.10.2	Funktionelle Sterilität	100
2.11	Krankheiten des Stütz- und Bewegungsapparates	103
2.11.1	Weichteilrheumatische Erkrankungen	104
2.11.2	Rückenbeschwerden	105
2.11.3	Chronische Polyarthritis	108
3	**Psychovegetative Syndrome**	**111**
3.1	Grundsätzliches	111
3.2	Pathogenetische Konzepte	114
3.3	Auslösung, Persönlichkeitsbild	116
3.4	Dekompensationsformen	117
3.5	Behandlung	117
4	**Funktionelle sexuelle Störungen**	**120**
4.1	Grundsätzliches	120
4.2	Pathogenetische und therapeutische Konzepte	121
4.3	Therapeutische Möglichkeiten	122
4.4	Sexualität im Alter	130

4.5 Persönliche Erfahrungen aus einer
     sexualmedizinischen Sprechstunde 131

5 Psychologische und psychosomatische Aspekte in der Zahnmedizin 133

5.1   Grundsätzliches 133
5.2   Bedeutung des Mund- und Zahnbereiches 135
5.3   Der Gang zum Zahnarzt 136
5.4   Zahnarzt-Patient-Beziehung 137
5.5   Zahnbehandlung 138
5.6   Patientengruppen 139
5.7   Psychogene Einflüsse im Mund- und Kieferbereich 145
5.8   Zahnverlust 145
5.9   Zahnersatz 146
5.10 Schlußfolgerungen 147

6 Der psychosomatisch Kranke in der 2. Lebenshälfte 149

6.1   Krisensituationen der Lebensmitte 150
6.2   Psychosomatische Störungen 154
6.3   Behandlung 157

7 Der Tumorpatient mit infauster Prognose 160

7.1   Grundsätzliches 160
7.2   Mitteilen der Diagnose 161
7.3   Einbeziehung der Angehörigen 165
7.4   Soziopsychosomatische Überlegungen 167

8 Aspekte der Angst 169

8.1   Grundsätzliches 169
8.2   Psychopathologie der Angstsyndrome 171
8.3   Angsterkrankung im Rahmen der internationalen
      Klassifikationssysteme 172

8.4	Genese der Angstsyndrome	176
8.5	Angstverarbeitung	178
8.6	Therapie der Angstsyndrome	180

9	**Larvierte oder maskierte Depressionen**	**184**

10	**Der psychosomatische Zugang zum Patienten**	**189**
10.1	Probleme des psychosomatischen Zuganges	190
10.2	Verschiedene Formen des ärztlichen Gespräches	194
10.3	Funktion und Verlauf des Gespräches	196
10.4	Dialogische Leidenshilfe	200
10.5	Balint-Gruppen	203

11	**Therapeutische Ansätze**	**210**
11.1	Zur Schwierigkeit der Integration psychotherapeutischer Ansätze	210
11.2	Beziehungsdiagnostik und -therapie	212
11.3	Behandlungsmethoden	216

12	**Psychopharmakotherapie**	**226**
12.1	Antidepressiva	226
12.2	Neuroleptika	230
12.3	Tranquilizer	234
12.4	Begleiterscheinungen	238
12.4.1	Neuroleptika	238
12.4.2	Antidepressiva	240
12.4.3	Tranquilizer	240
12.5	Intoxikation mit Psychopharmaka	241
12.6	Psychopharmaka bei psychosomatischer Indikation	243
12.7	Chronische Schmerzzustände	244
12.8	Suizidalität: Risikoabschätzung und Pharmakotherapie	244

12.9	Medikamentenabusus und Suizidalität	247
12.10	Psychotherapie und Psychopharmakotherapie	252
13	**Literatur**	256
14	**Sachverzeichnis**	271

1 Voraussetzungen der Psychosomatik

1.1 Einführung und geschichtliche Hinweise

Definition

Der Begriff „Psychosomatik" beschreibt eine ganze Reihe von Bedeutungsinhalten, die durch eine einzige Definition nicht erfaßt werden können. Hier sollen 2 Aspekte hervorgehoben werden:
- psychosomatische Krankheiten,
- psychosomatische Medizin.

Bei den *psychosomatischen Krankheiten* können 3 Symptomgruppen unterschieden werden:
- Konversionssymptome,
- funktionelle Syndrome (Organneurosen),
- psychosomatische Erkrankungen im engeren Sinne (Psychosomatosen).

Die *psychosomatische Medizin* ist eine moderne, wenn auch nicht neue Konzeption, eine allgemeine Orientierung der gesamten Heilkunde. Sie berücksichtigt die komplexen somatopsychosozialen Wechselwirkungen bei der Entstehung, dem Verlauf und besonders auch bei der Therapie von Erkrankungen.

Historische Übersicht

Bei der Suche nach den Ursprüngen der psychosomatischen Medizin wird meistens die Feststellung getroffen, daß die praktische Medizin eigentlich schon von jeher psychosomatisch war, weil eine wirksame Medizin anders gar nicht sein konnte.
 Dementsprechend hat English (1952) Psychosomatik als einen verhältnismäßig neuen Begriff für einen Ansatz der Medizin, der so alt ist wie die Heilkunde selbst, bezeichnet.
 Die Vorstellung, daß es unmöglich ist, die Gesundheit des Körpers von der Psyche zu trennen, findet sich schon im Buche Hiob.

Auch Platon gab dieser Auffassung im *Charmides* Ausdruck:

> Denn das ist der größte Fehler bei der Behandlung von Krankheiten, daß es Ärzte für den Körper und Ärzte für die Seele gibt, wobei es doch nicht getrennt werden kann – aber gerade das übersehen die griechischen Ärzte, und darum entgehen ihnen so viele Krankheiten; sie sehen nämlich niemals das Ganze. Dem Ganzen sollten sie ihre Sorge zuwenden, denn dort, wo das Ganze sich übel befindet, kann unmöglich ein Teil gesund sein (Platon o. J.).

Bekannt sind die Gegensätze zwischen der hippokratischen Schule von Kos mit ihrer dynamischen, humoralen und geistigen (und damit auch „psychosomatischen") Konzeption und der Schule von Knidos, die mechanistisch und organizistisch orientiert war.

Interessant ist auch die Geschichte, die von Erasistratos, einem Arzt der alexandrinischen Schule aus dem 3. Jh. v. Chr. überliefert ist. Er wurde vom König von Syrien zu dessen Sohn gerufen, der an einer für unheilbar gehaltenen Krankheit litt. Als der Arzt dem Patienten den Puls fühlte, trat die schöne Stratonike ins Zimmer. Erasistratos erkannte an der psychosomatischen Reaktion des Herzklopfens sofort, daß die Krankheit des Jünglings ihren Ursprung in der aussichtslosen Liebe zu der 2. Frau seines Vaters hatte. Der Vater war bereit, sich scheiden zu lassen, um den Sohn zu heilen.

Auch die 3 großen Denker des 17. Jh. beschäftigten sich mit dem Leib-Seele-Problem:

Descartes (1596–1650) ersann eine verwickelte Theorie der Wechselwirkungen zwischen Körperwelt (*extensio*) und Bewußtsein oder Seele (*cogitatio*). Er gilt als einer der herausragenden Vertreter der Lehre vom psychophysischen Dualismus.

Spinoza (1632–1677) stellte in seiner Anthropologie die These auf, daß alles, was am Körper geschehe, seine Entsprechung in der Seele habe. Die Seele sei nichts anderes als die Idee des wirklichen Körpers (Ideoplasie).

Leibniz (1646–1716) setzte an die Stelle der psychophysischen Wechselwirkung die der prästabilisierten Harmonie: zwischen dem jeweils selbständigen Geschehen von Leib und Seele bestehe eine vorherbestimmte Übereinstimmung.

Als Urheber des Ausdrucks „psychosomatisch" gilt der deutsche Praktiker Heinroth (1773–1843), der später Ordinarius für Psychiatrie in Leipzig wurde. Er formulierte 1818: „Gewöhnlich sind die Quellen der Schlaflosigkeit psychisch-somatisch, doch kann jede Lebenssphäre für sich allein den vollständigen Grund derselben enthalten." Jacobi hingegen führte 1822 den Begriff „somatopsychisch" ein, um die Prädominanz des Körperlichen bei der Entstehung einiger Krankheiten zu unterstreichen.

Groos vertrat ebenfalls einen psychosomatischen Standpunkt, als er 1824 schrieb: „Suchen wir nun der ersten Ursache der mannigfaltigsten Krankheiten nach, so finden wir sie in der unmittelbar schädlichen Wirkung der Leidenschaften auf den Körper." Er meinte eine vermittelnde Stellung einzunehmen in dem

Streit der „Psychiker" und der „Somatiker" innerhalb der romantischen Medizin, als er annahm, daß „das Wesen der Geisteskrankheit psychosomatischer Natur sei".

Klassisch geworden ist die Selbstbeobachtung zur Entstehung eines Asthmaanfalles des französischen Klinikers Trousseau:

> Der schwerste Asthmaanfall, der mich je heimsuchte, ereignete sich unter folgenden Umständen: Ich vermutete, daß mein Kutscher mir Hafer stehle, und begab mich, um den Sachverhalt abzuklären, in die Scheune, wo ich den Hafervorrat messen ließ. Mitten in dieser Operation befiel mich ein äußerst heftiger Asthmaanfall, offensichtlich ausgelöst durch die seelische Emotion, die der Gedanke an den kleinen häuslichen Diebstahl verursacht hatte (Trousseau 1882).

Eine sehr moderne Auffassung findet sich bereits 1876 bei Maudsley: „Wenn Gefühle nicht in äußerer Körpertätigkeit oder entsprechender innerlicher Geistestätigkeit entladen werden, wirken sie auf die inneren Organe und bringen deren Funktion in Unordnung; Kummer wird durch leidenschaftliches Wehklagen und Weinen bald entladen ..."

Die Begriffe „psychosomatische Erkrankungen" und „psychosomatische Medizin" haben sich jedoch erst in den letzten Jahrzehnten allgemein eingebürgert, nachdem das Adjektiv „psychosomatisch" im Jahre 1922 von Deutsch (1953), einem Wiener Psychoanalytiker, wieder aufgegriffen wurde. Die psychosomatische Medizin bezeichnete er als „angewandte Psychoanalyse in der Medizin".

Zwar hatten sich schon etwa 10 Jahre vor ihm andere Analytiker – wie Groddeck (1961a, b) Ferenczi (1965) und Jelliffe (zit. nach Alexander 1948) den körperlichen Krankheiten zugewandt. Sie bezeichneten sie jedoch als Organneurosen und Organpsychosen (Meng 1934, 1935).

Vor allem Groddeck versuchte in reger und genialer Auseinandersetzung mit Freud, die „psychische Bedingtheit organischer Leiden" zu umschreiben. Für ihn haben Krankheiten etwas mit dem „Es" (dieser Begriff stammt von Groddeck) zu tun, mit jener „Kraft", von der wir gelebt werden, während wir zu leben glauben".

Aus dem Bereich der inneren Medizin sind v. a. v. Krehl (1936), v. Weizsäcker (1947) und v. Bergmann (1936) zu den Pionieren der psychosomatischen Medizin zu zählen.

Deutsch (1939) emigrierte später in die USA und wurde dort einer der Stammväter der zunächst überwiegend psychoanalytisch orientierten amerikanischen psychosomatischen Medizin, als deren Pioniere neben ihm auch Dunbar (1947, 1948) und Alexander (1939, 1948) zu nennen sind.

Geht man von der Zahl der Veröffentlichungen aus, so hat das Interesse an psychosomatischer Medizin seitdem ungeheuer zugenommen. Schon 1954 führte Dunbar in ihrem Buch *Emotions and bodily changes* nicht weniger als 5000 Publikationen über psychosomatische Medizin an.

Bis heute hat sich diese Zahl vervielfacht, und die Autoren rekrutieren sich nicht mehr, wie noch vor einigen Jahren, vorwiegend aus dem Kreise der Psychoanalytiker. In den meisten klinischen Fächern werden psychosomatische Zusammenhänge inzwischen als Realität erkannt.

Zur Entwicklung der Psychotherapie

Während der Begriff „Psychiatrie" alle, wenn auch unter sich divergierenden Lehren zusammenfaßt, die den psychischen Erkrankungen eine wissenschaftliche Erklärung zu geben versuchen, versteht man unter „Psychotherapie" eine auf das Individuum ausgerichtete Behandlungsmethode.

Wir möchten hier nur auf einige Etappen der Entstehungsgeschichte der Psychotherapie hinweisen, von der Magie alter Zeiten über die indische Yoga-Lehre der „Konzentration" und der „Meditation" bis zur abendländischen systematischen Psychotherapie unserer Zeit mit ihren Anfängen im „tierischen Magnetismus". Ursprünglich dominiert von metaphysischen Theorien und mystischem Glauben, nahm die Psychotherapie nur allmählich den Charakter eines wissenschaftlichen Verfahrens an.

Vorläufer

Die Methoden, welche sich heute der Suggestion bedienen, zeigen alle eine mehr oder weniger deutliche Beziehung zu den berühmten Magnetismuspraktiken des Wiener Arztes Mesmer. Die Anwendung der Hypnose ging v. a. von Frankreich aus. In Nancy gründete Liébeault (1823-1904) eine Klinik, in welcher er physische Erkrankungen durch Hypnose behandelte und seinen Patienten das Verschwinden ihrer Krankheitssymptome suggerierte.

Auf dem Gebiet der Suggestion erkannte man schon frühzeitig die Notwendigkeit einer strengeren wissenschaftlichen Orientierung. Die Erforschung der Suggestionswirkungen, inner- und außerhalb der Hypnose, lenkte die Aufmerksamkeit auf die Tatsache, daß die gleichen Resultate auch ohne das laufend wiederholte Eingreifen des Suggestors erzielt werden können, wenn man die Autosuggestion zu Hilfe nahm. Ein eifriger Verfechter der Wirksamkeit dieses Verfahrens war der Apotheker Coué aus Nancy.

Dubois in Bern (1848-1918), der in erster Linie als praktizierender Arzt wirkte und kein Psychiater war, behauptete, seine Patienten durch das Gespräch überzeugen zu können (Persuasionsmethode). Er versuchte, ihnen die Unbegründetheit ihrer hypochondrischen Vorstellungen zu beweisen, welche den Kern ihrer psychischen Störungen darstellten. Es zeigte sich indessen, daß Appelle an die Vernunft die wirklichen Krankheitsursachen nicht beseitigen können, da ja die psychischen Erkrankungen nicht die Folge verfehlter Gedankengänge sind, sondern auf tiefere Ursachen zurückgehen. Letztere zu erkennen und zu behandeln, entwickelte Sigmund Freud (1856-1939) die Psychoanalyse.

Die entscheidende Wende

Freud begann seine berufliche Laufbahn in Wien, wo er sich zuerst dem Studium des Zentralnervensystems zuwandte. Im Jahre 1885 begab er sich an die Salpêtrière, wo Charcot sich der Hypnose bediente und bei Hysterikern die Symptome fast beliebig hervorbringen und beseitigen konnte. Es war die erste psychotherapeutische Methode, allerdings mehr zu Forschungszwecken als zur Behandlung angewandt. Aber auch die Hypnose basierte auf dem Autoritätsprinzip. Die Heilerfolge schwanden, wenn der Glanz der Autorität verblaßte. Später ging Freud nach Nancy zu Liébeault und dessen Assistenten Bernheim (1873–1939), die von der Hypnose therapeutischen Gebrauch machten. Nach Wien zurückgekehrt, ließ er sich von Breuer anregen und entwickelte eine Fülle neuer Ideen.

Breuer, Mitarbeiter des Physiologen Ibering, hatte in Wien die kathartische Methode mittels Aussprache entdeckt, die zum unmittelbaren Anlaß der Entdeckung der psychoanalytischen Methode wurde. Mit Breuer machte Freud die ersten psychoanalytischen Beobachtungen an einem Mädchen, bei dem eine schwere hysterische Störung wieder verschwand, nachdem es in der Hypnose zur Wiedererinnerung an bisher nicht zugestandene Erlebnisse gekommen war („Studien über Hysterie", 1895). Bald bemerkte Freud aber, daß die Hypnose den Behandlungsprozeß nicht günstig beeinflußte und das Wiedererinnern auch ohne Hypnose erreicht werden konnte. Es wurde daher auf den hypnotischen Zustand verzichtet und dafür die Methode der freien Assoziation eingeführt. Man kann sich vorstellen, welche Wirkung diese Methode in einer Zeit hatte, in der es so vieles gab, was „man nicht sagte".

Die Eliminierung der Hypnose aus der Psychotherapie machte den Weg zu weiteren methodischen Entwicklungen und damit zur eigentlichen Psychoanalyse frei. Freud entdeckte, daß das Verdrängte vom Unbewußten her eine erhebliche („dynamische") Einwirkung auf die Gesamtpersönlichkeit hat. Dem Bewußtsein entschwundene Ereignisse hatten noch jenseits der Bewußtseinsschwelle eine beträchtliche Wirkung. Aus diesen Erkenntnissen wurde das System des Unbewußten entwickelt, das man nicht als solches erkennen kann, das aber durch die Analyse bewußt gemacht wird. Durch Verdrängung werden mittels Abwehrmechanismen aus dem Bewußtsein und dem Vorbewußtsein die Erlebnisse, die in dieser Form nicht verarbeitet werden können, zum Unbewußten verschoben (Affektverschiebung). Wir werden später sehen, daß die seelischen Faktoren bei den psychosomatischen Erkrankungen unbewußter (und neurotischer) Natur sind.

Schon in der ersten Phase der Psychoanalyse gelang es, die entscheidende Pforte zum Unbewußten zu finden: den Traum. Neben den Träumen und den genannten freien Einfällen (Assoziationen) in einem gelockerten psychischen Zustand, wie er während der psychoanalytischen Behandlung angestrebt wird, geben auch Fehlhandlungen (Vergessen, Versprechen, Verschreiben, Verlieren) wichtige Hinweise auf unbewußte Vorgänge.

Außer der Entdeckung des Widerstandes und der Abwehrmechanismen, des methodischen Zugangs zum Unbewußten mit Hilfe der Träume, der Assoziationen und der Fehlhandlungen wurde ein weiteres methodisch und therapeutisch wichtiges Phänomen aufgezeigt: Die Übertragung. In der psychoanalytischen Behandlung überträgt der Patient frühkindliche Einstellungen, Wünsche und Gefühle zu Vater, Mutter und anderen wichtigen Bezugspersonen auf den Analytiker.

Die beiden Phänomene Übertragung und Widerstand gehören, mit dem Ödipuskomplex und der kindlichen Sexualität, zu den Grundpfeilern der Psychoanalyse. Freud sagte:

> Die Annahme unbewußter seelischer Vorgänge, die Anerkennung der Lehre vom Widerstand und von der Verdrängung, die Einschätzung der Sexualität und des Ödipuskomplexes sind die Hauptinhalte der Psychoanalyse und die Grundlagen ihrer Theorie, und wer sie nicht gutzuheißen vermag, sollte sich nicht zu den Psychoanalytikern zählen (Freud 1916/1961b).

Die seelische „Energie" des Verdrängten und die Dynamik des „Mechanismus" der Symptombildung bei hysterischen und anderen neurotischen Krankheitsbildern entspringen weniger der Auseinandersetzung zwischen dem Bewußtsein und dem Unbewußten als vielmehr einer triebhaften Kraft im Individuum. Freud bezeichnete sie als Libido und verstand darunter die Energie der sexuellen Triebhaftigkeit. Diese Triebhaftigkeit, die der Arterhaltung, aber auch dem Lustprinzip dient, kommt besonders leicht mit den herrschenden Moralgesetzen in Konflikt. Auch wenn sie verdrängt wird, behält sie ihre ursprüngliche Energie und kann sich in Symptome umsetzen, konvertieren (Konversionssymptom). Sie kann zu diffuser Angst führen (Angstneurose) oder sich an inadäquate Objekte heften, die sekundär erotisiert werden. Bestenfalls kommt es bei ungenügender Libidoabfuhr zur Sublimierung, wenn sich die ursprüngliche sexuelle Libido in geistige oder künstlerische Kräfte umsetzt.

Die große Bedeutung des Sexualtriebes, dem Freud erst viel später die zerstörerischen Tendenzen, den Todestrieb, gegenüberstellte, wurde von der Psychoanalyse erstmals offen ausgesprochen.

Freuds Sexualtheorie unterscheidet zwischen dem führenden Partialtrieb und der Objektbeziehung, die durch diesen Trieb bestimmt wird. Sie unterscheidet weiter zwischen verschiedenen sexuellen Phasen der menschlichen Entwicklung: Das Lustgefühl, das der Säugling bereits beim Stillen an der Mutterbrust empfindet, wurde von Freud der *oralen* Phase der Sexualität zugerechnet. Als *anale* Phase wird das Stadium der Reinlichkeitsgewöhnung bezeichnet, in dem die Ausscheidungsfunktion vom Kleinkind als lustbetont und die Dressurversuche durch die Eltern als „frustrierend", d. h. als versagend und unlustbetont, erlebt werden. Es folgt die *genitale* Phase, deren Begriff zu vielen Mißverständnissen führte. Die späteren psychoanalytischen Forschungen weisen darauf hin, daß die Erlebnisse des Kindes in diesen 3 Phasen entscheidend für seine spätere Entwicklung sind. Die Phasen, unterbrochen durch sog. Latenzzeiten, können teilweise persistieren oder „sozialisiert" werden. In Konfliktsituationen kann der Mensch „regredieren", d. h. in eine dieser Phasen zurückfallen.

Die Psychoanalyse hat versucht, die Persönlichkeit des Menschen in ihrer Tiefe zu erfassen, indem sie über die Erforschung der Bewußtseinsinhalte hinausgegangen ist. Die Dreiteilung in Es, Ich und Über-Ich ist später von vielen psychologischen Schulen unter anderen Bezeichnungen übernommen worden.

Das *Es* ist der Bereich des Unbewußten, des Triebwesens und der vitalen Kräfte, der die beiden anderen Bereiche trägt und beeinflußt. Unter dem *Ich,* das sich in der Trotzphase kristallisiert, werden bewußte Anteile der Persönlichkeit, Selbstbewußtsein und willkürliches Handeln verstanden. Das Ich ist der organisierte Teil der Persönlichkeit, während das Es „unorganisiert" ist. Im *Über-Ich* werden die verpflichtenden – einschränkenden, aber auch „richtungsweisenden" – Gebote der Gesellschaft aufgenommen; es ist der Träger des Gewissens und der Moral. In Freuds Terminologie ist das – von ihm selbst als utopisch bezeichnete – Ziel der analytischen Behandlung: „Wo Es war, soll Ich werden." Unbewußte Vorgänge sollen aufgedeckt und dem bewußten Teil der Person eingegliedert werden.

Der *aktuelle Konflikt,* ausgelöst durch „Versuchungs- und Versagungssituationen", wird verstärkt durch unverarbeitete Kindheitserlebnisse. Das Bewußtsein kann schließlich in eine Abhängigkeit von infantilen und verdrängten Triebwünschen geraten. Konflikt als Erlebnis bedeutet Widerstreit von mindestens zwei miteinander unvereinbaren Tendenzen, die gleichzeitig als Motive das Erleben und das Verhalten bestimmen" (Bräutigam 1969). Es ist aufschlußreich, nach diesen Konflikten zu fahnden. Ob sie zu konstruktiv-kreativen Spannungszuständen führen oder sukzessive Krankheitswerte gewinnen, hängt eng mit der Persönlichkeit des Betroffenen zusammen.

Die Psychoanalyse hat den Weg zur Entwicklung anderer psychotherapeutischer Schulen geebnet, die sich z. T. auf von Freud nur vorsichtig ausgesprochene Thesen stützen.

C. G. Jung (1875–1961) sah die „Libido" Freuds im weiteren Rahmen eines „pathoenergischen" Prinzips mit 2 einander entgegengesetzten Richtungen, einer zentripetalen (Introversion) und einer zentrifugalen (Extraversion). Er entwickelte v. a. die Theorie des kollektiven Unbewußten, das dem Menschen angeboren sei und ihn den allgemeinmenschlichen Sinn auch fremder Kulturen verstehen lasse. Jung untersuchte die Begriffe Bewußtsein, Unbewußtes und Instinkt und brachte sie miteinander in Beziehung. Daraus erwuchs die Archetypenlehre. Die Archetypen, die in ihrer Symbolik auch religiöse Empfindungen ausdrücken können, entsprechen der Bedeutung kollektiver Symbole.

Eine Psychotherapie im Sinne Jungs setzt sich ein anderes Ziel als eine Psychoanalyse im Sinne von Freud. Freud sieht in der analytischen Methode eine Analogie zum Skalpell des Chirurgen, der damit krankes Gewebe ausschneidet, es dann aber der Natur überläßt, die Wunde zu schließen. Er verbietet geradezu, mit praktischen Ratschlägen moralischer oder intellektueller Belehrung unmittelbar in das Leben des Patienten einzugreifen. Jung hingegen will nicht nur Krankes entfernen, sondern auch Gesundes hinzufügen und dem Kranken zu einem Mehr an Selbständigkeit seines Wesens, zu sittlicher Freiheit und seelischer Reife verhelfen.

Während Freud fordert: „Wo Es war, soll Ich werden", sieht Jung als Ziel des Individuationsprozesses: „Wo Ich war, soll Selbst werden." Unter dem Selbst versteht Jung die Gesamtheit der Psyche, den geistigen, überbewußten Bereich des Unbewußten ebenso wie den triebhaften, unbewußten Bereich.

Der Individuationsprozeß will die Teilaspekte der bewußten und unbewußten Psyche zu einer Synthese bringen. Schrittweise setzt sich das Ich in einer Kette von „Wandlungen" mit den Archetypen des kollektiven Unbewußten auseinander.

In der Sprache Jungs (1950) ausgedrückt: „Soll (der Mensch) leben, so hat er zu kämpfen und seine Sehnsucht nach rückwärts zu opfern, um zu seiner eigenen Höhe emporzusteigen...". Im Sinne Freuds hieße das: Der Mensch muß sich mit der Realität auseinandersetzen.

Adler (1870-1937) hat in seiner Individualpsychologie die Neurose als Existenzkrise des ganzen Menschen beschrieben. Als das Grundphänomen der psychischen Erkrankung sah er nicht „Triebschicksale", sondern den „nervösen Charakter", d. h. die in der Kindheit erworbene unzulängliche Einstellung zum Leben und zu den Mitmenschen, die zum Machtstreben führen kann. Adler stellte bei seelisch kranken Menschen ein Gefühl der Schwäche und Hilflosigkeit fest, das er mit dem Begriff des „Minderwertigkeitskomplexes" beschrieb. Er postulierte auch eine Minderwertigkeit gewisser Organe (Locus minoris resistentiae, Meiopragie) mit entsprechender „Symptomwahl". Die Individualpsychologie Adlers (1920) versteht „nervöse" Symptome als finalen Ausdruck des Ringens um Überwertigkeit gegen die Minderwertigkeitsgefühle. Die Entstehung neurotischer Symptome wird von Adler als „Flucht in die Krankheit", als „Wille zur Macht" oder als „männlicher Protest", der die Aufmerksamkeit der Umgebung auf sich lenkt, gesehen, mit dem Gegensatzpaar Machtstreben-Gemeinschaftsgefühl.

Zu erwähnen ist auch Stekel (1920, 1927), der Vorkämpfer der sog. Überraschungstherapie, d. h. eines raschen, intuitiven Eingreifens des Arztes, durch welches aktuelle, als Ursache von Neurosen bedeutsame Konflikte aufgedeckt und bekämpft werden sollen.

Szondi (1968) hat eine tiefenpsychologische Richtung entwickelt, welche v. a. die unbewußten Ahnenansprüche der Person bewußt macht. Das Individuum wird in der Schicksalsanalyse nach Szondi mit seinen unbewußten „Schicksalsmöglichkeiten" konfrontiert und vor die Wahl einer besseren persönlichen Existenzform gestellt.

Die Beziehung zwischen Problemen der Theologie und der Tiefenpsychologie versuchten besonders Maeder (1953, 1963), Pfister (1921) und Tournier (1959, 1961, 1964) zu zeigen.

Über die Unterscheidung zwischen Lebens- und Todestrieb hinaus unterschied Schultz-Hencke (1970) zwischen dem Trieb nach Besitz, Geltung, Zärtlichkeit und

Aggression. In der Psychopathiefrage versuchte er, den starren Begriff des Genotypischen zu lockern und im Sinne einer Neurosentheorie aufzuschließen. In seinen psychoanalytischen Arbeitshypothesen hat er stets physiologische Überlegungen mit einbezogen und schon sehr früh eine Übersicht vorgelegt, welche körperliche Funktionsstörungen der Unterdrückung bestimmter Affekte, Bedürfnisse und Impulse zuordnet. Seinen Standpunkt bezeichnete er als Neopsychoanalyse. Dieser Schule ist auch Fromm (1966, 1968) zugerechnet worden, zu Unrecht, wie er meint (persönliche Mitteilung). Er hat dem Einfluß sozialer Bezüge besondere Aufmerksamkeit gewidmet und Wesentliches zu einer „aktiven Psychotherapie" im Sinne einer Soziopsychoanalyse beigetragen.

Der Internist und Neurologe v. Weizsäcker (1947) ließ sich von der Psychoanalyse anregen. Er prägte den Satz: „Die psychosomatische Medizin muß eine tiefenpsychologische sein, oder sie wird nicht sein" (v. Weizsäcker 1949). Die konsequente Anwendung psychologischer Überlegungen am Krankenbett führte ihn schließlich zu dem Postulat, daß die Aufgabe der Medizin nicht nur darin bestehe, kranke Körpermaschinen zu reparieren. Vielmehr sollten Arzt und Patient gemeinsam die Lebensgeschichte des Patienten verstehen und die Bedeutung der Krankheit als leidenschaftliche Lebensbewegung, als Sprung oder Krise im Lebensgeschehen erfahren. Kernstück seines Entwurfes einer anthropologischen Medizin ist die *Einführung des Subjekts* in die Medizin.

In bezug auf Kierkegaard hebt Heidegger (1963) Angst und Tod als Grundzustände der menschlichen Existenz hervor. Seine Schilderungen versuchen, schon durch die Zergliederung von Wörtern einen tiefen Sinn zu enträtseln. So versteht er die Wortbedeutung „Existenz" in dem Sinn, daß menschliches Dasein „In-der-Welt-Sein" beinhaltet, indem der Mensch „draußen bei den Dingen und Menschen verweilt". Diese Wissenschaft wendet die phänomenologischen Untersuchungsmethoden an. Sie bemüht sich, die Phänomene des Existierens so differenziert wie möglich begreifbar werden zu lassen.

Die Daseinsanalyse wurde für die Psychiatrie durch Binswanger (1955) zum Studium der Gemüts- und Geisteskrankheiten eingeführt und durch Boss (1954) zum Ausgangspunkt für wichtige psychosomatische und psychotherapeutische Arbeiten.

Staehelin (1969) ist der Ansicht, daß der Natur des Menschen nicht nur eine erste Wirklichkeit im Sinne seiner individuellen biographischen, bedingten Endlichkeit und Sterblichkeit zukommt, wie das ja die Ansicht der Psychoanalyse oder der Daseinsanalyse ist. Er beschreibt eine den menschlichen Wesen eigens zugehörende zweite Wirklichkeit, welche sich durch räumliche und geistliche Unendlichkeit und Unsterblichkeit auszeichnet und die dem letzten Unbedingten, dem Absoluten zugehörig ist. Urvertrauen ist die Stimmung des Gesunden, die in dieser zweiten Wirklichkeit wurzelt. Diese „Wirklichkeitsanalyse" würde auch psychotherapeutische Ergänzungen ermöglichen.

Unter spezifisch „menschlichen Krankheiten" versteht der Internist Jores (1970) eine Krankheitsgruppe, in der sich nicht so sehr körperliche Schädigungen als vielmehr die Lebensproblematik des Patienten und sein menschliches Scheitern manifestieren. Nach Jores kommt diese Art von Erkrankungen bei Tieren nicht vor, was mit einem rein naturwissenschaftlichen Krankheitskonzept nicht zu verstehen ist, da die Organe, die bei den betreffenden Erkrankungen strukturell oder funktionell verändert sind, bei Mensch und Tier anatomisch weitgehend ähnlich gebaut sind und auch ihre Physiologie annäherend die gleiche ist.

Jores zog daraus den Schluß, daß der Unterschied in der spezifischen Eigenart des Menschlichen liegen müsse.

Nur mit Hilfe der psychotherapeutischen Aussprache könne die den „spezifisch-menschlichen Krankheiten" zugrundeliegende falsche „Lebenseinstellung" des Patienten verändert werden.

1.2 Psychosomatische Wechselbeziehungen

Aus welchem Bedürfnis heraus ist das psychosomatische Interesse der allgemeinen Medizin entstanden?

Im Verlaufe der letzten Jahrzehnte zeigte sich immer deutlicher, daß die übliche Unterscheidung zwischen „organischen" und „funktionellen" Erkrankungen auf anfechtbaren Voraussetzungen beruht.

Man begann zu erkennen, daß Krankheiten oft auf dem Boden multipler ätiologischer Faktoren entstehen. Daraus ergab sich auch das besondere Interesse für die Rolle, welche psychologische und soziale Faktoren in diesem Zusammenhang spielen können. Diese Neuorientierung führt dazu, die praktische Medizin unter einem größeren Gesichtswinkel zu betrachten: Der Patient steht nicht mehr bloß als Träger eines erkrankten Organs vor uns, wir müssen ihn in seiner Gesamtheit als Mensch betrachten und behandeln. Die Zielsetzung der psychosomatischen Medizin entspricht dieser neuen Konzeption, auch wenn sie sich – genau genommen – v. a. mit Krankheitserscheinungen befaßt, bei deren Ätiologie und Pathogenese affektiv-emotionelle Faktoren eine prädominierende Rolle spielen.

Die Medizin kann nur im Lichte der psychosomatischen Zusammenhänge verstanden und praktiziert werden, wenn sie nicht Gefahr laufen will, in therapeutischer Hinsicht zu einer sterilen Technik der „Prothesenbehandlung" zu werden. Mit anderen Worten: Das *psychologische Verständnis,* welches bis zu den intimen emotionalen Problemen des Patienten vorzudringen sucht, sollte als Heilmittel ebenso zum Rüstzeug des Arztes gehören wie irgendein Medikament oder Instrument. Dies gilt um so mehr, als nach Statistiken und vorsichtigen Schätzungen etwa $1/3$ der Kranken, die das Sprechzimmer des praktizierenden Arztes betreten, an funktionellen oder emotionell bedingten Störungen leiden. Innere Konflikte, neurotische Reaktionsmuster oder psychoreaktive Zusammenhänge beeinflussen das Bild eines organischen Leidens, seine Dauer, den Verlauf und evtl. auch die Resistenz gegenüber der Therapie.

Die psychosomatische Medizin wird von manchen Autoren als heilsame Reaktion auf die „depersonalisierte", „stumme" Medizin betrachtet, die heute durch eine bis zum äußersten getriebene Spezialisierung – ein notwendiges Übel – zustande gekommen ist und mit der immer stärker technisierten Diagnostik und Therapie das Arzt-Patienten-Verhältnis grundlegend verändert hat. Dazu kommt die Strukturierung der medizinischen Praxis durch die sozialmedizinische Gesetzgebung der industrialisierten Länder, die praktisch der gesamten Bevölkerung Zutritt zu den heutigen Heilungsmöglichkeiten verschafft hat, und schließlich auch die fortschreitende zahlenmäßige Überrundung der akuten Erkrankungen durch chronische Fälle mit ihrer ganzen sozialen Problematik.

Die psychosomatische „Einstellung" verlangt nach dem Gesagten eine tiefgreifende Änderung des üblichen ärztlichen Handelns. Sie wird so lange einen tatsächlichen Fortschritt bedeuten, wie sie nicht versucht beiseite zu schieben, was uns bisher die Anatomie, die Biochemie und die Pathophysiologie an Erkenntnissen gebracht haben. Sie soll vielmehr die Errungenschaften dieser Disziplinen, sowohl auf der diagnostischen als auch auf der therapeutischen Seite, ergänzen.

Auch Hoff u. Ringel (1964) betonen,

> daß es keineswegs angeht, die Pathogenese, welcher Erkrankung auch immer, allein durch psychische Faktoren erklären zu wollen. Dies ist leider mitunter geschehen, sehr zum Schaden der Psychosomatik, denn man kann durchaus verstehen, daß infolge eines solchen einseitigen Vorgehens der Widerstand, der heute schon an und für sich in manchen ärztlichen Kreisen gegen die Psychosomatik besteht, noch verstärkt worden ist. Daher kann nicht oft genug betont werden, daß der psychogene Faktor in der Krankheitslehre einen Gesichtspunkt darstellt, der durch andere ergänzt werden muß, um sich so zu dem auszuweiten, was heute hinsichtlich der Pathogenese von immer größerer Bedeutung wird: Zur *multifaktoriellen Betrachtungsweise.*

Psychosomatische Erkenntnisse sind keineswegs – wie gelegentlich fälschlich behauptet – rein theoretische Spekulationen, sondern die moderne Psychosomatik basiert auf der experimentell nachgewiesenen und bestätigten Tatsache, wonach Emotionen die Organfunktionen entscheidend beeinflussen können (Alexander et al. 1968; Hahn 1979; Uexküll 1979; Weiner et al. 1957).

Im folgenden werden verschiedene Konzepte psychophysischer Verknüpfung dargestellt, die ihren Anknüpfungspunkt und ihr Schwergewicht teilweise in physiologischen Beobachtungen und teilweise in der psychoanalytischen Betrachtungsweise haben.

1.2.1 Psychophysiologische Verknüpfung

Die bedingten Reflexe

Der russische Physiologe Pawlow (1849–1936) unterschied zwischen 2 Arten von Nerventätigkeiten: Die Tätigkeit des niederen Nervensystems, im Rückenmark und bestimmten Hirnanteilen lokalisiert, diene hauptsächlich der Integration der Beziehungen der einzelnen Teile des Organismus zueinander; als höhere Nerventätigkeit bezeichnete er die der Großhirnhemisphären und des nahegelegenen Subkortex, deren Aufgabe es sei, „die normalen, komplizierten Beziehungen des Gesamtorganismus zur Umwelt" zu garantieren (Pawlow 1954).

Innerhalb der höheren Nerventätigkeit unterschied er zwischen bedingten und unbedingten Reflexen. Die angeborenen, subkortikalen, unbedingten Reflexe dienen nach Pawlow der Erfüllung so elementarer Bedürfnisse wie etwa der Nahrungssuche. Sie entsprechen dem, was unter Instinkten und Trieben verstanden wird. Bedingte Reflexe hingegen sind nicht angeboren, sondern erlernt. Pawlow bezeichnete sie als „elementares gegenständliches Denken, welches der Anpassung des Organismus an die Außenwelt diene.

Anders als bei den unbedingten Reflexen durchlaufe der den bedingten Reflex des Organismus auslösende Reiz keine genetisch festgelegten Leitungswege, die Schaltverbindung muß vielmehr erst durch wiederholte Beanspruchung gebahnt werden. Insofern spricht man von „gebahnten Abläufen". Dies kann beim Versuchstier erreicht werden, indem ein unbedingter Reiz, z. B. die Verabreichung von Nahrung, mit dem zunächst unbedingten Reflexerfolg einer vermehrten Speichelsekretion im Verlauf eines Lernvorganges so lange mit einem zur gleichen Zeit angebotenen anderen, indifferenten, künstlichen Reiz, z. B. einem Glockensignal, gekoppelt wird, bis das Versuchstier auf den bedingten Reiz allein reagiert, der bedingte Reiz also den ursprünglichen Reiz ersetzt hat. Der erzielte, nunmehr bedingte Reflexerfolg erleidet dadurch keine prinzipielle Änderung. Dem Menschen steht in der Sprache ein weiteres Signalsystem zur Bahnung von Abläufen zur Verfügung.

Für die psychosomatische Theorienbildung ist das Modell der bedingten Reflexe insofern von Interesse, als sich bei Meerschweinchen mit Antigenen oder Histaminen Asthmaanfälle experimentell erzeugen ließen, wobei die so ausgelösten Anfälle an ein akustisches Signal gekoppelt wurden. Bereits nach 5 Verstärkungen dieser Koppelung trat auf ein akustisches Signal hin, auch ohne Verabreichung der Antigene, der Anfall ein (Petzold u. Reindell 1977). In Tierexperimenten ließen sich auch sog. experimentelle Neurosen herstellen. Wenn man 2 bedingte Reflexe mit widersprechenden Reaktionen herstellt und dann die auslösenden Reize gleichzeitig gibt, entwickeln die Versuchstiere Verhaltensstörungen und vegetative Störungen bis hin zu irreversiblen Organschäden (Hypertonie und Herzinfarkt).

Auf die begrenzte Möglichkeit der Verallgemeinerung einer solchermaßen experimentell gewonnenen Erfahrung, insbesondere auf die Übertragung der im

Tierversuch gewonnenen Erkenntnisse auf den Menschen, hat bereits Pawlow selbst hingewiesen: Wegen methodischer Schwierigkeiten entschloß er sich, das subjektive Erleben, die imaginäre, innere Welt seiner Versuchsobjekte zu vernachlässigen und auch gegenüber der sog. psychischen Erregung in der Rolle des Physiologen zu bleiben, d. h. sich zu beschränken auf die Rolle des objektiven Beobachters, der ausschließlich mit „äußeren Erscheinungen und ihren Beziehungen" zu tun hat.

Dazu schreibt der Physiologe Schäfer:

> Wir haben inzwischen den Eindruck, daß durch bestimmte Situationen bestimmte Affekte ausgelöst werden. Diese Affekte können sowohl die Magensekretion erhöhen als auch die Abscheidung der Schutzkolloide verhindern, so daß es dann zu diesem dramatischen Ereignis der Ulkusgenese kommt. Die wissenschaftliche Problematik ist deshalb so schwierig, weil wir eine Situation, die Affekte erzeugt, mit einer somatisch faßbaren Krankheit korrelieren. Die Krankheit kann man leidlich beschreiben: Ein Magenulkus wird jeder Internist leicht finden. Sehr viel schwieriger sind Situationen zu definieren, und überdies sind nicht Situationen an sich das Krankmachende, sondern die Art und Weise, wie der Mensch auf eine solche Situation reagiert. Das ist zum Beispiel der Grund, warum Christian et al. (1966) auf die Bedeutung der Risikopersönlichkeit hinweisen. Derartige Korrelationen sind nicht möglich, ohne daß man große Zahlen von Menschen untersucht, und die Unsicherheit in der Beurteilung des Einzelfalles bleibt unüberwindbar.
> Dabei ist ein statistisches Urteil über derartige psychosomatische Wechselwirkungen möglich, indem man zwar von einer Fallbeobachtung ausgeht, diese Fallbeobachtung bis in alle Einzelheiten hinein analysiert (case team work), dann aber einen Versuch macht, zu einer rationalen Theorie dieser Krankheit zu kommen, indem man entweder das physiologische Experiment hinzunimmt, daß heißt das Tier unter extreme Bedingungen bringt, wie es Pawlow (1954) und seine Nachfolger taten, oder man nimmt Reihenuntersuchungen an Menschen vor, das heißt man treibt Epidemiologie. Der Tierversuch gründet sich dabei auf die Annahme, daß diese Wirkungen affektiv, reaktiv erzeugt sind, daß sie sich also in irgendeiner Weise ‚verstehen' lassen. In einer solchen Theorie wird das, was am Tiere geschieht, letzlich nach Analogie zu uns selbst gedeutet. Wir verstehen, daß eine bestimmte Situation für das Tier eine Konfliktsituation sein muß. Aber der Begriff ‚Konflikt' ist nicht aus einer Physiologie der Tiere zu entnehmen, sondern stammt ersichtlicherweise aus der Welt des Menschen (Schäfer 1968).

Trotz dieser methodischen Schwierigkeit haben die Schule von Pawlow und die Verhaltensforschung eine anregende Wirkung auf spätere lerntheoretische und verhaltenstherapeutische Konzepte ausgeübt.

Die Notfallreaktionen

Der Physiologe Cannon (1871-1945) fand 1934, daß *Überraschungs- und Notsituationen* („emergency states") den Organismus auf Kampf oder Flucht („fight or flight") vorbereiten.

> Die mit gewissen Affekten einhergehenden körperlichen Veränderungen sind Mittel zum Zweck, sei es, daß sie eine Kampfhandlung oder die Flucht vorbereiten helfen sollen. So

kommt es zum Beispiel bei der Wut zu einer Abstimmung der vegetativen Funktionen auf die Ansprüche äußerer Aktivität. Der Affekt bereitet den Körper vor, eventuell eintretende Notsituationen blitzschnell zu bewältigen. Er ist sozusagen der Mobilmachungsbefehl, der die Bereitstellung der Mittel zu Kampf oder Flucht in Gang setzt (Cannon 1975).

Solche Bereitstellungen des Organismus erfolgen auch dann, wenn die Beteiligung an einem Geschehen lediglich emotional ist. Cannon beobachtet, daß sich bei den 5 Ersatzspielern einer Fußballmannschaft, die sich gar nicht aktiv am Spiel beteiligt hatten, Zucker im Urin fand, ein Befund, der bei den meisten Spielern ebenfalls zu erheben war. Er wies ferner darauf hin, daß sich auch bei den erregten Zuschauern Zucker im Urin fand. Auch Untersuchungen an Examenskandidaten zeigen, daß bei einigen von ihnen Glukosurie als Ausdruck der Angst auftrat.

Nach Cannon (1975) befindet sich der Mensch in einer Erlebnisbereitschaft, welche ihn bestimmte Ereignisse als Notfallereignisse deuten läßt. Diese Erlebnisbereitschaft wird in eine körperliche Handlungsbereitschaft umgesetzt. Ohne Bedeutung für das Auftreten der körperlichen Begleitreaktion ist dabei, ob es sich um eine Fehldeutung handelt.

Nach Auffassung der Neurophysiologen führt jede Überraschungs- und Notfallsituation zu einer Aktivierung des Hypothalamus, welcher sofort die Schutz- und Abwehrmechanismen auf motorischen, viszeralen und neurohormonalen Bahnen in Gang setzt. Gleichzeitig werden Signale an die Hirnrinde übermittelt, so daß die Emotion wahrgenommen und erkannt wird. Dauert die Bedrohung des Organismus an, so müssen auch die Kräfte zur Erhaltung des inneren Gleichgewichts länger aktiv bleiben. Dadurch können funktionelle und auch organische Störungen der betroffenen Systeme hervorgerufen werden.

Zusammenfassend läßt sich sagen, daß bestimmte Affekte bestimmte vegetative Veränderungen auslösen. Diese Koppelung kann man als ein *psychosomatisches Modell* bezeichnen. Cannon (1975) verknüpft in der Notfallreaktion das emotionale Erleben mit körperlichen Begleitreaktionen; die Einführung der Emotionen unterscheidet seine Vorstellungen von dem Reflexmodell.

Streß

Anknüpfend an die Ergebnisse Cannons hat Selye (1946, 1959) eine Streßpathogenese beschrieben, die Cannons Ergebnisse um das Adaptionssyndrom erweiterte. Unter dem Begriff Stressoren faßte er die physikalischen, chemischen und psychischen Belastungen zusammen, die einen Organismus treffen können. Die körperliche oder seelische Belastung und Überbelastung (Streß) erfordere eine Streßreaktion des Organismus, nämlich eine Anpassung an die ungewohnten Stressoren. Dies geschehe mit dem sog. allgemeinen *Adaptionssyndrom,* einer unspezifischen Reaktion, bei der 3 Phasen unterschieden werden können:

1. Stadium der Alarmreaktion,
2. Stadium des Widerstandes,
3. Stadium der Erschöpfung.

Selye (1946) hatte seine Hypothesen tierexperimentell belegt und konnte sowohl im Initialstadium, der sog. Alarmreaktion, wie im Stadium des Widerstandes und im Stadium der Erschöpfung humorale und morphologische Veränderungen besonders am Nebennierenmark nachweisen. Das allgemeine Adaptionssyndrom verläuft unterschiedlich, je nachdem in welcher Ausgangssituation der Organismus sich befindet. Während in der Widerstandsphase die eigentliche Anpassungsleistung des Organismus erfolgt, ist dieser in der folgenden Phase erschöpft; es kommt zu einem Zusammenbruch der Regelmechanismen des Organismus mit irreversiblen somatischen Veränderungen.

Im Mittelpunkt der Streßforschung standen zunächst Untersuchungen über die Wirkung extremer Streßsituationen, die allen Menschen ungewöhnliche Adaptionsleistungen abverlangen, wie beispielsweise die Konzentrationslagerhaft oder die dauernde Trennung eines Säuglings von der Mutter. In großen Studien wurde auch festgestellt, daß Lebensveränderungen schlechthin die Krankheitsanfälligkeit erhöhen können. So zeigte die Life-event-Forschung von Holmes u. Rahe (zit. nach Blohmke 1976), daß Häufigkeit und Intensität von Lebensveränderungen – und damit die geforderte Adaptionsleistung – vor Ausbruch einer Krankheit ansteigen.

Engel u. Schmale (1968) haben v. a. die Streßreaktion auf einen realen oder imaginierten Objektverlust untersucht. Dabei stellten sie fest, daß es häufig zu psychosomatischen Erkrankungen kam, wenn der Verlust zu dem Gefühl der Hilf- und Hoffnungslosigkeit („given up, giving up") geführt hatte. Der Schwerpunkt der Streßforschung verlagerte sich bald auf das subjektive Erleben äußerer Stressoren. Leistungsanforderungen etwa werden von verschiedenen Personen jeweils unterschiedlich erlebt, je nach Vertrauen in die eigene Leistungskraft, Freude an der Tätigkeit und Ehrgeiz. Die Situationsbewältigung wird bestimmt durch die individuelle Bedeutung der Situation.

Das Streßmodell hat sich als ein brauchbarer Brückenschlag zwischen Physiologie auf der einen, Psychologie und Psychoanalyse auf der anderen Seite erwiesen und auf die psychosomatische Forschung außerordentlich anregend gewirkt. Eine umfassende Übersicht über die einzelnen Forschungsergebnisse und die theoriebildenden Möglichkeiten dieses Modells findet sich bei v. Uexküll (1979).

Der Begriff „Streß" ist in einem untechnischen Sinn auch von Laien übernommen und häufig gebraucht worden für Ereignisse und Anforderungen, die als lästig oder ängstigend betrachtet werden. Demgegenüber hat Selye (1975) in einer späteren Schrift betont, daß auch eine Notwendigkeit von „Streß" für jede physische und psychische Aktivität bestehe.

Petzold (1976) weist darauf hin, daß, bei aller Ungenauigkeit, mit dem Begriff „Streß" Patienten entlastet werden können, die oft unter starkem inneren und äußeren Druck stehen, und zwar um so mehr, je weniger sich eine somatische Ursache für ihre Erkrankung finden läßt: „Für diese Patienten ist dieser Begriff ‚Streß' meist eine Entlastung, eine Möglichkeit für ihren Rückzug auf eine Linie, von der sie sich möglicherweise neu aufbauen können", schreibt Petzold (1976), und er fügt hinzu: „Wenn psychotherapeutisch irgend etwas hilft, dann ist es die Benennung (Verbalisierung) von dem, was wortlos in den Patienten ist. Gäbe es den Begriff ‚Streß' nicht, man müßte ihn aus therapeutischen Gründen erfinden."

1.2.2 Psychodynamische Konzepte

Krankheitsspezifische Konflikte – Konversion

Der Arzt und Analytiker Alexander (1891–1964) hat eine umfangreiche und in sich geschlossene Theorie zur Erklärung psychosomatischer Zusammenhänge vorgelegt. Unter einem psychosomatischen Vorgehen verstand er „die gleichzeitige und koordinierende Verwertung von somatischen und psychologischen Methoden und Vorstellungen". Er ging davon aus, daß „psychosomatische Untersuchungen eine detaillierte und exakte Beschreibung von psychologischen Folgeabläufen ebenso erfordern wie eine exakte Beobachtung der zugehörigen physiologischen Prozesse" (Alexander 1951). Dabei nahm er an, daß zur Ausbildung einer psychosomatischen Störung ein „konstitutioneller Faktor X" unterstellt werden müsse.

In Anlehnung an Freuds Unterscheidung zwischen den Konversionssymptomen (z. B. eine hysterische Gehstörung) und den die Aktualneurose (z. B. Herzneurose) begleitenden vegetativen Beschwerdebildern unterschied Alexander (1951) zwischen Konversionssymptomen und der vegetativen Neurose. Mit Freud sieht er in den Konversionssymptomen den symbolischen Ausdruck eines konflikthaften Gefühls, das unterdrückt und verdrängt wird. Der Körper dient dann als Stätte eines symbolischen Ausdrucksgeschehens.

Die Symptome der vegetativen Neurose sind nach Alexander kein Versuch, ein unterdrücktes Gefühl zum Ausdruck zu bringen, sondern die physiologische Begleiterscheinung bestimmter emotionaler Zustände. Insofern lehnt er sich an Cannon (1975) an: „Eine Blutdruckerhöhung zum Beispiel unter dem Einfluß von Wut führt den Affekt nicht ab, sondern ist eine physiologische Komponente des Gesamtgeschehens Wut ... gesteigerte Magensaftproduktion unter dem Einfluß gefühlsmäßigen Verlangens nach Nahrung (ist) nicht ein Ausdruck oder eine Abfuhr dieser Gefühle; es ist die adaptive Vorbereitung des Magens auf die Einverleibung von Nahrung" (Alexander 1951). Von einer vegetativen Neurose spricht Alexander, wenn die physiologischen Begleiterscheinungen emotionaler Spannungszustände wegen des Unterbleibens einer die Spannung abführenden, nach außen gerichteten Handlung persistieren. In einem zweiten Schritt führen die reversiblen funktionellen Symptome zu irreversiblen Organveränderungen.

Ursächlich für die Handlungsblockade sind nach Alexander Lebenskonstellationen, in denen sich Konflikte aus der präverbalen Zeit des Individuums aktualisieren. Der Umstand, daß es sich um Konflikte handelt, die in einer Zeit noch geringer Differenzierung der psychischen Struktur erworben wurden, begünstigt – neben konstitutionellen Faktoren – die leiblichen Austragungsweisen. Die Konfliktkonstellationen sind nach Alexander oft nur in langer analytischer Arbeit zu erhellen.

Im Gegensatz zu anderen Psychosomatikern, beispielsweise Dunbar (1947), die versuchten, somatische Reaktionsweisen mit konstanten Persönlichkeitsmerkmalen zu korrelieren, richtete Alexander seine besondere Aufmerksamkeit auf eine Zuordnung spezifischer Konfliktkonstellationen zu bestimmten physiologischen Reaktionsweisen. Als Richtung für die Forschung gab er an: „Die Spezifität muß in der Konfliktsituation gesucht werden" (Alexander 1951). Sein Modell wird deshalb auch oft als „Theorie der krankheitsspezifischen psychodynamischen Konflikte" bezeichnet.

Eine erste Einteilung orientierte sich an den verschiedenen Funktionen des vegetativen Nervensystems. Alexander (1951) unterschied zwischen sympathischen und parasympathischen Bereitstellungen. Die sympathischen Bereitstellungen laufen gewissermaßen leer, wenn aggressiv-feindliche Strebungen nicht ausgelebt werden:

> Immer dann, wenn die Ausdrucksmöglichkeit von Konkurrenz-, Aggressions- und Feindseligkeitshaltungen im Willkürverhalten gehemmt ist, gerät das sympathisch-adrenergische System in einen Dauererregungszustand. Die vegetativen Symptome entspringen aus der festgehaltenen sympathischen Erregung, die andauert, weil der Vollzug von Kampf- oder Fluchtreaktion nicht stattfindet (Alexander 1951).

Alexander hat dies am Beispiel der Kranken mit essentieller Hypertonie veranschaulicht.

Werden passiv-hilfesuchende Tendenzen nicht gelebt, kommt es zum Leerlauf parasympathischer Bereitstellungen. Sie wirken sich v. a. am Magen-Darm-Trakt aus. Alexander (1951) hat dies besonders deutlich am Beispiel der Ulkuspatienten herausgearbeitet.

Die strenge Unterscheidung von sympathischen und parasympathischen Bereitstellungen ist von internistischer Seite kritisiert worden, ebenso wie die zwischen Ausdruckskrankheiten und der vegetativen Neurose. Auch das Prinzip der Konfliktspezifität ist in Frage gestellt worden. Die psychosomatische Forschung verdankt dem Ansatz Alexanders jedoch ungewöhnlich sorgfältige Untersuchungen und differenzierte Zuordnungen von emotionalem Erleben und physiologischen Reaktionen, die bleibenden Einfluß auf die Entwicklung der psychosomatischen Medizin ausgeübt haben.

Desomatisierung – Resomatisierung. Zweiphasige Verdrängung

Schur (1897–1969), Arzt, Analytiker und ab 1928 Leibarzt Freuds, entwickelte insbesondere am Beispiel der Hautkrankheiten ein Modell zur Erklärung psychosomatischer Krankheiten, das unter der Bezeichnung „Desomatisierung und Resomatisierung" bekannt geworden ist.

Er geht von der Beobachtung aus, daß Säuglinge aufgrund ihrer unentwickelten, nicht ausdifferenzierten psychischen und somatischen Strukturen auf Störungen ihres homöostatischen Gleichgewichtes mit physiologischen Regulationsmechanismen, unbewußt-primärprozeßhaft reagieren. Die zunehmende Strukturierung des Ichs erlaubt mit fortschreitender Reifung immer bewußtere, nämlich psychisch-sekundärprozeßhafte Formen der Verarbeitung von Gefahren und Angstsituationen.

Die Ausbildung der Wahrnehmungsfunktionen beispielsweise erlaubt eine zunehmende Überprüfung der Realität, die Entwicklung des Gedächtnisses eröffnet die Möglichkeit zu planender Voraussorge. Reflexion, Trieb- und Affektkontrolle werden ermöglicht und damit die Fähigkeit des Individuums, Triebenergien zu neutralisieren. In einem Prozeß der Desomatisierung wird das reifende Individuum zunehmend unabhängig von vegetativen Prozessen zur Aufrechterhaltung seiner Homöostase.

Ist das Ich jedoch labil und werden in belastenden Situationen unbewußte, neurotische Konflikte aktiviert, kann es unter dem Druck der Verunsicherung regredieren. Wird die psychische Verarbeitungsfähigkeit überschritten, kann dies bei einem

> bestimmten anlage- und entwicklungsbedingten Zustand der Organe und Organsysteme zu somatischen Symptombildungen führen. Ein langer und schmerzlicher Reifungsprozeß wird hier gewissermaßen in einem einzigen Moment wieder rückgängig gemacht. Das Ich verliert seine Fähigkeit zum Sekundärprozeßdenken, es operiert mit nicht neutralisierten Energieformen und vermag die mühsam erreichte Desomatisierung seiner Reaktionen nicht mehr aufrechtzuerhalten. Diesen Typus von Regression mit Resomatisierung bezeichnen wir als physiologische Regression ... Daraus läßt sich der Schluß ziehen, daß das Auftreten somatischer Erscheinungen an bestimmte Ich-Funktionen gebunden ist ... Es scheint demnach eine Parallele zu bestehen zwischen dem Vorherrschen von Primärprozeßdenken, dem Versagen der Neutralisierungsfunktion und der Resomatisierung von Reaktionen (Schur 1974).

A. Mitscherlich (1956) erweitert Schurs Modell und Freuds Vorstellungen zur Konversion durch die Entwicklung seines Konzeptes der zweiphasigen Abwehr oder zweiphasigen Verdrängung. Nach Mitscherlich haben chronische psychosomatische Krankheiten stets eine grobe neurotische Fehlentwicklung zur Voraussetzung:

> Eine nicht abzuwendende Krise chronifiziert sich in der ersten Phase der Verdrängung oder sonstigen Abwehr mit neurotischer Symptombildung. Wenn diese *psychischen* Mittel der Konfliktbewältigung nicht ausreichen, erfolgt in einer zweiten Phase die

Verschiebung in die Dynamik *körperlicher* Abwehrvorgänge. Wir sprechen deshalb von *zweiphasiger Verdrängung* oder Abwehr (Mitscherlich 1956).

Dieses Modell erklärt auch den häufig zu beobachtenden Wandel neurotischer Symptome und körperlicher Krankheiten. Die neurotischen Symptome treten bei Ausbildung einer körperlichen Krankheit deutlich zurück, kehren aber im Falle der Genesung oft wieder.

Bereitstellungs- und Ausdruckskrankheiten

Von Uexküll (1963) spricht in Anlehnung an Cannons Konzept der Notfallreaktionen von den Bereitstellungskrankheiten. In der Bereitstellung geschieht ein Umschlag von Emotionen – hervorgerufen z. B. durch ein als gefährlich gedeutetes Ereignis – in die körperliche Bereitstellung. In dieser Reaktion verläßt sich der Körper nicht auf den Verstand, also auf die objektive Wahrheit der Gefahr, sondern auf Emotionen und Affekte. Die Bereitstellung kann sich chronifizieren, wenn ihr ursprüngliches Ziel, die Handlung, nicht zustande kommt. Dies kann eine permanente Aktivitätssteigerung von Organfunktionen und z. B. aufgrund der dauernd erhöhten Abgabe von Magensaft ein Geschwür zur Folge haben. Eine sich häufig wiederholende „Bereitstellungshypertonie" kann durch reaktive Veränderungen der präkapillären Arteriolen zu erhöhtem peripherem Widerstand und essentieller Hypertonie führen. Nach v. Uexküll (1963) kommt es zur Erkrankung, weil die Auflösung der Bereitstellung nicht möglich ist. Dies kann Folge einer Reifestörung sein oder durch Motivverlust aufgrund von Verdrängung verursacht werden.

Von den Bereitstellungserkrankungen unterscheidet v. Uexküll (1963) die Konversionssyndrome, die er als Ausdruckskrankheiten beschreibt. Ihnen liegt ein Motivkonflikt zugrunde, der dazu führt, daß verbotene Motive, also durch innere Verbote nicht in Handlung umzusetzende Wünsche, sich in Form von hysterischen Symptomen als „Handlungsbruchstücke" ausdrücken. Diese Symptome haben eine „Ausdrucksbedeutung", sie sind im Gegensatz zu den Symptomen der Bereitstellungserkrankungen als verschlüsselte Ausdrucksversuche deutbar.

Ähnlich wie v. Weizsäcker mit dem Gestaltkreis (1940/50) hat auch v. Uexküll mit der Entwicklung seines Situationskreismodells (1988) die aktuelle Diskussion kybernetischer Modellvorstellungen und systemtheoretischer Denkansätze in der psychosomatischen Medizin vorweggenommen.

Alexithymie

Mit dem von Sifneos (1973) eingeführten Begriff Alexithymie (lat. legere, lesen; griech. Thymos, Gefühl, Gemüt) wird das Unvermögen des Menschen zur emotionalen Resonanz bezeichnet. Die Pariser Schule von Marty u. De M'Uzan hatte schon 1963 einen Typ von psychosomatisch Kranken beschrieben, der durch die Unfähigkeit zum freien Phantasieren, durch betont „operatives Denken" („pensée opératoire") und durch „traumlosen Konkretismus" charakterisiert ist.

Die Einschränkung der Fähigkeit, Gefühle wahrzunehmen und die Schwierigkeit, innere Erlebnisse mitzuteilen, findet sich besonders ausgeprägt bei psychosomatischen Patienten. Sie unterscheiden sich in dieser Hinsicht erheblich von Neurotikern. Diese sind bereit, sich über ihr ambivalentes Gefühlsleben auszusprechen. Das Sprachverhalten des Neurotikers unterscheidet sich ebenfalls stark von dem des psychosomatischen Patienten, bei dem häufig eine Verarmung des Wortschatzes und die Unfähigkeit, konflikthafte Inhalte zu verbalisieren, auffallen.

Psychosomatische Patienten sind – wieder im Gegensatz zu Neurotikern – stark an ihre Umwelt angepaßt; sie können sich und ihrer Umwelt jahrelang Zufriedenheit vortäuschen und leben in dem Gefühl, keine Probleme zu haben, wenn sie mit ihren Symptomen zum Arzt kommen. Für diese Patienten ist die Organsprache, der Schmerz, „der Wecker aus ihrer ungestörten Identität mit der Welt", wie v. Weizsäcker (zit. nach Huebschmann 1952) es ausdrückte.

Der Ursprung der Alexithymie weist zurück in ein Familienmilieu, in dem gegenüber den „Realitäten" des Lebens Gefühlsäußerungen keinen Platz hatten. Diese Haltung kann sich dann in jahrelanger Übung der Überanpassung an gesellschaftliche Normen vertiefen.

Während in bezug auf die „Kernsymptomatik" des alexithymen Verhaltens die meisten Autoren zu übereinstimmenden Beschreibungen kommen, ist der Begriff Alexithymie, besonders was seine ätiologische Zuordnung und klinische Bedeutung betrifft, nicht unumstritten (v. Rad 1983). Wesentlich erscheint uns, daß der *Arzt nicht an Alexithymie* leide, wenn er psychosomatisch Kranke behandeln möchte.

Objektverlust

Objektverlusterlebnisse stehen außerordentlich häufig am Anfang einer psychosomatischen Erkrankung. Freyberger (1976) beschreibt den Objektverlust als „Vorgang des tatsächlichen oder drohenden oder imaginierten Verlustes eines Objektes". Typische Beispiele für Objektverlusterlebnisse sind der Verlust von Beziehungspersonen (z. B. vorübergehender oder dauernder Kontaktverlust mit Angehörigen) und von Tätigkeiten (z. B. dem Beruf).

Psychosomatische Patienten sind nicht in der Lage, ihre Objektverlusterlebnisse adäquat zu verarbeiten. Sie erleben sie infolge ihres labilen Selbstwertgefühls (narzißtische Störung) als narzißtische Kränkung. Der Verlust bleibt unbewältigt. Im Gefolge können Depressionen auftreten, in denen der Patient von dem Gefühl „given up – giving up" (Engel u. Schmale 1968; s. S. 15 f.) beherrscht wird. Den

Depressionen wiederum können körperliche Störungen folgen. Ausgehend von den Arbeiten von Engel u. Schmale (1968) beschreibt Freyberger (1976b) folgende psychodynamische Faktoren für psychosomatische Patienten:

1. Depressivität nach Objektverlust und narzißtische Störung
2. Oral regressive Züge
3. Aggressionsabwehr
4. Einschränkung des introspektiven Vermögens

Diese Faktoren, die er unter dem Begriff „prägenitale Reifestörung" zusammenfaßt, sollen – wie die Alexithymie – Dispositionsfaktoren zur psychosomatischen Erkrankung darstellen. Anhand der „Alexithymie" und der „prägenitalen Reifestörung" entwirft Freyberger (1976b) eine „psychosomatische Entwicklungslinie", die bei psychosomatischen Patienten den Oberbegriffen „Symptom", „Konflikt" und „Persönlichkeitseigentümlichkeiten" folgende psychosomatische Stichworte zuordnet:

Symptom
1. Emotionale Ohnmacht
2. Erschöpfungsdepression

Konflikt
1. Objektverlust
2. Narzißtische Kränkung
3. Aggressionsabwehr

Persönlichkeitseigentümlichkeiten
1. „Ich-Verunsicherung" oder „Ich-Schwäche"; das sind: ungenügende Introspektion, gestörtes „Urvertrauen", herabgesetzte Frustrationstoleranz mit gesteigerten Abhängigkeitswünschen, minimales Vermögen zum Erlernen-Können neuer emotionaler Haltungen.
2. „Seelische Leere" infolge des herabgesetzten gefühlhaften Erlebens und der automatistisch-mechanistischen Denkabläufe; zusammen mit der verminderten Fähigkeit, psychisch zu verarbeiten infolge ungenügenden inneren Bezuges zu unbewußten Phantasien. Parallel hierzu die kompensatorische Äußerung von körperlichen Sensationen und hypochondrischen Details.
3. Oral-narzißtische Störung mit der betonten Neigung zu – nichtverarbeitbaren – Objektverlusterlebnissen.
4. Abwehrverhalten; insbesondere das „klagsam-anklagende" Agieren, das ein intensiveres Anlehnenwollen an „Schlüsselfiguren" beinhaltet, um enttäuschende Objekte zurückzugewinnen und eine Kränkung auszugleichen.

1.2.3 Systemtheoretische Modelle

Von Weizsäckers Einführung des Subjektes in die Medizin zeigte die Begrenzung des Denkens in einfachen Ursache-Wirkung-Zusammenhängen ebenso nachhaltig auf, wie seine Beschreibung der kreisartigen Verbundenheit von Umwelt und Organismus im Gestaltkreis.

Das Situationskreismodell v. Uexkülls wird gebildet, indem das Individuum durch Interpretation (Bedeutungsgebung) und Handeln (Bedeutungsverwertung) seine subjektive Umwelt erfährt, gestaltet und auf sie ggf. psychosomatisch reagiert, wenn eine entsprechende – biographisch geprägte – innere Reaktionsbereitschaft besteht.

Beide Theorieansätze können als Vorläufermodelle systemtheoretischer Überlegungen in der psychosomatischen Medizin angesehen werden, mit deren Hilfe in jüngster Zeit die komplexen Wirkungszusammenhänge, die bei der Entstehung psychosomatischer Störung von Bedeutung sind, beschrieben werden.

Systemtheoretische Überlegungen in der psychosomatischen Medizin sind zu verstehen im Zusammenhang mit einer Entwicklung, die Anfang dieses Jahrhunderts von den Naturwissenschaften ausgehend ihren Anfang genommen hat und den psychosozialen und therapeutischen Bereich erst in den 50er Jahren erreichte. Vor allen Dingen in der Mathematik, Physik und Biologie vollzog sich ein Wechsel vom monokausalen, sog. reduktionistischen Denkmodell etwa eines Newton oder Darwin zum systemischen Paradigma, das die Ätiologie eines Phänomens nicht mehr auf einen Faktor zurückzuführen versucht, sondern das Phänomen versteht als Folge einer Summe von Faktoren, deren *spezielle Interaktion* das Phänomen schließlich erst entstehen lassen. Einstein und Heisenberg sind im naturwissenschaftlichen Bereich die Wegbereiter dieser Entwicklung gewesen.

Das systemische Konzept begreift den Menschen als offenes Subsystem in einer hierarchischen Reihe weiterer offener Subsysteme. Diese Sichtweise präzisiert Gunthern (1982, 1984), der versucht, das Individuum in einem systemisch-ganzheitlichen Konzept zu erfassen und der einerseits die verschiedenen Ebenen des Organismus – nämlich die physiologische, kognitive, emotionale und transaktionelle Ebene – beschreibt und andererseits das Individuum sieht, wie es als Teil des soziokulturellen Feldes behandelnde und behandelte Persönlichkeit ist. Veränderungen auf einer Ebene der Organisation – z. B. der interaktionellen Ebene – wirken als Stimulans, Prozesse auf einer anderen Ebene – im somatischen Bereich – zu modifizieren.

Von Bertalanffy (1973) entwickelte zur Beschreibung des aktiven Organismus ein Konzept hierarchischer Ordnungen, in die einfachere Systeme (z. B. Zellen) als Elemente oder Subsysteme in komplexere Systeme (z. B. Organe) integriert sind, die dann wieder als Elemente oder Subsysteme in noch komplexeren Systemen (z. B. Organismen) zusammengefaßt werden, die in der nächsten hierarchischen Ebene wieder mit ihrer Umwelt interagieren und soziale Systeme bilden. Diese Sichtweise rückt eine schon Ende des vorigen Jahrhunderts durch v. Ehrenfels

(1890) formulierte Tatsache erneut in den Mittelpunkt: Die Tatsache nämlich, daß ein Ganzes (ein System) mehr ist als die Summe der Teile (der Subsysteme). Mit der Zunahme der Komplexität von Systemen treten also neue Eigenschaften auf, die es auf der Ebene der Subsysteme noch nicht gegeben hat.

Die adäquate Beschreibung dieser Phänomene ist nicht ohne weiteres durch die Sprache und eine Vorgehensweise möglich, die sich auch für weniger komplexe Systeme bewährt hat. In jedem Falle ist der Versuch einer Problemlösung wenig erfolgversprechend, wenn man versucht, die neu entstandenen, komplexen Phänomene (also z.B. ein psychosomatisches Krankheitsgeschehen) auf seine biophysikalischen Zusammenhänge zu reduzieren, da das Phänomen durch die Zurückführung auf die hierarchisch-niedrigere Systemebene seine spezifischen Eigenschaften verliert.

Im therapeutischen Bereich hat die Einbeziehung systemtheoretischer Überlegungen zur Entwicklung der verschiedenen familientherapeutischen Schulen geführt, die in ihrem therapeutischen Vorgehen nun nicht mehr in erster Linie das Individuum beobachten und beschreiben, sondern statt dessen die Aufmerksamkeit auf die Interaktion zweier oder mehrerer Personen richten. Damit ändert sich auch die Sichtweise der Ursachen von Problemen erheblich. Nicht mehr die Persönlichkeitsstruktur eines einzelnen mit seiner Psychodynamik in bezug auf Erlebnisse, Gefühle und Traumen in der Vergangenheit wird als Wurzel der Störung verstanden, sondern das Interaktionsverhalten in der Mehrpersonenbeziehung mit seinen offenen oder verborgenen Regeln dient als Ansatz zum Verständnis einer Störung. Die Mehrpersoneneinheit, die Familie, wird als System verstanden, das sich durch bestimmte Regeln definiert und im Gleichgewicht hält. Diese Sichtweise hat noch eine weitere wichtige Konsequenz: Die bewertende Fragestellung nach Schuld und Ursache für die Störung kann modifiziert werden. Nicht mehr ein Einzelner ist schuld oder krank, sondern die Regeln, nach denen die Familie als System funktioniert und ihr Gleichgewicht hält, sind Ursache der Störung und damit Ziel der diagnostischen Suche und der therapeutischen Intervention. Die Familie wird zur diagnostischen und therapeutischen Einheit (s. S. 220 ff.).

1.2.4 Soziopsychosomatik

Der Begriff „Soziopsychosomatik" wurde von Schäfer (1966) in die deutschsprachige Literatur eingeführt. Nach Delius (1975) ist die Soziopsychosomatik eine Betrachtungsweise, die sich im Sinne des Methodenpluralismus um die Klärung der Genese von Krankheit bemüht. Im Vordergrund steht hier die Betrachtung von sozialen und interpersonellen Beziehungen und der sich aus diesen Beziehungen ergebende Konflikt als Ursache psychosomatischer Erkrankung.

Für Delius beginnt die Soziopsychosomatik, „wenn dem, der um seine Gesundheit besorgt ist, wenn dem, der sich krank fühlt oder krank ist, in der

‚Interaktion' mit einem Arzt und dem Pflegepersonal deren Offenheit für seine *menschlichen und sozialen Probleme* zur Gewißheit wird".

Auch Mitscherlich (1956) bezeichnete die psychosomatische Medizin als Sozialmedizin, weil sie „am Einzelfall, wie bruchstückhaft auch immer, die krankheitserregenden Lebensbedingungen der Gesellschaft zu erkennen versuche". Soziale Wechselbeziehungen und konstitutionelle Faktoren werden besonders in den Arbeiten von Wolff (1943) berücksichtigt. Sie unterstreichen die Bedeutung der jeweiligen Lebenssituation und die entsprechenden kulturellen Einflüsse.

Hinkle (1961, 1964) hat an der Cornell-Universität über Jahre hinweg beispielhafte, systematische Untersuchungen an Populationen durchgeführt, die nach Herkunft, Rasse und sozialen Bedingungen verschieden waren. Dabei kam er zu folgenden allgemeinen Aussagen:

1. Der Großteil der Erkrankungen ereignet sich durchschnittlich in einem kleinen Segment der Gesamtbevölkerung.
2. Jedes Individuum zeigt eine gewisse individuelle Bereitschaft zum Erkranken, d.h. seine mittlere Erkrankungsfrequenz bleibt konstant. Der Kranke wird kränker, der Gesunde gesünder.
3. Der Zeitpunkt des Auftretens ist nicht gleichmäßig verteilt, sondern um bestimmte Ereignisse herum gehäuft: um Zeiten, während denen Vorgänge in der Umgebung als bedrohlich, überfordernd, versagend oder sonstwie konfliktauslösend empfunden werden.

Blohmke (1976) hat den Gegenstand der Soziopsychosomatik wie folgt beschrieben:

> Die Gesellschaft im weitesten Sinne, einschließlich der Umwelt, wirkt auf das Individuum durch unmittelbare Beeinflussung psychischer Prozesse. Diese wiederum lösen bei dem Individuum Emotionen aus, die über Hypothalamus, Sympathikus und Nebennieren zu biochemischen Reaktionsabläufen führen, die Auswirkungen auf das Herz-Kreislauf-System und die immunbiologische Abwehrlage haben. Das Ausmaß dieser Reaktionen auf psycho-soziale Faktoren ist weitgehend von der Persönlichkeitsstruktur des Individuums abhängig. – Starke Veränderungen des emotionalen Gleichgewichtes sind mit gehäuftem Auftreten von Krankheiten gekoppelt.

In diesem Zusammenhang weist Labhardt (1965, 1970) darauf hin, daß die soziale und technische Entwicklung der letzten Jahre zu einer Wandlung aller Normen geführt hat. Es kommt in diesem sozialen Umbruch zu einer Spannung zwischen Individuum und Umwelt, die als krankheitsfördernder Faktor bei der Entstehung psychosomatischer Krankheiten gilt. Die psychosomatische Krankheit ist die Folge einer fehlerhaften Entwicklung in den Beziehungen zwischen dem einzelnen und den ihm übergeordneten sozialen Strukturen.

Eine Übersicht der beschriebenen Entwicklungen ist in Tabelle 1 zusammengestellt.

Tabelle 1. Historische Übersicht

ab 1885	Freud: Konversion
1899	Pawlow: Einfluß des Gemüts auf physiologische Vorgänge
1912	Adler: Locus minoris resistentiae
1922	Deutsch: Psychosomatische Krankheiten
1934	Cannon: Überraschungs- und Notsituationen („emergency states")
1943	Dunbar: Persönlichkeitsprofile
1946	Selye: Anpassungssyndrom
1947	V. Weizsäcker: Gestaltkreis
1950	Alexander: Konfliktspezifität
1957	Hinkle, Wolff: Umweltsituationen
1963	V. Uexküll: Bereitstellungs-, Ausdruckskrankheiten, Situationskreis
1963	Marty, M'Uzan: „Pensée opératoire"
1966	Schäfer: Soziopsychosomatik
1967	Engel: Objektverlusterlebnisse
1973	Sifneos, Nemiah: Alexithymie
1975	Bateson: Systemtheoretische Konzepte
1981	Locke: Psychoneuroimmunologie
1982	Maturana: Autopoietische Systeme
1985	Besedovsky: Nachweis der Wechselwirkung zwischen ZNS und Immunsystem

1.2.5 Schlußbetrachtungen

Zusammenfassend läßt sich sagen, daß die Psychosomatik weniger ein Spezialfach innerhalb der Medizin darstellt als vielmehr einen Ansatz, der die Vielfalt von Ursachen, aus denen Krankheiten entstehen, berücksichtigt und sich über ein entsprechend großes Forschungsgebiet erstreckt. Ihr spezielles Interesse, v. a. auch das der Forschung, richtet sich auf die Gruppe von Krankheiten, bei denen emotionale Faktoren eine besonders wichtige Rolle spielen. Erstrebenswert ist jedoch, daß sich die Psychosomatik unter Verlust ihrer besonderen Etikette zu einer Betrachtungsweise oder Haltung entwickelt, die man als „integrale Medizin" bezeichnen könnte.

Die Lehre von den psychosomatischen Erkrankungen stützt sich auf zahlreiche klinische Beobachtungen, die einen überzeugenden Eindruck machen. Die einzelnen Teilvorgänge des Geschehens lassen sich jedoch nur selten beweiskräftig erklären, und experimentell bestätigte Hypothesen sind ebenfalls rar.

Die Forschung ist deshalb aufgerufen, die Erkenntnis der psychosomatischen Zusammenhänge ihrer Bedeutung entsprechend zu fördern. Die Weltgesundheitsorganisation erhielt den Auftrag, einen Bericht über die psychosomatischen Erkrankungen zu verfassen und gab zu diesem Zweck ein Verzeichnis der zu bearbeitenden Probleme heraus. Dieses umfaßt retrospektive und transversale vergleichende Untersuchungen, psychologische Tests und pathophysiologische Laboratoriumsuntersuchungen, das Studium der anlagebedingten Verhaltenstendenzen und der Psychophysiologie der Entwicklung, die Bewertung therapeutischer und epidemiologischer Erkenntnisse u. a. m.

An dieser Stelle muß auch die Frage aufgeworfen werden, wo die Demarkationslinie zwischen den psychosomatischen Erkrankungen und anders bedingten Störungen zu ziehen sei. Damit wird ein heikles Problem berührt, das den latenten Widerspruch der Bezeichnung „psychosomatisch" ans Licht bringt. Verwendet man nämlich diesen Begriff nur für ganz bestimmte Störungen, so verwirft man damit die unitarische Konzeption der Medizin und bestätigt den Dualismus Körper-Seele, der wie der Phönix aus seiner Asche neu entsteht. Man wäre dabei versucht, bei gewissen Krankheiten die psychischen Faktoren und bei anderen die somatischen Gegebenheiten zu vernachlässigen. Der Bericht einer Expertenkommission der Weltgesundheitsorganisation aus dem Jahre 1964 legte Wert darauf, dieses Paradoxon zu unterstreichen, versuchte jedoch nicht, das Problem zu lösen. In bezug auf die erwähnte Demarkationslinie fügt der Bericht bei, daß diese an verschiedenen Stellen gezogen werden könne, je nachdem, ob man die Prophylaxe, die Therapie oder die Forschung im Auge hat.

Siebeck (1949) hat dieses Paradoxon in dem Satz zusammengefaßt: „Man muß Leib, Seele und Geist unterscheiden, darf sie aber nicht vermischen und nicht trennen."

Besonders klar sieht Minkowski (zit. nach Fain 1966) dieses Problem:

Bei jedem der Ausdrücke ‚psychosomatisch' und ‚somatopsychisch', über die diskutiert wird, stört die Verbindung der Teilbegriffe ein wenig, denn man erweckt damit die Vorstellung eines Dualismus, auch wenn dieser in Wirklichkeit nicht besteht. Es gibt nur ein menschliches Wesen – in guter Gesundheitsverfassung oder krank. Man hat bloß keine andere Möglichkeit, sich auszudrücken. Meines Erachtens kommt es in der psychosomatischen Medizin weniger darauf an, einfach psychische und somatische Faktoren miteinander in Verbindung zu bringen, als sich anzustrengen, das menschliche Wesen in seinem lebendigen Nebeneinander von Geist und Körper so zu nehmen, wie man es vor sich hat.

2 Psychosomatische Krankheiten

Psychosomatische Reaktionen treten in besonders belastenden Lebenssituationen auf, zum Beispiele

- das Herzklopfen von Verliebten,
- der Schwindel nach einem glimpflich verlaufenen Unfall,
- Appetitverlust bei Trauer.

Solche Symptome verschwinden in der Regel, wenn sich die reizauslösende äußere Situation geändert hat. Psychosomatische Reaktionen können bei allen Menschen auftreten. Sie haben keineswegs schwerwiegendere seelische Fehlentwicklungen zur Voraussetzung (Beck 1969).

Von anderer Qualität sind die psychosomatischen Störungen, die sich in folgende große Gruppen unterteilen lassen:

1. *Konversionssymptome:* Ein neurotischer Konflikt wird sekundär somatisch beantwortet und verarbeitet. Das Symptom hat Symbolcharakter, die Symptomdarstellung kann als Lösungsversuch des Konfliktes verstanden werden. Konversionserscheinungen betreffen meist die Willkürmotorik und Sinnesorgane. Beispiele sind: hysterische Lähmungen, Parästhesien, psychogene Blindheit und Taubheit, Erbrechen, Schmerzphänomene.

2. *Funktionelle Syndrome:* In dieser Gruppe findet sich der überwiegende Teil der „Problempatienten", die ihren Arzt mit einem schillernden, oft diffusen Beschwerdebild aufsuchen, welche das Herz-Kreislauf-System, den Gastrointestinaltrakt, den Bewegungsapparat, die Atmungsorgane oder das Urogenitalsystem betreffen können (s. Tabelle 2). Die Hilflosigkeit des Arztes gegenüber dieser Symptomatik mag sich auch in der Vielzahl von Begriffen niedergeschlagen haben, mit denen diese Beschwerden bezeichnet wurden. Es handelt sich um eine Funktionsstörung einzelner Organe oder Organsysteme, in der Regel können keine Gewebeschäden nachgewiesen werden. Im Unterschied zur Konversionssymptomatik hat das einzelne Symptom keine spezifische Bedeutung, sondern ist die unspezifische Folge einer gestörten Körperfunktion. Alexander (1951) hat diese körperlichen Erscheinungen als Begleitzeichen von Affekten ohne Ausdruckscharakter beschrieben und sie als Organneurosen bezeichnet.

3. *Psychosomatische Krankheiten im engeren Sinne (Psychosomatosen):* Ihnen liegt eine primär körperliche Reaktion auf konflikthaftes Erleben zugrunde, die mit

Tabelle 2. Die wichtigsten Begleiterscheinungen funktioneller Syndrome. (Nach v. Uexküll 1969)

Somatisch	Psychisch
Globus	Innere Unruhe
Parästhesien (an Mund, Zunge und Extremitäten)	Konzentrationsschwäche, Erschöpfbarkeit
Atemhemmung	Depressive Stimmungslage
Herzsensationen	Angstzustände
Aufstoßen in Salven	Schlafstörungen

morphologisch nachweisbaren Veränderungen und einem pathologischen Organbefund verbunden ist. Eine entsprechende Disposition, ein organisches Entgegenkommen, kann die Organwahl beeinflussen. Historisch gehören die klassischen Krankheitsbilder der Psychosomatik („holy seven") in diese Gruppe:

- Asthma bronchiale,
- Colitis ulcerosa,
- essentielle Hypertonie,
- Neurodermitis,
- rheumatoide Arthritis,
- Ulcus duodeni.

Neben der hier vorgenommenen Einteilung psychosomatischer Störungen sind andere Unterteilungen möglich und gebräuchlich. Ein Beispiel dafür liefert Engel (1967, mod. nach Heim 1966a, b):

Psychogene Störungen (primär psychische Phänomene mit keiner oder nur ideeller Beteiligung des Organismus):
Konversionssymptome
Hypochondrische Reaktionen
Reaktionen auf psychopathologische Zustände

Psychophysiologische Störungen (durch psychische Einwirkung ausgelöste somatische Reaktionen im weitesten Sinne):
Physiologische Begleiterscheinungen von Emotionen oder vergleichbaren psychischen Zuständen
Seelische Auslösung organischer Krankheiten

Psychosomatische Krankheiten im engeren Sinne (somatopsychisch-psychosomatische Störungen), charakterisiert durch:
Erstes Auftreten in beliebigem Alter (gehäuft in später Adoleszenz)
Einmal ausgelöst, Verlauf chronisch, einfach oder rezidivierend

Psychischer Streß in Auslösung entscheidend, meist spezifische psychodynamische
Bedingungen für spezifische organische Krankheit
Auffallend konstante psychologische Charakteristika der Patienten

Somatopsychische Störungen (psychische Reaktionen auf somatische Krankheiten)

2.1 Krankheiten der Atmungsorgane

Wenn ein Neugeborenes vom mütterlichen Organismus getrennt wird, muß es als erstes atmen. Der erste Schrei, der die bis zur Geburt bestehende Apnoe beendet, stellt gleichzeitig die erste selbständige Lebensäußerung des kindlichen Organismus dar. Die Gleichstellung von Atmung und Autonomie prägt sich dem Organismus in unauslöschlicher Weise ein.

Die Atmung ist auch ein Mittel des Selbstausdrucks, was sich in der im Italienischen gebräuchlichen Wendung „aver l'aria di ..." niedergeschlagen hat. Tatsächlich spiegelt die Atmung emotionelle und affektive Vorgänge wider und enthüllt diese zuverlässiger als irgendeine andere vegetativ gesteuerte Funktion: Traurigkeit vermindert die Atemtiefe, während Freude sie erhöht, und Ängstliche haben meist eine oberflächliche oder irreguläre Atmung. Von diesen Zusammenhängen wußte offenbar auch Shakespeare, wenn er in Macbeth den Arzt sagen läßt: „[mit] Sorge im Gehirn verzeichnet ... und lastenschwerer Brust".

2.1.1 Asthma bronchiale

Grundsätzliche Aspekte
Das Asthma bronchiale ist eine Störung der Ausatmung, die in allen Lebensaltern auftreten kann. Kinder im 1. Lebensjahrzehnt sind von dieser Erkrankung besonders häufig betroffen. Sie steht in enger Beziehung zu den verschiedenen Erkrankungen der Haut (s. Kap. Aspekte der Allergie, S. 83 ff.).

Wir unterscheiden zwischen einem allergischen („extrinsic") und einem nichtallergischen („intrinsic") Asthma bronchiale. Dabei umfaßt die „intrinsic" Form auch das sog. Infekt-, Anstrengungs- und Reflexasthma. Aufgrund der Vielfältigkeit der Asthmaformen wird häufig nicht von einem einheitlichen Krankheitsbild gesprochen, sondern das Asthma bronchiale als „somatische Endstrecke" verschiedener somatischer und psychischer Faktoren verstanden. Als ein Charakteristikum beim Asthma bronchiale erscheint die Konditionierung: So ist es möglich, daß ein Patient, der allergisch auf Blumen reagiert, auch dann einen Asthmaanfall bekommt, wenn er künstliche Blumen sieht. In einem solchen Fall wird der Anfall also nur durch den Bedeutungsinhalt, den der Patient den Blumen gibt, ausgelöst.

Der Asthmaanfall ist häufig als Äquivalent für unterdrücktes Weinen dargestellt worden. Von Weizsäcker (1951) vergleicht den Asthmaanfall mit dem Schreien und Weinen des Kindes, das sich gegen den Verlust von Geborgenheit wehrt. Der Anfall sei eine Art „Heulszene der Lunge". Für diese Interpretation spricht, daß ein Anfall von Asthma bronchiale unter Schluchzen ein Ende finden kann. Eine Erklärung für die Unterdrückung des Weinens finden Bräutigam u. Christian (1973) in Vorwürfen und Zurückweisungen, denen die Patienten in der Kindheit ausgesetzt waren, wenn sie die Mutter durch Weinen und Schreien rufen wollten.

Goethe sagt im *Buch des Sängers (Talismane):*

Im Atemholen sind zweierlei Gnaden
Die Luft einziehen, sich ihrer entladen
Jenes bedrängt, dieses erfrischt
So wunderbar ist das Leben gemischt.

Wir können auch auf Beethovens *Fidelio* hinweisen, auf die Stelle, wo die Gefangenen im Chor ihrer Befreiung aus den Ketten Ausdruck verleihen:

„Oh, welche Lust, in freier Luft den Atem frei zu heben:
Nur hier, nur hier ist Leben, der Kerker eine Gruft".

Persönlichkeitsbild
Die gestörte frühe Beziehung zur Mutter wirkt bei den Patienten als Spannung zwischen dem „Wunsch nach Zärtlichkeit" auf der einen Seite und „Angst vor Zärtlichkeit" auf der anderen Seite fort (de Boor 1965). Heim et al. (1970) charakterisieren die Patienten durch eine ängstliche Grundhaltung mit hysterischen und/oder hypochondrischen Zügen. Den Patienten selbst ist ihre Angst verborgen. So schreibt Bräutigam (1969): „Bei der asthmatischen Atemnot können gleichzeitig mit der Luft auch Gefühle oder Emotionen retiniert werden."

Von Weizsäcker (1951) und Fuchs (1965) sehen einen Zusammenhang zwischen der Störung der Atemfunktion und der gestörten Fähigkeit der Patienten, ein- und auszuatmen. So schreibt Fuchs: „Angst, die zu aggressiver Abwehr wird, Verspannung, die zu zwanghaftem Habenwollen entartet: das ist das Ausdrucksverhalten, das sich im Status asthmaticus zuspitzt und jeden eigenen, gelassenen Rhythmus verloren hat".

Den Konflikt der Patienten beim Nehmen bzw. Haben und Geben beschreibt auch Marty (1974), der bei schweren Allergikern die Tendenz feststellte, sich in der Beziehung zu anderen Personen total mit dem Gegenüber zu identifizieren, mit diesen „zu verschmelzen".

Behandlung
Ergänzend zur sicheren somatischen Betreuung können die verschiedenen psychotherapeutischen Behandlungsmethoden zu guten Erfolgen führen. Von besonderer Bedeutung ist, ob und wie in der Therapie der Konflikt zwischen ausgeprägten Anlehnungs- und Abwehrtendenzen der Patienten dem Arzt gegenüber bewältigt werden kann. Der Patient darf nicht überfordert werden in seiner Fähigkeit, mit

den Gefühlen umzugehen, die die mitmenschliche Nähe und das Gespräch mit dem Therapeuten mit sich bringen. Petzold u. Hahn (1974) berichten von einer Patientin, die nach einer – hinsichtlich der Nähe und Direktheit wahrscheinlich überdosierten – Intervention psychotisch dekompensierte. Ein solcher Syndromwandel ist wiederholt beobachtet worden.

In der stärker am Leib orientierten Atemtherapie, im autogenen Training oder der funktionellen Entspannung, den sog. übenden Verfahren, findet der Patient weniger Gelegenheit, seinen speziellen Konflikt mit dem Therapeuten zu agieren. Zur atemtherapeutischen Behandlung schreibt Fuchs (1965):

> Im Atmen findet sich das Prinzip des Habens und des Gebens atmosphärisch ununterbrochen, wenn auch leicht störbar. Gelingt es, dieses rhythmische Wechselspiel zu beleben, wenn es erschreckt oder erregt aus seiner Ordnung gekommen ist, dann übt sich sowohl die Beziehung nach innen zu sich, wie die nach außen, zum anderen. Ohne vorschnell zu harmonisieren, wird das Lösen, das Lassen, das Öffnen freigespielt.

Deter (1986) berichtet über die Behandlung von Asthmatikern durch *krankheitsorientierte Gruppentherapie,* in der ambulant nach folgendem Therapiekonzept vorgegangen wird:

1. Information über die Pathophysiologie und Therapie der verschiedenen Asthmaformen. Krankheitsaufklärung, die aus vielerlei Gründen nicht ausreichend oft praktiziert wird, hat einmal den Zweck, den Patienten die Angst zu nehmen, zum anderen soll sie ihn motivieren, sich krankheitsadäquat zu verhalten.
2. Einüben von für die Krankheit angemessenen Verhaltensweisen. Dies scheint bei der multifaktoriell bedingten Anfallserkrankung besonders erforderlich, weil psychische Symptome, die hierbei besonders stark auftreten, z. B. übermäßige oder verleugnete Angst, ein falsches Krankheitsverhalten der Patienten begünstigen.
3. Lehren von Entspannungs- und Atemtechniken. Damit wird es Asthmapatienten (neben der Medikamenteneinnahme) ermöglicht, die Atemnot entweder selbst zu beheben oder soweit stationär zu halten, daß ihnen im Notfall Zeit bleibt, einen Arzt oder die Klinik aufzusuchen.
4. Offene Gespräche im Rahmen der Gruppe. Damit können die Patienten sich austauschen, persönliche Erfahrungen machen und ein Geborgenheitsgefühl in der Gruppe erleben.
5. Förderung der Gruppeninteraktion. Sie kann eine gewisse Eigendynamik bekommen und zu einer emotionalen Auseinandersetzung zwischen den Gruppenmitgliedern und den Leitern führen. Der Therapeut hat dann die Aufgabe, die unbewußten Prozesse partiell zu verbalisieren und zur Eigenanalyse der Patienten beizutragen.

In Ergänzung zur internistischen Standardbehandlung kann durch die krankheitsorientierte Gruppentherapie eine Besserung der körperlichen, seelischen und sozialen Situation erreicht werden, was sich auch in einer erheblichen Dosisreduktion bei der medikamentösen Therapie niederschlagen kann. Eine differenzierte Indikation für dieses Verfahren muß allerdings beachtet werden: Während Patienten im mittleren Alter mit hohem psychischen Leidensdruck und mittelschwerer oder schwerer somatischer Krankheitsaktivität von dem Behandlungsverfahren körperlich und seelisch profitieren, besteht für ältere Patienten mit kontraphobischen Zügen sowie für Patienten mit extrem eingeschränkter Lungenfunktion keine Indikation für diese Behandlung. Ob junge Patienten mit milder Asthmasymptomatik erst im weiteren Krankheitsverlauf von der Gruppentherapie profitieren oder einer anderen psychotherapeutischen Behandlung bedürfen, ist derzeit noch nicht endgültig zu beurteilen.

2.1.2 Husten, Singultus

Der Husten ist dazu bestimmt, die Luftwege von Fremdkörpern und deren Reizwirkung zu befreien. Er ist verwandt mit dem Erbrechen, der digestiven Form des gleichen Vorganges. Bedrückende Emotionen können die Bronchialsekretion fördern und zu hartnäckiger Bronchorrhö führen, ebenso wie sie die Magensekretion stimulieren. Eine Hustenerkrankung mag einen infektiös-organischen Beginn gehabt haben, wird sie jedoch aufrechterhalten, ohne daß Bronchialsekret abzuhusten wäre, deutet sie auf innere Spannungen hin. Der Husten dient dann der Entlastung. Er kann auch das Ziel haben, sich innerer Strebungen zu entäußern, die als fremd oder gefährlich empfunden werden. Angesichts des Umstandes, daß das Expektorat im Repertoire der Schimpfworte den Exkrementen nahesteht, läßt sich der Husten auch als der Versuch einer Beschimpfung verstehen.

Einem chronischen Husten liegen häufig Gefühle des Zorns und der Wut zugrunde, die in Worte zu fassen der Patient sich nicht in der Lage sieht. Jores (1976) spricht in diesem Zusammenhang vom „Protesthusten". Dabei sei der Protest, der meist einem bestimmten Menschen gelte, verhältnismäßig bewußtseinsnahe. Er berichtet von einem Patienten, den er gefragt habe, wem er „etwas husten" wolle. Der Patient sah rasch den Zusammenhang zwischen seiner unterdrückten Aggression und dem Husten.

Im therapeutischen Gespräch soll der Patient ermutigt werden, seinen Protest in Worte zu fassen oder die dem Protest zugrunde liegende Situation auf andere Weise zu verändern. Daneben können sich atemtherapeutische Maßnahmen oder autogenes Training empfehlen (Jores 1976).

Der Singultus, eine inspiratorische Atemstörung, wird häufig bei Kindern beobachtet, die dem willkürlichen Wechsel zwischen betonter Großzügigkeit und strafender Strenge seitens der Eltern ausgesetzt sind, die ihnen keine wirkliche Liebe schenken können. Die Anfälle treten im Gefolge einer Verschlimmerung dieser Situation oder Unsicherheit auf (Bridge et al. zit. nach Rubin u. Mandell).

2.1.3 Das nervöse Atmungssyndrom

Unter dieser Bezeichnung werden verschiedene Formen der Atmungsstörung, wie die Seufzeratmung, die Hyperventilation und das sog. Atmungskorsett, zusammengefaßt.

Wird die Atmung häufig durch einen vertieften Atemzug und verlängertes hörbares Ausatmen unterbrochen, spricht man von *Seufzeratmung*. Christian et al. (1955) sehen diese Atemform an als Ausdruck einer „unruhig-nervösen, mißmutigen Abgeschlagenheit" nach fruchtloser Anstrengung und Enttäuschung.

Bei der *Hyperventilation* nimmt der Patient mehr Atem auf, als er benötigt. Sie gleicht einer Atemform, die ansonsten nur als Begleiterscheinung körperlicher Anstrengung zu beobachten ist, und tritt sowohl anfallsartig als auch in chronischer Form auf. Ihr liegt eine ängstlich gefärbte Erregung zugrunde. Andauernde Hyperventilation weist auf eine Neurose mit Angstinhalten hin (Weimann 1968).

Unter *Atmungskorsett* versteht man die Erscheinung, nicht richtig durchatmen zu können. Sie geht häufig mit einer Herzsymptomatik einher und findet sich überwiegend bei Patienten mit zwangsneurotischen Strukturen. Das Atmungskorsett ist eine Manifestation gehemmten Ausdrucksverhaltens (Jores 1976).

2.1.4 Hyperventilationssyndrom

Grundsätzliche Aspekte
Das Hyperventilationssyndrom ist charakterisiert durch eine – vom Patienten oft unbemerkte – Beschleunigung und Vertiefung der Atmung, verbunden mit dem Gefühl der Luftnot, einem Engegefühl in der Brust und dem Zwang tief durchatmen zu müssen. Eine pektanginös anmutende Symptomatik und abdominelle Beschwerden, die mit Aerophagie Meteorismus und Flatulenz einhergehen, ergänzen das Krankheitsbild häufig.

Ausgeprägte Tetaniesymptome mit einer Verkrampfung der Akren (Pfötchenstellung, Karpopedalspasmen) sind eher selten, häufig wird dagegen über Parästhesien im Mundbereich und an den Extremitäten geklagt.

Das Anfallsgeschehen entwickelt sich ohne organisches und endokrinologisches Substrat; obwohl in über 90% der Fälle das Hyperventilationssyndrom psychisch bedingt ist, muß die organische Differentialdiagnose bedacht werden (z. B. Tetanus, Enzephalitis, Tumoren usw).

Rose (1976) unterscheidet zusätzlich die normokalzämische Tetanie, da die Bezeichnung „Hyperventilationssyndrom" der Spezifität des normokalzämischen Tetaniegeschehens und der tiefgreifenden neurotischen Persönlichkeitsstörung der Tetaniker nicht gerecht werde.

Lewis (1957) beschreibt den zirkulären, sich selbst verstärkenden Verlauf des Hyperventilationssyndroms, bei dem nicht nur die Angst zur Hyperventilation

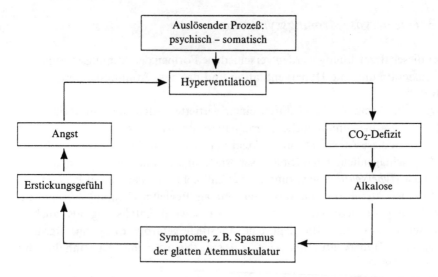

Abb. 1. Ablauf eines Hyperventilationsanfalls. (Nach Klußmann 1986)

führt, sondern die entstehende Symptomatik die Hyperventilation verstärkt und verlängert, so daß ein Circulus vitiosus entsteht. Schematisch stellt Abb. 1 den Ablauf eines Hyperventilationsanfalles dar.

Frauen sind etwa 3mal häufiger betroffen als Männer. Mit zunehmendem Alter wird die Symptomatik bei beiden Geschlechtern seltener.

Persönlichkeitsbild
Die Patienten zeigen in der Regel auffällige Charaktereigentümlichkeiten. In ihrer Grundhaltung sind sie ängstlich-depressiv mit hypochondrischen und phobischen Zügen. Ihre latente Ängstlichkeit verbergen sie oft hinter einem ausgesprochenen Fassadenverhalten. Sie sind außerordentlich normenorientiert und imponieren als nette, pflichtbewußte und anpassungsbereite Patienten. Ihre eigenen Ansprüche stellen sie gewohnheitsmäßig zurück.

In ihrem Ausdrucksverhalten sind die Patienten stark gehemmt. Sie sind insbesondere unfähig, aggressive Triebregungen zu erleben und auszuleben. „Die Kranken schildern sich in der Regel als Menschen, die ‚alles in sich hineinfressen müssen' oder ‚zuviel schlucken'. Die Neigung, Zumutungen wehrlos hinzunehmen, und die Unfähigkeit sich durchzusetzen werden nicht selten als Beengung erlebt (Rose 1976).

Die Patienten neigen dazu, sich in Abhängigkeitsbeziehungen zu einem dominanten Partner zu begeben. Sie setzen damit ein Beziehungsmuster fort, das sie in der Kindheit eingeübt haben. Nach Bach (1969) stammen die Patienten überwiegend aus Familien, in denen sie – bei durchaus fürsorglichen, emotional aber frustrierenden Eltern – einer wenig kindgerechten, stark normenorientierten und individualitätsfeindlichen Erziehung unterworfen waren. Die Bindung an den schwächeren Elternteil war meist stärker, weil dieser die verhältnismäßig besseren Beziehungsmöglichkeiten anbot. Aggressive Regungen dem dominierenden Elternteil gegenüber werden von dem Kind unterdrückt, weil sie als existenzbedrohend erlebt werden.

Daraus wird dann die Erfahrung gezogen, daß man am sichersten mit einem weitaus stärkeren Partner zusammenlebt, auch wenn man um den Preis der Sicherheit seine eigenen Ansprüche ständig zurückzustellen hat. Auch dann, wenn das Verhalten des Partners verletzend oder frustrierend ist, ist jeder Protest hintanzuhalten, weil Rebellion ohnedies zwecklos ist. Der Lebensentwurf dieser Kranken zeigt, daß sie sich immer wieder in solche entmachtenden Abhängigkeitsbeziehungen begeben und ohnmächtige Angst zugleich erlebt haben, wenn der Verlust solcher ambivalenzbesetzter Bezugspersonen drohte (Rose 1976).

Die anfallsauslösende Konfliktsituation enthält die Elemente einer realen oder imaginierten Frustration oder Kränkung auf der einen und die Angst vor dem Verlust einer Sicherheit gewährenden Abhängigkeitsbeziehung auf der anderen Seite. Nicht selten ereignet sich der Anfall im Gefolge von Situationen, die vom Patienten eine nach außen gerichtete, selbstbehauptende und aggressive Aktivität erfordert hätten, diese von ihm jedoch nicht geleistet werden konnte wegen eines allgemeinen Gefühls der Hilflosigkeit und Ohnmacht oder aus Angst vor dem Verlust einer zwar entmachtenden, aber Schutz gewährenden Bezugsperson.

Behandlung
Die Behandlung zielt auf die Unterbrechung des Anfalles durch Rückatmung der Ausatmungsluft hin. Nach der Alkalisierung des Blutes durch den im Rahmen der Hyperventilation gesunkenen CO_2-Blutspiegel erfolgt eine Gegenregulation. Diese wirkt beruhigend auf die den Anfall teilweise mit Vernichtungsangst erlebenden Patienten; sie erfahren, daß eine Bedrohung der Gesundheit oder des Lebens nicht zu befürchten ist. Die Rückatmung bedeutet für den Patienten gleichzeitig therapeutische Hilfe zur Selbstregulation, was ihm nicht zuletzt auch ein Gefühl von Kompetenz und Stärke in bezug auf die Symptomatik gibt, der er sich bis dahin ausgeliefert fühlen mußte. Die zugrunde liegenden, nicht bewältigten Konfikte können langfristig durch modifizierte analytische Verfahren bearbeitet werden. Die im Anfall körperlich dargestellten unbewußten aggressiven Impulse legen auch die Zuhilfenahme leiborientierter psychotherapeutischer Techniken nahe, angefangen bei funktionellen Entspannungsübungen, Bewegungstherapie, psychosomatischem Training bis zur Einstimmung mit musiktherapeutischen Elementen. Angestrebt wird die Erfahrung des inneren Spielraumes.

2.1.5 Lungentuberkulose

Grundsätzliche Aspekte

Nur ein geringer Teil der durch einen potentiell pathogenen Erreger infizierten Personen erkrankt auch tatsächlich klinisch. Dies betrifft die Tuberkulose, die durch Tröpfchen- oder Staubinfektion übertragen wird, ebenso wie Erkrankungen durch eine Reihe von anderen Keimen (z. B. Meningokokken), die zum Ausbruch einer Infektionskrankheit führen können, aber nicht müssen. Bezüglich der Resistenz des Organismus scheint es eine enge Verbindung zwischen Persönlichkeitsvariablen und Streß auf der einen und der Reaktion des Immunsystems auf der anderen Seite zu geben. Die *Psychoimmunologie* als zwar junge, aber schnell wachsende Forschungsdisziplin wird in den nächsten Jahren zur Frage der Resistenz bzw. Infektanfälligkeit sicher interessante Ergebnisse mitteilen können.

Bei der Tuberkulose besteht eine auffallende Diskrepanz zwischen Infektion und manifester Erkrankung: Fast jeder Erwachsene hat einmal Tuberkelbazillen aufgenommen. Bei einer Untersuchung in der Schweiz waren bis zum 40. Lebensjahr 80% der Untersuchten Tuberkulin-positiv; jedoch nur 5-10% aller Tuberkuloseinfizierten erkranken. Auf eine genetische Disposition weist eine Krankheitskonkordanz von ca. 50% der eineiigen und 25% der zweieiigen Zwillinge hin.

Persönlichkeitsbild

Zur Erkrankungssituation beschrieb schon 1826 der französische Internist Laennec als eine der Ursachen der Lungenphthise „les passions tristes, profondes et de longue durée", also tiefgreifende, das Gemüt nachhaltig erschütternde Leiden. Dabei sind es weniger plötzliche Schicksalsschläge und schwere seelische Traumen, welche für die Pathogenese in Betracht kommen, als vielmehr chronische Zustände, wie sie entstehen, wenn z. B. die Wahl des Berufes oder des Ehepartners in der Schwebe bleibt. Stetig zermürbende Spannungen und Konflikte, Enttäuschungen, anhaltende Furcht oder ständige Zwiespältigkeiten können den Krankheitsausbruch beeinflussen. Huebschmann (1952) weist auf Krankheitsgeschichten von Stern hin, aus denen eindrucksvoll hervorgeht, daß die Krankheit das Äquivalent einer lebenswichtigen Entscheidung darstellt. Danach soll die Gesundung dann eintreten, wenn eine äußere Entscheidung fällt, wodurch die innere Entscheidung zur Krankheit gleichsam überflüssig wird.

Die Persönlichkeit des Tuberkulosekranken entspricht keinem einheitlichen Typus, aber sie zeigt ein gemeinsames Merkmal: die große Verletzlichkeit durch jeden Entzug von Liebe, das Bedürfnis, in der Nähe der Mutter zu bleiben, die enge Sicherheitszone, in deren Zentrum die Mutter steht. Da gibt es den Typus, welcher sein Liebesbedürfnis offen manifestiert, und den anderen, welcher sich um jeden Preis dieser passiven Sicherheit entziehen möchte, nach der er trotzdem das gleiche ängstliche Bedürfnis hat. Kissen (Kissen u. Le Shan 1964) beschrieb als auffallenden Persönlichkeitszug bei Tuberkulosekranken ein „ungewöhnliches Bedürfnis nach Zuneigung".

Behandlung
Neben Chemotherapie und chirurgischer Behandlung ist die Persönlichkeit des Kranken einzubeziehen. Dem holländischen Tuberkulosearzt Bronkhorst (1950) gelang es zu zeigen, daß bei einer starken Bindung des Patienten an den Arzt und bei intensiver individueller ärztlicher Führung in mehr als der Hälfte der Fälle Kavernen spontan heilten. Nach Kissen (persönliche Mitteilung) kann die Lungenläsion nur heilen, wenn auch die affektive Wunde vernarbt.

In der Krankenhaus- und Heilstättenbehandlung ist häufig eine konfliktzentrierte, den Patienten eher stützende und führende Einzeltherapie angezeigt. Viele Patienten bedürfen auch nach der Entlassung des psychotherapeutischen Gespräches, um die Trennung vom schützenden Nest des Sanatoriums verarbeiten und die schwierige soziale Wiedereingliederung leisten zu können. Gelegentlich wird die Auffassung vertreten, daß die modernen medizinischen und chirurgischen Heilmaßnahmen nur zusammen mit einer ergänzenden Psychotherapie zur Anwendung gebracht werden sollen.

2.2 Herz- und Gefäßkrankheiten

Herztätigkeit und Gefühlsleben stehen in einem engen Zusammenhang. Dies ist eine alltägliche Erfahrung, die sich in zahlreichen sprachlichen Wendungen niedergeschlagen hat: Das Herz hüpft vor Freude oder fällt einem in die Hose, wir sind herzhaft oder herzlos, wir können unser Herz verlieren, und das Herz bleibt einem stehen vor Schreck.

Schon in der griechischen Antike galt das Herz als der Sitz von Affekten und Leidenschaften. Die Atomisten hielten das Herz für das Organ des Zorns. Ähnlich sah Platon den Raum zwischen Hals und Zwerchfell als Wohnstätte der Zornmütigkeit, der Tapferkeit und der Ehrliebe an. Außerdem deutet er das Herz als eine Art von Alarmzentrum, dessen Aufgabe es sei, zu vermelden, wenn von außen oder von seiten der Begierden im eigenen Innern „irgendein Frevel wider das Ganze" im Gange sei. Diese Anschauung weist eine gewisse Ähnlichkeit mit der späteren psychoanalytischen Angsttheorie Freuds auf.

Wissenschaftlich belegt hat diesen Zusammenhang Mayer (1975) der durch die Auswertung von Langzeitmessungen die Überzeugung gewann, daß in den fortlaufenden Registrierungen der Herzaktionsintervalle eine Art psychovegetativer Handschrift enthalten sei, deren Charakteristika nach seiner Ansicht schon vor der Geburt festlägen. Mayer berichtet weiter von einem Heidelberger Gynäkologen, der von sich behauptete, aufgrund seiner langjährigen Erfahrung ein

Tabelle 3. Auswahl vom z. T. synonym verwendeten Bezeichnungen für herzbezogene Angstbeschwerden. (Nach Nutzinger et al. 1987)

„nervous palpitations"	Ilope 1832; Williams 1836
Nervöses Herzklopfen	Stokes 1855
„inframammary pain"	Coote 1858; Inman 1858
Herzneurose	Friedreich 1867
Hyperkinesis cordis	Oppolzer 1867
„irritable heart"	McLean 1867; Da Costa 1871
„neurasthenia"	Beard 1880
Angstneurose	Freud 1895
„neurocirculatory asthenia"	Oppenheimer et al. 1918
„effort syndrome"	Lewis 1918
„cardiac neurosis"	Hamburger 1915; Schnur 1939; Caughey 1939
„Da Costa's syndrome"	Wood 1941
„functional cardiovascular disease"	Friedmann 1947
„anxiety reaction"	American Psychiatric Association 1952
Herzhypochondrie	Bräutigam 1956
Herzphobie	Kuhlenkampff und Bauer 1960
Funktionelles kardiovaskuläres Syndrom	v. Uexküll 1962

bestimmtes Individuum an den Kardiotokogrammen der Feten erkennen zu können.

Das Herz steht unter einer reichen und komplexen Nervenversorgung. Neurovegetative Regulationsstörungen, unter denen ängstliche Personen v. a. jüngeren Alters häufig leiden, wirken sich bevorzugt auf das Herz aus. Ergibt sich kein organischer Befund, spricht man von funktionellen Herzbeschwerden.

Die nichtorganisch bedingten Herzbeschwerden sind mit einer Vielzahl von Begriffen belegt worden, was dem großen Bedürfnis des Arztes entsprechen mag, sich im Umgang mit diesen Störungen zu orientieren. Die Zusammenstellung in Tabelle 3 ist keineswegs erschöpfend, und sie ist natürlich für den praktischen und klinischen Gebrauch ebensowenig hilfreich. Zur Diagnosestellung ist es einerseits natürlich notwendig, Sicherheit bezüglich des somatischen Befundes zu haben. Insbesondere beim Patienten im mittleren Lebensalter kann z. B. der Herzanstanfall ohne genaue Kenntnis des Patienten nicht ohne weiteres von der klassischen Angina pectoris unterschieden werden. Positive psychopathologische Befunde müssen also eine selbständige oder formende psychogene Basis der Symptomatologie belegen können.

In der differentiellen Diagnostik der funktionellen Herzbeschwerden unterscheiden wir die folgenden Krankheitsbilder (Kröger et al. 1985a, b):

- Herzneurosen der phobischen (Typ A) und kontraphobischen Form (Typ B),
- das hyperkinetische Herzsyndrom,
- paroxysmale supraventrikuläre Tachykardien.

2.2.1 Funktionelle Herzbeschwerden

Herzneurosen

Freud (1885/1961), der diese Erkrankung aus Selbsterfahrung kannte, hat die Symptomatik folgendermaßen beschrieben: Störungen der Herztätigkeit mit Tachykardie, Herzklopfen, Herzkrampf und kurzen Arrhythmien; Störungen der Atmung (nervöse Dyspnoe, asthmaartige Anfälle), Schweißausbrüche, Zittern, Heißhunger, Schwindel, Kongestionen, Parästhesien.

Parade (1970) beschreibt die Symptomatik des „Cor nervosum" folgendermaßen:

Herzsensationen:
Herzklopfen, Tachykardie, Hyperkinesis cordis, Rhythmusstörungen, Stenokardie, Angst, Beklemmung, Unruhe, Todesangst, Depressionen

Selbstbeobachtung:
Anklammerung, Trennungsangst

Nervöse Dyspnoe (Atemsperre):
Hyperventilation, Seufzeratmung
Erstickungsangst
Parästhesien

Verschiedenste vegetative Symptome:
„Vegetative Dekompensation"
Verwirrender Variationsreichtum der Anfallsymptomatik
Körperliche Belastbarkeit

Richter u. Beckmann (1969) faßten in ihren Untersuchungen unter dem Sammelbegriff der Herzneurosen ursprünglich alle Störungen zusammen „deren Träger wegen auf das Herz bezogener Beschwerden zum Arzt gehen, ohne daß eine körperliche Grunderkrankung diese Beschwerden bewirkt". Das Kriterium „organisch nicht begründbar" ist allerdings – wie schon erwähnt – ergänzungsbedürftig.

Die Herzneurosen lassen sich in Untergruppen differenzieren, die sich in erster Linie durch die Ausformung der Angstabwehr unterscheiden:

Patienten mit der phobischen Ausformung der Herzneurosen bilden eine sehr umschriebene Gruppe. Sie fallen in der Arzt-Patient-Beziehung dadurch auf, daß sie anlehnungsbedürftig sind, ständig ärztliche Hilfe suchen und unter der Angst leiden, an Herzversagen sterben zu müssen. Psychodynamisch steht die Trennungsambivalenz im Vordergrund, also die Unvereinbarkeit von Trennungswunsch und Trennungsangst.

Die Gruppe der sog. Typ-B-Patienten ist dagegen sehr viel heterogener. Neben der kontraphobischen Ausformung der Beschwerden finden sich hier auch Patienten mit stark hypochondrisch-depressiven Anteilen bis hin zur Gruppe jener

Patienten, deren meist leichte Herzsymptomatik im Rahmen eines depressiven Syndroms auftritt. Psychodynamisch zeigt diese Patientengruppe das ähnliche Grundproblem aller Herzneurotiker: die Trennungsambivalenz. Ein deutlicher Unterschied zum phobischen Herzneurotiker zeigt sich aber in der Form der Angstbewältigung. Die kontraphobischen Patienten versuchen in ihren Beziehungen – also auch in der Arzt-Patient-Beziehung – ein Selbstbild von Stärke und Angstfreiheit aufrechtzuerhalten.

Ein wichtiges diagnostisches Kriterium für das Vorliegen einer Herzneurose vom phobischen Typ ist der zeitlich genau festzulegende Beginn des Beschwerdebildes mit einem anfallsartigen sympathikovasalen Geschehen, das multifaktoriell durch das Zusammentreffen sowohl somatischer als auch psychischer Gegebenheiten ausgelöst wird und zu dem charakteristischen Circulus vitiosus der Angst vor der Angst führt (Bergmann u. Hahn 1987).

Das Anfallsgeschehen tritt recht typisch mit Herzrasen, Blutdruckerhöhung, Schwindel und Schwächegefühl, Schweißausbruch und der charakteristischen Todesangst oft vormittags nach einer kurzen Nacht am Arbeitsplatz aus heiterem Himmel auf.

Hahn et al. (1973) konnten zeigen, daß die klassische Unterscheidung der beiden Typen der Herzneurose sich in dieser Weise aber allenfalls in einer psychotherapeutischen Ambulanz finden lassen. Herzneurotische Patienten, die primär in eine kardiologische Ambulanz kamen und Hilfe also nicht in erster Linie bei einer psychotherapeutischen Institution suchten, zeigten sehr abgeschwächte Befunde, insbesondere was die Psychodynamik der Persönlichkeit betrifft, aber auch bezüglich der auslösenden sympathikovasalen Krise. Die Gruppe der Patienten aus der kardiologischen Ambulanz schien deshalb entweder nicht behandlungsbedürftig oder ließ sich somatisch gut beeinflussen.

Das hyperkinetische Herzsyndrom

Das hyperkinetische Herzsyndrom läßt die Patienten über unbestimmte Herzbeschwerden und eine Reihe psychovegetativer Begleitsymptome klagen. Sie fühlen sich geschwächt, die Leistungsfähigkeit sei gesunken, gelegentlich fällt den Patienten selbst eine erhöhte Pulsfrequenz auf. Selten wird aber – im Gegensatz zur phobischen Herzneurose – über Angstgefühle geklagt und fast niemals über Todesangst.

Klinisch findet sich eine Sinustachykardie, oft eine Hypertonie, hämodynamisch ist das Herzzeitvolumen erhöht und der periphere Strömungswiderstand vermindert. Da die Symptomatik des hyperkinetischen Herzsyndroms weitgehend den pharmakologischen Effekten der auf die β-Rezeptoren wirkenden Katecholamine entspricht, kann nach Ausschluß einer Hyperthyreose die Gabe von β-Blockern die Diagnose ex iuvantibus sichern.

Psychodynamisch ist auffällig, daß diese Patienten neben einer allgemeinen Apathie und Müdigkeit eine charakteristische Hemmung im motorisch-aggressiven Antriebsbereich aufweisen. Im Unterschied zu dieser aktuellen Gehemmtheit waren die Patienten in ihrer Kindheit oft sehr lebhaft und expansiv und hatten sich erst in der Pubertät zurückhaltend entwickelt. Die Symptomatik scheint erst aufzutreten, wenn die Patienten über ihre gewohnten Verhältnisse hinausgehende motorisch-aggressive Verhaltensweisen entwickeln müssen, ihnen dies aber nicht möglich ist.

Paroxysmale supraventrikuläre Tachykardien

Während man bei den Herzneurosen und dem hyperkinetischen Herzsyndrom davon ausgehen kann, daß die Störungen psychogen entstehen, sind die paroxysmalen supraventrikulären Tachykardien ein gutes Beispiel dafür, wie somatogene Determinanten und psychogene Belastungen zusammenfließen. Bei der paroxysmalen supraventrikulären Tachykardie besteht eine Prädisposition zur Anfallsneigung durch Besonderheiten der vegetativen Innervation der Vorhöfe.

An sich harmlose supraventrikuläre und ventrikuläre Extrasystolen können in Verbindung mit einer psychischen Belastung zur Auslösung des Beschwerdebildes führen.

Psychodynamisch sind diese Patienten charakterisiert durch eine starke affektive Hemmung, die sie gelegentlich übergefügig, aber auch als Patienten in der Praxis ausgeglichen und problemlos erscheinen läßt. Ergänzt wird dieses Persönlichkeitsbild dadurch, daß eine unterdrückte Feindseligkeit doch spürbar wird und eine gelegentliche Neigung zu aggressiven Durchbrüchen auffällt.

Behandlung

Alle statistischen Untersuchungen belegen, daß die Wahrscheinlichkeit für diese Patienten, an einer Herzkrankheit zu sterben oder sich doch noch eine somatische Herzkrankheit zuzuziehen, eher niedriger ist als höher gegenüber einem unausgelesenen Vergleichskollektiv.

Patienten mit funktionellen Herzbeschwerden sind deshalb aber keineswegs Simulanten. Sie werden, zumal wenn es sich um regelrechte Anfälle mit Herzjagen, Atemnot und Beklemmungsgefühlen in der Brust handelt, von ihren Symptomen außerordentlich geplagt. Eröffnet man ihnen, ihre Beschwerden seien „nur" nervöser Art, so kann das für sie so klingen, als würde man weder den Schweregrad ihrer Symptome richtig einschätzen noch ihre Persönlichkeit genügend respektieren.

An erster Stelle steht vielmehr die Information des Patienten darüber, daß er herzorganisch gesund, seine Prognose gut und die Beschwerden funktioneller Natur sind. Wenn diese Aufklärung keine Hilfe oder Besserung bringt (evtl. in Verbindung mit symptomatischen Maßnahmen, wie der Verordnung von Sedativa und β-Blockern in niedrigen Dosierungen), ist die Indikation zu einem psychotherapeutischen Verfahren zu stellen. Die Kombination mit medikamentösen oder bewegungstherapeutischen Maßnahmen ist nur dann nützlich, wenn der Patient die situativ- oder konfliktbedingten Anteile seiner Erkrankung zu sehen und zu verarbeiten gelernt hat und durch Angstminderung imstande ist, seine körperliche Schonhaltung aufzugeben. Symptomatische und ohne gezielte Indikation vorgenommene Maßnahmen können sonst die Beschwerden verstärken, weil sich die Patienten in ihrer Konfliktlage mißverstanden fühlen und dann bewußt oder unbewußt mit einem Symptomwechsel oder der Zunahme der Ausgangssymptomatik reagieren. Das häufige Abwandern solcher Patienten zu Vertretern von Außenseiterrichtungen kann durch verständnisvoll geführte Gespräche, die eine Kontaktbrücke zum Patienten aufbauen, vermieden werden. Wenn eine tragfähige Beziehung entstanden ist, kann die oft langfristig stützende Führung des Patienten vom Hausarzt übernommen werden. Bleibt die Entlastung des Patienten ungenügen, muß die Indikation zu konfliktzentrierten Fokaltherapien, aber auch zu den verschiedenen Verfahren der zeitlich aufwendigeren Einzel-, Gruppen- oder auch der Familientherapie gestellt werden (Hahn 1965; Hahn et al. 1973).

2.2.2 Koronarkrankheiten

Grundsätzliche Aspekte
In der BRD stieg die Zahl der Herzinfarkttodesfälle in den Jahren 1966–1976 von 74000 auf 139000 an. Diese stark steigende Tendenz stand damals im Gegensatz zu einer Entwicklung in den USA, wo die Todesrate für kardiovaskuläre Erkrankungen in den Jahren 1970–1975 um 13,2% zurückging, während in der BRD im gleichen Zeitraum die Mortalität um 13,5% stieg. Nach den Daten des in Heidelberg eingerichteten WHO-Herzinfarktregisters ist inzwischen auch in der BRD die jährliche Herzinfarktrate bei den unter 50jährigen Männern zurückgegangen, bei den 50- bis 60jährigen Männern nahezu gleichgeblieben und bei den 60- bis 65jährigen Männern leicht angestiegen. (Bergdolt et al. 1986). Die Differenzierung innerhalb der Altersklassen legt einen Vergleich mit den USA nahe, wo die Rückentwicklung der Herzinfarktrate auch bei den Jüngeren begann und sich dann in den höheren Altersklassen fortsetzte.

Da die Daten des Heidelberger Herzinfarktregisters für etwa $^2/_3$ der Bevölkerung in der BRD repräsentativ sind, läßt sich aus der Entwicklung im Heidelberger Raum die Annahme einer bundesweiten Rückentwicklung der Morbidität des Herzinfarktes ableiten.

Die Entwicklung in den USA scheint Folge ausgedehnter Aufklärungskampagnen über Risikofaktoren des Herzinfarktes gewesen zu sein, und es ist für die BRD „ein dringendes Gebot, das zu erreichen, was in den USA bereits gesichert ist" (Schettler u. Greten 1978).

In großen Studien wurden somatische Risikofaktoren herausgearbeitet (erhöhtes Serumcholesterin, Hypertonie, Diabetes mellitus, Adipositas, Nikotinabusus und Bewegungsmangel). Ihre Kumulation ergibt das somatische Infarktrisiko, das durch sozioökologische und psychologische Risikofaktoren weiter erhöht wird.

Eine isolierte Betrachtung der einzelnen Faktoren ist jedoch nicht sinnvoll. Zwar erhöhen somatische Faktoren das Infarktrisiko stark, genauere Voraussagen lassen sich aber erst machen, wenn man psychische Faktoren miteinbezieht. Heute wird versucht, das Infarktrisiko durch eine multifaktorielle Betrachtungsweise zu erfassen: Die meßbaren somatischen Risikofaktoren und zum Infarkt disponierende Anteile der Persönlichkeitsstruktur sind als gefährdende Einheit zu betrachten. Insgesamt scheint die Risikokonstellation einzelner Patienten sich aber so stark voneinander zu unterscheiden, daß sich kein einheitliches Risikoprofil für alle KHK-Gefährdeten aufstellen läßt (Hahn 1971).

Christian et al. (1966) prägten den Begiff der „Risikopersönlichkeit" für Infarktgefährdete. Sie ist gekennzeichnet durch Persönlichkeitsmerkmale und Umweltfaktoren, welche im Zusammenhang mit organischen Risikofaktoren bei der Beurteilung ätiologischer Zusammenhänge zum Tragen kommen. Hahn et al. (1966) haben weiter darauf hingewiesen, daß es sich bei koronaren Verschlußkrankheiten fast immer um Kumulations- und Interdependenzeffekte von Risikofaktoren in einer chronischen, sich oft über viele Jahre erstreckenden Entwicklung und um ein akutes Geschehen, das den definitiven Eintritt der Infarkterkrankung kennzeichnet, handle.

Persönlichkeitsbild
Zur Persönlichkeitsstruktur des Infarktgefährdeten schreibt Christian:

> Man war sich schon früher darin einig, daß die Persönlichkeitsstruktur des Infarktgefährdeten verschieden ist von derjenigen der sog. Neurotiker: Infarktgefährdete Persönlichkeiten sind nicht gehemmte, emotional labile, selbstunsichere Menschen, die ein seelisches Krankheitsbewußtsein haben. Sie sind andererseits aber auch nicht seelisch ausgeglichen, sondern ihr Verhalten ist in einer auf Arbeit und Leistung ausgerichteten Welt überangepaßt bei gleichzeitigen Zügen von Rigidität und Zwangshaftigkeit (Christian 1975).

Weiter zitiert er als Ergebnis der Heidelberger WHO-Studie,

> daß Infarktpatienten sozial überangepaßt sind, d. h. sich im Verhalten besonders aufgeschlossen und kontaktfreudig geben, aber eine gleichzeitig gegensätzliche Einstellung aufweisen, vor allem Ängste, verbunden mit einer Rigidität im Gesamtverhalten.

Nach Freyberger (1976a) ist das ausgeprägte Leistungsstreben bei den Infarktgefährdeten nur teilweise originär. Zum anderen Teil entspringe es einer neurotischen Fehlentwicklung und diene dann der Kompensation. Wenn die beschriebenen psychischen Dispositionen mit bestimmt gearteten *Umweltsituationen* korrespondieren, dann ist in psychosomatischer Sicht das Infarktrisiko gehäuft, sofern gleichzeitig beim Patienten ein „somatisches Entgegenkommen" in Form einer latenten oder manifesten Koronarinsuffizienz vorliegt.

Die auslösenden Umweltsituationen, welche auf die psychische Disposition treffen und dann den Infarkt nach sich ziehen können, beinhalten häufig das Erlebnis eines *Objektverlustes.*
Zwischenmenschliche Enttäuschungen mit ausgesprochenem *Trennungs*charakter und berufliche Versagungen mit deutlicher emotionaler *Verlust*komponente stellen für potentielle Infarktkranke eine besonders große psychische Gefährdung dar, sofern beim Patienten gleichzeitig eine narzißtische Störung vorliegt.
Die narzißtische Störung ist die wesentliche Bedingung für die ungenügende Verarbeitung eines Objektverlustes. Diesen erlebt der Patient dann als eine grobe *narzißtische Kränkung.* Es kommt zur Labilisierung der seelischen Qualitäten ‚innere Sicherheit' und ‚Wohlbehagen', auch bezeichnet als ‚labiles Selbstgefühl', das deutliche depressive Tönungen zeigt. Dieses labile Selbstgefühl ist – larviert oder manifest – bei jenen potentiellen Infarktkranken nachweisbar, welche sich durch die beschriebenen psychodynamischen Prozesse auszeichnen. Das labile Selbstgefühl, das v. a. als Minderwertigkeitsempfindung wahrgenommen wird, stellt deshalb ein wesentliches inneres Motiv des Leistungsstrebens dar, weil dadurch der Patient kompensatorisch ein mehr oder weniger stabiles Pseudoselbstbewußtsein aufzubauen vermag (Freyberger 1976a).

Schaefer (1976) unterscheidet 2 Faktoren, die das Infarktrisiko bestimmen: einerseits die Sklerose und andererseits den Faktor Streß. Einfluß auf die Erhöhung dieser Faktoren haben auch die Eß-, Trink-, Rauch- und Bewegungsgewohnheiten der Patienten sowie Zustände von Angst, Spannung, Aggressivität und Getriebenheit, welche wiederum ein risikoträchtiges Verhalten zur Folge haben können. Blohmke (1976) hat zutreffend darauf hingewiesen, daß es sich dabei niemals um objektiv wirksame Faktoren handele, sondern es vielmehr auf deren subjektives Erleben durch die Patienten ankomme.

Rosemann u. Friedman (1959), Dunbar (1954) und Jenkins (1972) um nur diese zu nennen, haben Verhaltensweisen beschrieben, die zu Koronarerkrankungen prädestinieren sollen. Gefährdet sind Ehrgeizige, die wettbewerbs- und arbeitsorientiert sind und deren Haltung zusätzlich durch eine gewisse Aggressivität Feindseligkeit und Rivalität geprägt ist. Hast, Ungeduld, Ruhelosigkeit, ständig angespannte Gesichtsmuskeln, das Gefühl, unter Zeitdruck zu stehen und verantwortlich zu sein, zeichnen Infarktgefährdete aus. Die Identifikation der Patienten mit ihrem Beruf ist so stark, daß ihnen für nichts anderes mehr Zeit bleibt. Sie sind geradezu besessen von Arbeitswut. Petzold (1978) erklärt dies damit, daß die Patienten sich in der leistungsorientierten Welt des Berufes besser zurechtfinden als in der persönlich-familiären Welt, deren mitmenschliche Nähe sie nur schlecht ertragen können.

Auffällig ist auch, daß die Patienten sich stetig überfordern. Jenkins (1972) hat beispielsweise darauf hingewiesen, daß sie häufig unzureichend ausgebildet sind für die von ihnen ausgeübte Tätigkeit. Das Infarktrisiko der Arrivierenden ist demnach größer als das der Arrivierten. Die konflikthafte Überforderungssituation versuchen sie zu lösen wie alle Konflikte: mit Appellen an sich selbst, sich mehr zu beeilen, stark und perfekt zu sein.

Die Angst, letzlich doch zu versagen, ist ihnen kaum noch zugänglich und sorgfältig hinter der Fassade beeindruckender Tüchtigkeit verborgen.

Roseman u. Friedman (1959) haben das koronargefährdende Verhalten als Typ-A-Verhaltensmuster beschrieben, mit dem diese Patientengruppe aufgrund ihrer Persönlichkeitsmerkmale auf verschiedene situative Herausforderungen reagiert. Sie stellten dem ein Typ-B-Verhalten gegenüber, das auf einer Verhaltensskala den entgegengesetzten Pol einnimmt.

Typ-A- und Typ-B-Merkmale sind beobachtbare Verhaltensbeschreibungen, keine Risikofaktoren an sich und keine kausale Erklärungsmöglichkeit für die koronare Herzkrankheit.

Petzold (1976) weist daraufhin, daß auch ein Mensch mit Typ-A-Verhalten zu kreativer Ruhe kommen könne, er bei Mißerfolgen aber zum Grübeln neige und sich zunehmend in eine größere innere Spannung steigere, die dann den Übergang zu dem Verhalten öffne, das für den Herzinfarktpatienten charakteristisch sei.

Behandlung

Die Schwierigkeiten der Behandlung von Patienten mit Koronarkrankheiten ergeben sich aus deren Persönlichkeitsstruktur. Von seiten des Arztes besteht das Problem, die leistungsbezogene Haltung überhaupt als konflikthaftes Verhalten zu erkennen. Leistungsfähigkeit und Leistungsorientierung werden allzu schnell mit Gesundheit gleichgesetzt: Wer viel arbeitet, gilt als gesund.

Die Patienten neigen dazu, ihre Konflikte zu verleugnen. Freyberger (1976a) spricht von einer psychischen Skotomisierung, die bei potentiell Infarktkranken einerseits die permanente Überforderung infolge des inneren Zwanges zum Leistungsstreben betrifft, andererseits aber auch die ausgeprägte gesundheitliche Gefährdung durch Nikotinabusus und vermehrte Kalorienzufuhr beinhaltet. Der Verleugnungsmechanismus erschwert den Aufbau innerer Therapiemotivationen.

Petzold (1976) unterscheidet grundsätzlich – abhängig von der persönlichen Entwicklungsgeschichte und der aktuellen Situation – 3 Behandlungsmöglichkeiten:

- die individuelle Beratung, die Informationen über gesundheitsgerechtes Verhalten vermittelt und besonders kognitive Prozesse berücksichtigt;
- die übenden, am Symptom orientierten Verfahren (autogenes Training, funktionelle Entspannung), die den Körper in den therapeutischen Prozeß einbeziehen, aber Widerstandsarbeit vermeiden;
- die Psychotherapie, mit Widerstands- und Übertragungsarbeit.

Die Indikation für eine psychotherapeutische Nachbehandlung von Infarktpatienten sei erst dann zu stellen, wenn

1. der Patient einen Leidensdruck äußert, den er selbst nicht bewältigen zu können glaubt, und deswegen um ärztliche Hilfe ersucht, und

2. wenn der behandelnde Arzt beobachtet, daß der Patient mit dem sog. „einfachen Ratschlag" nicht zurechtkommt. Um einen „einfachen Ratschlag" handelt es sich, wenn der Arzt rationale und wissenschaftlich begründete Vorschläge zur Änderung der Lebensweisen macht, diese mehrfach wiederholt, der Patient sie aber – trotz äußerlich gezeigter Bereitwilligkeit – nicht realisieren kann.

Petzold (1976) nimmt unter dem Gesichtspunkt der Indikationsstellung für die Psychotherapie folgende Einteilung der Infarktpatienten vor:

1. impulsive Patienten,
2. angepaßte Patienten,
3. regressive Patienten.

Für die 1. Patientengruppe haben sich Sportgruppen unter ärztlicher Leitung bewährt (Koronargruppen). Sie kommen den motorischen Bedürfnissen des Patienten entgegen.

Die Kombination von Elementen der Gruppentherapie mit denen des autogenen Trainings empfiehlt Petzold (1976) für die 2. Patientengruppe.

Für die Gruppe der „regressiven Patienten" kommen psychotherapeutische Verfahren am ehesten in Frage, weil sich der Leidensdruck dieser Patienten durch besonders anklammerndes Verhalten oder durch depressive Reaktionen bemerkbar machen kann.

Bei Patienten mit koronarer Herzkrankheit sollte eine biographische Anamnese erhoben werden, um emotionelle Störungen jeglicher Art (vegetative Störungen anderer Organbereiche, psychische Symptome wie Angst und Zwang) zu eruieren und zu prüfen, wie der Patient mit seinen inneren Strebungen und Gefühlen umgeht.

2.2.3 Essentielle Hypertonie

Grundätzliche Aspekte
Die Forschung der letzten Jahrzehnte hat den Bluthochdruck zunehmend als unspezifisches, biologisches Signal – ähnlich z. B. einer erhöhten BKS oder dem Fieber – zu verstehen gelernt. Dieses Signal kann viele verschiedene primäre Ursachen haben. So beschreibt Weiner (1977) in einer Übersichtsarbeit die essentielle Hypertonie als ein uneinheitliches Krankheitsbild, das durch Veränderung unterschiedlicher Einflußgrößen entstehen kann. Neben den somatischen seien soziale und psychische Faktoren bei den verschiedenen Unterformen von unterschiedlicher ätiologischer, pathogenetischer und chronifizierender Bedeutung.

In der BRD wurden hypertone, medikamentös nicht ausreichend kontrollierte Blutdrücke bei über 79% der 30- bis 69jährigen Männer und bei 63% der 30- bis

Tabelle 4. Hochdruckformen. (Nach Bernsheimer 1967)

Hochdruckformen	[%]
Essentielle Hypertonie	79,9
Renale Hypertonie	14,0
Endokrine Hypertonie	3,5
Kardiovaskuläre Hypertonie	2,0
Neurogene Hypertonie	0,6

69jährigen Frauen festgestellt (Stieber et al. 1982). Die durchschnittliche jährliche Frequenz der Hausarztkonsultationen hypertoner Patienten liegt mit 8,5mal/Jahr etwa doppelt so hoch wie die der normotonen Patienten, was ein Hinweis auf bereits vorhandene kardiovaskuläre Folgeerkrankungen sein kann, was aber auch Problemen der ärztlichen Führung und medikamentösen Einstellung dieser Patientengruppe entsprechen mag.

Die Hypertonie wurde als Risikofaktor von zentraler Bedeutung erkannt, die medikamentöse antihypertensive Therapie konnte das hochdruckbedingte Morbiditäts- und Mortalitätsrisiko deutlich senken. Dennoch bleiben wichtige Probleme der Entstehung, Entwicklung und Chronifizierung des Bluthochdruckes ungelöst. Durch die Erweiterung medizinischer Forschungsergebnisse, durch psychologische und soziologische Überlegungen gelingt es, zu einem besseren Verständnis der krankheitsbedingenden Faktoren zu kommen und die Grundlagen der Behandlungsmethoden zu optimieren.

Bernsheimer (1967) stellte die Häufigkeit und die Ursachen der verschiedenen Hochdruckformen zusammen (Tabelle 4).

Mit dem Begriff der Situationshypertonie beschrieb v. Uexküll (1982) die Kopplung spezifischer Umgebungsbedingungen an Blutdruckreaktionen. Bei einer individuellen – biographisch geprägten – inneren Reaktionsbereitschaft können Umwelteinflüsse als auslösende Situationen für Blutdruckveränderungen wirken. Im Frühstadium der Hypertonie scheinen situative Blutdruckschwankungen abhängig von Höhe, Dauer und Häufigkeit der vasokonstriktorischen Reaktion ein steigendes Risiko in bezug auf die Entwicklung einer stabilen Hypertonie zu haben. Strukturelle Veränderungen in den präkapiollären Widerstandsgefäßen führen gemeinsam mit Sollwert-Verstellungen der Barorezeptoren und Änderungen in der renalen Salz-Wasser-Ausscheidung zur Fixierung des Hochdrucks. Sind diese Veränderungen auch im Frühstadium unter medikamentöser Therapie reversibel und noch nicht durch Bindegewebeeinlagerungen in den Widerstandsgefäßen morphologisch fixiert, bestätigen epidemiologische Daten doch, daß Patienten mit einer erhöhten Labilität des systolischen Blutdrucks sowie Patienten mit erhöhter Blutdruckreagibilität ein deutlich größeres Risiko zur Hypertonieentwicklung bzw. zum Auftreten einer koronaren Herzkrankheit haben als Normotoniker (Schmidt 1983).

Persönlichkeitsbild
In bezug auf die Persönlichkeit des Hypertoniekranken wurde häufig auf die intrapersonale Spannung zwischen aggressiven Impulsen auf der einen und Abhängigkeitsgefühlen auf der anderen Seite hingewiesen. Den Untersuchungen Alexanders (1951), der das Auftreten einer Hypertonie gekoppelt an den Wunsch, Feindseligkeiten offen auszudrücken bei gleichzeitigem Bedürfnis nach passivem und angepaßtem Verhalten beschrieb, folgten eine große Zahl weiterer Studien zur Persönlichkeitsstruktur des Hypertonikers. Deren Sozialverhalten wird darin zusammenfassend überangepaßt, nachgiebig, leistungsorientiert, passiv und konfliktvermeidend genannt und ist zusätzlich charakterisiert durch das Zurückhalten positiver und negativer Affekte.

Waren diese Muster in früheren Studien in erster Linie für das beobachtbare Verhalten der Patienten nachgewiesen worden, so zeigen neuere Untersuchungen, daß auch die Konflikt- und Streßwahrnehmung gegenüber Normotonikern verändert ist. Am Beispiel der Fluglotsen konnten Rose et al. (1978) zeigen, daß diese nicht nur dann hochdruckgefährdet sind, wenn sie sich besonders mit ihrem Beruf identifizieren und besonders umgängliche und angepaßte Arbeitskollegen sind, sondern wenn sie zusätzlich den Arbeitsstreß nicht wahrnehmen und verleugnen.

Der unmittelbaren familiären Interaktion gilt die Aufmerksamkeit von Baer et al. (1959, 1983; Baer 1983), die das Konfliktverhalten in Familien mit hypertensiven Vätern untersuchen. Baer et al. erfaßten die Familie als klinische Einheit und gehen von einer systemischen Sicht des Symptoms aus, wenn sie folgende Hypothesen bilden:

Die Persönlichkeitsstruktur eines Familienmitgliedes – z. B. der Konflikt aggressiver Impuls/Abhängigkeit des Hypertonikers – berührt das Interaktionsverhalten der ganzen Familie.

Unter familiendynamischen Gesichtspunkten liegen nach den Untersuchungen der Autoren folgende Überlegungen in bezug auf die familiäre Häufung der essentiellen Hypertonie nahe:

In jeder Familie bilden sich zwischen Eltern und Kindern Regeln aus, nach denen Konflikte ausgetragen werden; in Familien mit hypertonen Vätern lernen die Kinder weniger effektive Möglichkeiten zur Konfliktaustragung und -lösung, wie das Überwiegen der negativ-nonverbalen Kommunikation (z. B. keine Antwort geben, Kopfwegdrehen, Vermeiden des Blickkontakts) in diesen Familien zeigt. Vielfältige Untersuchungen weisen darauf hin, daß die eingeschränkte Konflikt-/Streßwahrnehmung und Konfliktvermeidung mit dem Auftreten des Bluthochdrucks korrelieren, Verhaltensweisen also, die Kinder im Sozialisationsprozeß der Familie mit dem hypertonen Vater erlernen. Diese Sichtweise könnte neben der genetischen Komponente einen ergänzenden Aspekt der möglichen Reduplikation der essentiellen Hypertonie eröffnen.

Das familiäre Interaktionsverhalten erscheint weiterhin charakterisiert durch eine Art Rede- oder Kommunikationsverbot, das auch den averbalen Bereich umfaßt und aufnehmende, beobachtende, kontrollierende, haltende Aktivitäten überwiegen läßt, während abgebende, mitteilende, teilnehmende Äußerungen eher selten erscheinen (Kröger u. Petzold 1985).

Behandlung
Die Beziehungssituation zwischen Arzt und Patient ist häufig gekennzeichnet durch den Konflikt Aggressivität/Abhängigkeit auf seiten des Patienten. Dies entspricht der Skepsis und ablehnenden Haltung dieser Patientengruppe den therapeutischen Angeboten des Arztes gegenüber und kann zur Vermeidung der ärztlichen Behandlung und zur Unzuverlässigkeit bei der Medikamenteneinnahme führen. Aber in bezug auf die Entwicklung einer tragfähigen Arzt-Patient-Beziehung und die Akzeptanz des medikamentösen therapeutischen Eingriffes scheint nicht nur die Persönlichkeitsstruktur des einzelnen Patienten, sondern das Interaktionsverhalten der ganzen Familie wirksam zu werden, z. B. bei der notwendigen Bereitschaft zur Zusammenarbeit von Familie und Arzt in bezug auf Diätetik und Medikamenteneinnahme. Die Bedingungen für die Behandlung des Hypertonikers sind charakterisiert durch:

- geringe Motivation, da meist nur über unbedeutende subjektive Beschwerden geklagt wird;
- gute medikamentöse Behandlungsmöglichkeiten;
- Persönlichkeitsfaktoren, die gekennzeichnet sind durch einen Konflikt Aggressivität/Abhängigkeit, was zu Spannungen in der Arzt-Patienten-Beziehung führen kann und sich v. a. in der Unzuverlässigkeit bei der Medikamenteneinnahme äußert.

Für die begleitende Behandlung der Patienten empfiehlt sich eine frühzeitige Einbeziehung des sozialen Umfeldes, eine non-direktive Arzt-Patient-Beziehung, die den Aggressivitäts-/Abhängigkeitskonflikt des Patienten nicht aktiviert, das aktive Informationsverhalten des Arztes, eine Stärkung der Eigenverantwortlichkeit und Selbständigkeit sowie der Selbstwahrnehmung (z.B. durch die Selbstdruckmessung) und natürlich möglichst einfache medikamentöse Einnahmemodalitäten.

Neben einer medikamentösen ist eine psychotherapeutische Behandlung nur dann sinnvoll und indiziert, wenn der Patient über einen entprechenden Leidensdruck klagt. Entspannende und verhaltenstherapeutische Verfahren haben sich insgesamt zur Unterstützung der medikamentösen Therapie als durchaus sinnvoll erwiesen, da durch sie eine erhebliche Medikamenteneinsparung erreicht werden kann.

2.3 Aspekte des Eßverhaltens

2.3.1 Ernährung

Eßgewohnheiten sind ein Spiegel der affektiven Bedürfnisse und der seelischen Befindlichkeit eines Menschen; gleichzeitig beeinflussen sie diese. Dabei ist eine enge Verknüpfung des Themas Liebe mit dem Essen nicht zu übersehen. Dies hat in zahlreichen umgangssprachlichen Wendungen seinen Ausdruck gefunden: Man spricht von „Liebeshunger" und davon, daß „Liebe durch den Magen" gehe oder man jemand „zum Fressen gern" habe. Auch verbleibt unser Eßorgan, der Mund, lebenslang zugleich im Dienst von Zärtlichkeit und Liebe. Diese Verknüpfung von Ernährung und Liebe weist in eine frühe Phase der Entwicklung zurück.

Ernährung – eine ursprüngliche Erfahrung

Keine andere Lebensfunktion ist für die erste Zeit unseres Daseins von so ausschlaggebender Bedeutung wie die Nahrungsaufnahme. Die Befriedigung des Hungers löst eine Empfindung von Geborgenheit und Wohlbefinden aus. Während des Stillens empfindet das Kind den ersten Trost für körperliches Unbehagen. Der Hautkontakt mit dem warmen, weichen mütterlichen Leib bei der Ernährung schenkt dem Säugling das Empfinden geliebt zu werden. Darüber hinaus empfindet er das Saugen und Trinken an der mütterlichen Brust angenehm lustvoll an Lippe und Zunge. Durch das Daumenlutschen versucht das Kind später, diese angenehme Erfahrung zu wiederholen. Auf diese Weise sind die Gefühle, gesättigt, geborgen und geliebt zu sein, im Erleben des Säuglings untrennbar miteinander verbunden.

Damit es keine dauernden Spannungen zwischen Mutter und Kind gibt, sollte dem Kind so weit wie möglich in seinem Eßbedürfnis und seinem Geschmack entgegengekommen werden. So wird ihm die Nahrungsaufnahme zu etwas Angenehmen. Dieser Grundsatz liegt auch der sog. Free-demand-Ernährung zugrunde. Sie wendet sich v. a. gegen eine Säuglingsernährung, die zu früh erzieherisch auf den Säugling einwirken will. Nach der *Free-demand*-Ernährung wird es dem Kind in den ersten Lebensmonaten weitgehend selbst überlassen, die Zeit für seine Mahlzeiten zu bestimmen. Wenn der Säugling Hunger hat und schreit, soll ihm sogleich die Brust – oder die bereitgestellte Flasche – gereicht werden. Das Kind soll ebenfalls bestimmen dürfen, wieviel Nahrung es aufnehmen will; die Nahrung wird ihm nicht aufgezwungen, und nur auf Vorschrift des Arztes wird sie ihm entzogen.

Das Kind soll zum Füttern auch nicht aus dem Schlaf gerissen werden. Die Säuberung soll dann vorgenommen werden, wenn das Kind nach der Sättigung befriedigt und meist eingeschlafen ist. Solchermaßen frei ernährte Säuglinge entwickeln einen Rhythmus des Dösens und des Schlafens, wie man es bei primitiven Völkern beobachten kann.

Ab dem 4. Lebensmonat kann das Kind schon etwas warten. Es spielt mit sich selbst, hört und schaut zu, und damit ist die beste Gelegenheit zur Anpassung an ein Zeitschema gegeben, ohne dem Kind zu schaden.

Von den Gegnern dieser Methode wird v. a. betont, daß die Belastung der Mutter unerträglich sei, wenn sie auf jeden Schrei des Kindes hören und ihm stets und vollkommen zu Diensten stehen müsse. Sie werde so zur Sklavin ihres Kindes und könne weder sich selbst noch die übrigen Mitglieder der Familie berücksichtigen und pflegen. Die ohnehin schon gegebene körperliche und seelische Belastung der jungen Mutter werde so zu einer Last, die auch dem Neugeborenen nicht zuträglich sein könne.

Dem ist entgegenzuhalten, daß der Säugling – wie schon erwähnt – durchaus zu einem Schlaf-Wach-Rhythmus findet, nämlich zu seinem eigenen, der auch die Mutter zu der nötigen Ruhe gelangen läßt. Von den Gegnern der Free-demand-Ernährung wird auch übersehen, daß der unerfüllt bleibende Wunsch nach der nährenden und schützenden Mutter beim Säugling zu einem Unbehagen führt, das sich in Weinkrämpfen, Wutanfällen, Schlaf- und Verdauungsstörungen äußern kann. So verlangen Säuglinge, die in einem so elementaren Bedürfnis wie dem nach der Nahrungsaufnahme und der sie begleitenden mütterlichen Umsorgung zu früh frustriert werden, der Mutter letztlich doch mehr Aufmerksamkeit ab als Säuglinge, deren Ruf nach der Mutter und der Stillung ihres Hungers beizeiten gehört wird.

Außerdem besteht die Gefahr, daß Säuglinge bleibende Entwicklungsstörungen davontragen, wenn sie in ihren vitalen Bedürfnissen zu früh in einer für sie gar nicht faßbaren Weise frustriert werden. Bekommt das Kind dann Nahrung, trinkt es oft hastig, will viel Nahrung und ist kaum zu sättigen. Dieses Verhaltensmuster ist die Antwort des Säuglings auf die ungesicherte, gestörte Mutter-Kind-Beziehung. Es wird vermutet, daß so der Grund für spätere Bemächtigungs-, Neid- und Eifersuchtstendenzen gelegt wird.

Entscheidender noch als die Ernährungsmethode ist die Einstellung der Mutter zu ihrem Kind. Darauf hat schon Freud hingewiesen. Wendet sich die Mutter dem Kind nicht liebevoll zu, ist sie beim Stillen meist gedanklich abwesend, in Hast oder in Eile, kann das Kind aggressive Regungen gegen sie entwickeln. Diese aggressiven Regungen kann es oft weder ausleben noch überwinden, sondern nur verdrängen. Dies führt zu einer ambivalenten Einstellung zur Mutter. Die einander entgegengesetzten Gefühlsregungen bedingen auch verschiedene vegetative Reaktionen. Zum einen ist der Organismus bereit für die Nahrungsaufnahme. Lehnt das Kind aber unbewußt die Mutter ab, so führt dies zu einer Gegeninnervation, zur Verkrampfung und zum Erbrechen (Speikinder). Es kann dies die erste psychosomatische Manifestation einer späteren neurotischen Entwicklung sein.

Als weiteres Beispiel sei die sog. Dreimonatskolik erwähnt. Unsichere und ängstliche Mütter übertragen ihre Anspannung auf das Kind. Diese Unsicherheit führt im Kind zu einem erhöhten Spannungszustand, zu kolikartigen Schmerzen und plötzlichem Aufschreien. Glaubt die Mutter, daß das Kind hungrig sei, und gibt sie ihm weitere Nahrung, erhöht dies den vorhandenen Spannungszustand, der wiederum eine Kolik auslöst.

Daß eine ausreichende und den Anforderungen der Hygiene entsprechende, jedoch lieblose Ernährung den Bedürfnissen von Säuglingen nicht gerecht wird, haben auch die Untersuchungsergebnisse von Spitz (1945/46) eindrucksvoll erwiesen. Spitz untersuchte Säuglinge, die in einem Heim aufwuchsen, das zu wenig Pflegepersonal hatte, so daß die Kinder zu wenig Liebeszuwendung erhielten. Alles vom hygienisch-biologischen Standpunkt aus Erforderliche bekamen sie ausreichend und regelmäßig. Blieben die Kinder diesem Zustand länger als 5 Monate ausgesetzt, starb $^1/_4$ an Ernährungsstörungen. Die übrigen zeigten schwere seelische und körperliche Schäden, von denen viele noch nach Jahren nachweisbar waren. Spitz machte eine interessante Beobachtung: Vermehrte man die Zahl der Pflegerinnen, so daß jedes Kind beim Füttern mit der Flasche aufgenommen werden konnte, und wandten sie sich dem Kinde lächelnd zu, traten solche Störungen nicht auf, und die schon bestehenden verschwanden wieder, wenn sie nicht länger als 5 Monate bestanden hatten.

Schon Hufeland machte diese Beobachtung: Er schreibt in seinem 1798 erschienenen Buch *Die Künste, das menschliche Leben zu verlängern,* daß von den 7000 Kindern, die jährlich in das Findelhaus zu Paris gebracht wurden, nach 10 Jahren nur noch 180 überlebten. Und er erkannte, daß die Ursache dieser Sterblichkeit v. a. in der Trennung der Säuglinge von ihren Müttern und der lieblosen Behandlung im Findelhaus zu suchen sei.

Häufig beklagen sich besorgte Eltern beim Arzt über ein Kind, das „nichts ißt". Solche Eltern neigen dazu, den Zusammenhang zwischen liebevoller Fürsorge und der Nahrungsaufnahme zu übersehen. Oft erschöpft sich für sie die Pflege des Kindes darin, daß es genug ißt. Zum Dank erwarten sie einen regelmäßigen Stuhlgang und runde Backen. Ihre Appelle an den Verstand oder den Willen des Kindes verderben dabei eher dessen Appetit, als daß sie ihn wecken. Die Kinder, die sich im Grunde genommen vernachlässigt und allein gelassen fühlen, empfinden die elterlichen Appelle oft als nur deren eigener Beruhigung dienend und als unterschwellige Drohung mit weiterem Liebesentzug. Das Kind kann auf solche elterliche Erpressung sehr unterschiedlich reagieren: Es kann die Nahrung aus Trotz verweigern, es kann nur noch brockenweise und stets nur auf Zureden essen, und schließlich kann es die Überfütterung durch die Eltern passiv dulden – bis zur Fettsucht. Solche der Ernährungsstörung zugrunde liegenden Beziehungsstörungen aufzudecken, ist Voraussetzung für eine wirksame Behandlung.

Ernährung – ein kommunikatives Geschehen

Wir haben gesehen, daß die Nahrungsaufnahme für das Kleinkind nicht nur einen körperlich-stoffwechselmäßigen Gehalt hat, sondern darüber hinaus untrennbar verknüpft ist mit Gefühlen von Geborgenheit, des Geliebt- und Umsorgtwerdens oder den entgegengesetzten Gefühlsqualitäten. Diese Erfahrung des Kleinkindes verliert sich im späteren Leben niemals ganz. Zutreffend hat Goethe im *Wilhelm Meister* festgestellt, daß niemand die ersten Eindrücke seiner Kindheit verwinden könne. Ein „Hunger" nach Geborgenheit, Liebe oder Anerkennung kann den Magen so beeinflussen, als ob ein echtes Verlangen nach Nahrung gestillt werden müßte. Häufig führt ein solcher Liebeshunger zu übertriebener Nahrungsaufnahme bis hin zur Freßsucht. In den Untersuchungen von Cremerius (1968) über die Ätiologie der Fettsucht spielt diese Symbolverkoppelung eine entscheidende Rolle.

Mitscherlich (1961/62) hat darauf hingewiesen, daß die Pausen im Büro oder im Betrieb oft nicht eigentlich der Befriedigung eines kalorischen Bedürfnisses dienten, sondern in erster Linie der Beschwichtigung von Unlustgefühlen und der Erregungsdämpfung, wie das Kleinkind sie im Zusammenhang mit der Nahrungsaufnahme erfahren hat.

Überhaupt ist die Nahrungsaufnahme außerordentlich geeignet, Stimmungen und gefühlsmäßige Befindlichkeiten wiederzubeleben, die in ähnlichem Zusammenhang in der Vergangenheit erlebt worden sind. Von einer solchen Erfahrung berichtet Proust in seinem Roman *Auf der Suche nach der verlorenen Zeit.* Er beschreibt seine Empfindungen beim Genuß eines Stückes Biskuit und einer Tasse Tee:

> Ich hob den Löffel zum Munde, nachdem ich vorher ein Stückchen des Kuchens hineingetan hatte. Im Augenblick, in dem die Flüssigkeit mit dem Kuchen meinen Gaumen berührte, erzitterte ich bei dem außerordentlichen Erlebnis, das in mir auftauchte. Wie aus blauem Himmel hatte mich eine entzückende Glückseligkeit ergriffen, von deren Ursprung ich keine Ahnung hatte.

Prousts bis dahin vorherrschendes Gefühl des Elends war verschwunden, und er fragte sich, woher dieses Glücksgefühl kam. Er konzentrierte sich auf die Suche nach dem Ursprung seines Gefühls und sah schließlich ein glückliches Bild aus früher Jugend vor seinen Augen auftauchen: einen Sonntagmorgen, an dem seine Tante ihm Tee und Biskuit vorsetzte. Alles war wieder da, Sommerhaus, Nachbars Garten und der Ort Combray – wie japanische Papierblumen in einem Glas Wasser entfaltete sich das liebliche Bild wieder vor ihm.

Wegen des engen Zusammenhanges von Essen und Stimmung sind die Mahlzeiten auch der ungeeignetste Zeitpunkt für Erziehungsmaßnahmen, Strafpredigten und Auseinandersetzungen, die Ärger verursachen. Denn bei Ärger „vergeht einem der Appetit", er erschwert oder verhindert die Stärkung der Lebenskraft, die jede Mahlzeit mit sich bringen soll.

Zur gesunden Ernährung gehört neben einer freundlichen Atmosphäre bei Tisch ein Essen, das schmackhaft zubereitet ist und auch einen optischen Anreiz zum Essen bietet.

Im Institut Bethesda bei Washington hat man ein aufschlußreiches Experiment durchgeführt, um psychische Einflüsse auf Appetit und Bekömmlichkeit zu prüfen. Einige Männer, die gewohnt waren, reichlich und gut zu essen, stellten sich für diesen Versuch zur Verfügung. Sie erhielten zu ihren Mahlzeiten alles, was sie wünschten, aber sie mußten die Gerichte in Form von Brei durch einen Schlauch zu sich nehmen, und sie waren bei ihren Mahlzeiten in einer kleinen, leeren Kammer. Das Experiment mußte sehr bald abgebrochen werden, da alle Versuchspersonen ihren gewohnten Appetit verloren, die Speisen ihnen nicht bekamen und sie bedenklich abmagerten.

Ein solches Experiment ist natürlich ein extremer Fall. Indessen darf man aus dieser Erfahrung für den Alltag schließen, daß es für die Gesundheit nicht gleichgültig ist, wie die Gerichte aufgetragen werden und wie die äußeren Umstände sind, die unsere Mahlzeiten bestimmen. Ein schön gedeckter Tisch und appetitlich angerichtete Speisen befriedigen nicht nur das Schönheitsgefühl. Der Genuß des Essens, durch äußere Formen nicht gemindert, sondern gesteigert, kommt auch der Gesundheit zugute. Gerade weil die Ernährung mit jenem erwähnten Bedürfnis nach liebender Fürsorge im Unterbewußtsein verbunden ist, bedeutet die lieblose „Abfütterung" eine Enttäuschung, die bei ständiger Wiederkehr zu Gesundheitsschäden führen kann.

Kaufmann (zit. nach Müller-Eckhard 1970) hat unsere Aufmerksamkeit darauf gelenkt, daß verschiedene Nahrungsmittel auf eine jeweils unterschiedliche emotionale Bedürfnislage hinweisen. In einer grundlegenden Arbeit klassifizierte er die Speisen hinsichtlich ihres psychologischen Hintergrundes. Er unterscheidet v. a. zwischen Speisen mit Sicherungskomponenten, die das Gefühl der Geborgenheit hervorrufen (z. B. Milch); Speisen mit magischer Wirkung, die Stärkung geben (Beefsteak, Blutwurst); Speisen, die den gesellschaftlichen Stand betonen (Kaviar und sonstige Seltenheiten); den Speisen der Erwachsenen, die den Kindern noch verboten sind (Kaffee, Bier, Wein); und Speisen, die einen Dank oder eine Belohnung bedeuten (Süßigkeiten).

Dementsprechend hat die Sucht nach Leckereien häufig den Stellenwert einer Selbstbelohnung auf dem Hintergrund von Langeweile und einem Mangel an Liebe. Müller-Eckhard (1970) hat zutreffend angemerkt, daß viele Frauen in der Konditorei die Süßigkeiten suchen, die sie in der Liebe vermissen.

Praktische Schlußfolgerungen

Die Nahrungsaufnahme steht demnach nicht nur in einem engen Zusammenhang mit dem Bedürfnis nach liebender Zuwendung, sie ist vielmehr ein kommunikatives Geschehen schlechthin. Das findet schon darin seinen Ausdruck, daß eine Mahlzeit regelmäßig die Arbeit anderer Menschen voraussetzt. Auch essen die meisten Menschen am liebsten in Gesellschaft. Der Arzt hat dies zu berücksichtigen, wenn er vom Patienten verlangt, einen Teil seiner Eßgewohnheiten zu opfern. Denn diese sind es, die als Bestandteil seines Lebens zu seinen Freuden, vielleicht zu seinen wenigen Freuden gehören. Wer seine Mahlzeiten einschränken soll oder eine bestimmte Diät einhalten muß, fühlt sich oft als reduzierter Mensch, ausgeschlossen von der Tafelrunde des vollen Lebens. Ohne psychologische Hilfe könnte das dazu führen, daß sich sogar eine richtig gewählte Kost ungünstig auswirkt.

Darum ist es nötig, dem Patienten eingehend zu erklären, warum wir von ihm ein solches Opfer verlangen müssen. Am besten ist es, den Kranken für dasselbe Ziel zu begeistern. Natürlich muß der Arzt auch die materiellen und beruflichen Verhältnisse des Patienten berücksichtigen, wenn er Diäten verschreibt. Die Ratschläge sollen genau und klar sein. Am besten haben sich schriftliche Anweisungen bewährt, die dem Patienten nicht anonym, sondern mit seinem Namen und speziell auf ihn zugeschnittenen Bemerkungen versehen, ausgehändigt werden.

Im übrigen empfiehlt es sich, Patienten, die mit Eßstörungen oder Magen-Darm-Beschwerden in die Sprechstunde kommen, stets nach ihren Eßgewohnheiten zu fragen. Sie können wertvolle Hinweise darauf geben, warum der Magen drückt, der Appetit vergangen oder der Heißhunger ausgebrochen ist.

2.3.2 Überernährung und Adipositas

Grundsätzliche Aspekte
Bei allen Fragen, die beim Problem der Adipositas offen bleiben, ist doch allgemein akzeptiert, daß der Adipositas eine positive Energiebilanz zugrunde liegt. Die Patienten nehmen mehr Nahrung auf, als sie benötigen. Allerdings scheinen adipöse Patienten einen erniedrigten Grundumsatz aufzuweisen und durch eine geringere Nahrungszufuhr als normalgewichtige Personen ihr erhöhtes Körpergewicht konstant halten zu können, was mit einem Überwiegen der parasympathischen Innervation und einer damit zusammengehenden Reduzierung der Stoffwechselvorgänge einhergehen soll.

Die normale Sättigungsregulation bei Adipösen ist gestört. Pudel (1976) meint, daß adipöse Patienten durch Reize der Außenwelt stärker in ihrem Eßbedürfnis beeinflußt werden als durch physiologische Innenreize. Die Patienten wissen nicht, wann sie hungrig sind. Statt dessen wird ihr Appetit von äußeren Reizen und verschiedenen Formen des Unbehagens ausgelöst.

Das dauernde Eßbedürfnis oder der plötzliche Heißhunger der Patienten sind demnach nicht Ausdruck eines gesteigerten Nahrungsbedürfnisses des Organismus. Vielmehr regredieren die Patienten im Angesicht von Konflikten und persönlichen Problemen und greifen auf frühkindliche Möglichkeiten der Beseitigung von Unbehagen und Unlustgefühlen zurück. Daneben wird das Essen zum Ersatz für die Befriedigung anderer unerfüllter emotionaler Bedürfnisse.

Fettsucht und Magersucht berühren sich in der Weise, daß in beiden Fällen eine Gebundenheit an orale Bedürfnisbefriedigung besteht. Die Fixierung wird einmal in positiver Abhängigkeit als Eßsucht und im anderen Fall in negativer Abhängigkeit als Nahrungsverweigerung ausgelebt.

Freyberger u. Struwe (1962/63) teilen die Fettsüchtigen nach ihrem Eßverhalten in folgende Hauptgruppen ein:

1. *Rauschesser:* Der Appetit überfällt ihn. Er ißt gleichsam ekstatisch, steigert sich in einen Rausch und nimmt unheimliche Mengen zu sich. Erst dann fühlt er sich befriedigt. Man spricht sogar von einem „oralen Orgasmus".
2. *Daueresser:* Mit dem Aufstehen kommt der Appetit, der ihn den ganzen Tag begleitet. Dieser Typ kann und will immer essen. Er ist unfähig, sich auf die Hauptmahlzeiten zu beschränken. Jedoch leidet er nicht unter seinem Eßzwang, sondern fühlt sich im Gegenteil recht wohl.
3. *Nimmersatte:* Anders als seine Leidensgenossen treibt ihn nicht der Appetit an den gedeckten Tisch. Wenn er aber erst einmal ißt, stellt sich auch der Hunger ein und läßt ihn erstaunliche Quantitäten zu sich nehmen. Der Volksmund stellt hierzu treffend fest: „Der Hunger kommt mit dem Essen."
4. *Nachtesser:* Diesen (v. a. in den USA verbreiteten) Typ überkommt der Hunger nur abends. Soviel er auch ißt, er wird nicht satt. Er schläft schwer ein oder wacht häufig auf, ißt, legt sich wieder schlafen und leidet am folgenden Morgen unter vermindertem Appetit. Aus der verschobenen Polarität von Hunger- und Sättigungsempfinden schließt Freyberger auf einen Defekt im Wechselspiel von Hunger- und Sättigungszentrum des Gehirnes. Beweise dafür stehen allerdings noch aus.

Persönlichkeitsbild
Bruch (1957) zeigte, wie Adipositas von Eltern ausgelöst werden kann, wenn sie schematisch auf jedes vom Kind geäußerte Bedürfnis mit einem Nahrungsangebot antworten und ihre Zuwendung davon abhängig machen, ob das Kind ißt. Diese Beziehungsstrukturen führen zu einem Mangel an Ich-Stärke, so daß Frustrationen nicht ertragen und bearbeitet werden können, sondern durch eine „Stärkung" ausgeglichen werden müssen. Bei fettsüchtigen Patienten findet sich oft eine sehr enge Mutterbindung. Petzold u. Reindell (1980) weisen auf die mütterliche Dominanz in der Familie hin, in der der Vater nur eine untergeordnete Rolle spielt. Bräutigam (1976) beschreibt, daß die Mütter durch übertriebene Fürsorge die motorische Entwicklung und soziale Kontaktfähigkeit behindern und das Kind in einer passivrezeptiven Haltung fixieren.

Psychodynamisch erklärt sich die überhöhte Kalorienzufuhr als Abwehr von Unlustaffekten, insbesondere von depressiv gefärbten Gefühlen und Ängsten. Dem Volksmund ist dieses Verhalten bekannt als das „Anfressen von Kummerspeck".

Ein einheitlicher Typus der Patienten läßt sich nicht beschreiben. Wir finden bei den Patienten Züge von innerem Getriebensein, von apathisch-düsterer Resignation und Zeichen einer Flucht in die Einsamkeit. Der Eßvorgang verschiebt die unlustbetonten Affekte in eine – wenn auch nur vorübergehende – depressionsfreie Phase.

Die Patienten fühlen sich unvollkommen, verwundbar und insuffizient. Die Hyperphagie, die verminderte Aktivität und das Übergewicht, welches daraus resultiert, bieten einen gewissen Schutz gegenüber dem tiefliegenden Gefühl des Ungenügens: Massiv und imponierend fühlt sich der Fettleibige stärker und sicherer.

In einzelnen Fällen erscheint oder verstärkt sich der Drang zum Essen offensichtlich im Anschluß an eine Frustration.

Durch die regressive Gleichsetzung der Bedeutung von Nahrung und Liebe tröstet sich der Fettleibige mit der Speise über die ihm fehlende Zuneigung hinweg.

Behandlung
Abmagerungskuren sind in der Regel nicht wirksam, wenn es nicht gelingt, den Patienten zu einem veränderten instinktiv-affektiven Verhalten zu bringen, bei welchem die Hyperphagie und das Übergewicht für ihn keine Notwendigkeit mehr darstellen. Im allgemeinen sind die Therapieerfolge in der Praxis deshalb so schlecht, weil die Lustbilanz der Patienten ignoriert wird, die es für sie schießlich angenehmer und tolerabler erscheinen läßt, das Übergewicht als solches anzunehmen, als sich mit ihren Problemen auseinanderzusetzen. Schließlich leiden im Verlauf einer diätetischen Behandlung über 50% der Patienten an Symptomen wie Nervosität, Reizbarkeit, Abgeschlagenheit und einer im weiteren Sinne depressiven Symptomatik, die sich auch in diffusen Ängsten äußern kann.

Gründe für das häufige Versagen ärztlicher Fettsuchtbehandlung sind im einzelnen:

1. Ein allein symptomorientiertes Vorgehen mit der Abklärung organischer Funktionsstörungen wird nicht nur dem Problem des adipösen Patienten nicht gerecht, sondern hat auch nicht selten zur Folge, daß er schließlich im moralischen Sinne als nicht eigentlich krank, sondern als unvernünftig beurteilt und häufig emotional abgelehnt wird.
2. Die Behandlung einer Verhaltensstörung setzt eine sorgfältige Analyse des Verhaltens sowie seiner Bedingungen und Motivationen voraus. Hierfür fehlt dem Arzt oft die Zeit und auch die ausreichende Ausbildung. Außerdem ist es schwer, dem Patienten einen Ausgleich zu bieten für den Verlust des durch das Essen erzielten Lustgewinns.
3. Für die Epidemiologie der Fettsucht sind auch soziologische Faktoren bedeutsam, v. a. die Anreizung und Verführung zum Konsum bei gleichzeitigem traditionell großem Kalorienangebot, denen gegenüber unsere Therapie weitgehend machtlos ist.
4. Patienten weichen viel häufiger von den therapeutischen Anordnungen ihres Arztes ab, als man glauben möchte. Gerade dieses Verhalten des Patienten verdrießt den Arzt besonders darum, weil er annimmt, ein Patient, der den Verordnungen nicht folgt, sei zu keiner Mitarbeit bereit. Viele Untersuchungen haben aber gezeigt, daß der Patient die therapeutischen Anweisungen oft gar nicht verstehen oder behalten kann, weil sie zu kompliziert sind. Er wagt auch nicht, den Arzt um Erklärung oder Wiederholung zu bitten.

Wie kann man den Patienten zur Mitarbeit und zum Einhalten der therapeutischen Anordnungen motivieren? Am wichtigsten ist eine *aktive* Beteiligung des Patienten an der Therapie. Dazu muß der Arzt zunächst eine Kontaktbrücke zu dem Patienten finden. Je besser er sich in den Patienten einfühlen kann, desto leichter wird ihm dies gelingen. Er muß sich v. a. vergegenwärtigen, wie tief der Patient in seiner Persönlichkeit getroffen wird durch den Verlust einer ihm vertrauten Möglichkeit der Konfliktbewältigung und des Lustgewinns.

Sodann ist ein individueller Behandlungsplan mit dem Patienten zu entwerfen, der seine persönlichen und beruflichen Umstände berücksichtigt. Wir beziehen uns insoweit auf das im obigen Abschnitt „Ernährung – praktische Schlußfolgerungen" Gesagte. Dem Patienten soll die Möglichkeit zur Einübung und Kontrolle eines für ihn ungewohnten Eßverhaltens angeboten werden. Dies ist außerordentlich wichtig. Das zeigt auch eine Untersuchung von Balabanski u. Tashev (1976), nach der Patienten, die im Rahmen einer zweimonatigen Behandlung im Durchschnitt 17 kg abnahmen, nur dann ihr Gewicht weiter normalisieren konnten, wenn sie regelmäßig einmal in der Woche mit ihrem Arzt sprachen. Nachuntersuchungen bei einer Patientengruppe, die nach der Behandlung ihren Kontakt zum Arzt abbrach, zeigten, daß diese Patienten sehr schnell wieder an Gewicht zunahmen. Auch verhaltenstherapeutische Ansätze und themenzentrierte Gruppentherapie können für die Patienten hilfreich sein. Die ausschließliche Behandlung mit Appetitzüglern ist als Kunstfehler anzusehen.

2.3.3 Anorexia nervosa

Grundsätzliche Aspekte
Von somatischer Seite ist die Symptomatik der Anorexia nervosa (A. n.) in erster Linie durch eine radikale Nahrungsverweigerung gekennzeichnet, unter der die Patienten einen Gewichtsverlust auf 20–40% ihres Soll-Körpergewichtes erleiden. Die Nahrungsaufnahme wird so drastisch reduziert, daß es nicht selten zu vital bedrohlichen Verläufen kommt, so daß die Letalität bei etwa 10% liegt. Neben dem Gewichtsverlust wird die somatische Symptomatologie der Erkrankung weiter charakterisiert durch eine Menstruationsstörung in Form der meist sekundären Amenorrhö, durch Obstipation mit häufig massivem Laxanzien- und/oder Diuretikaabusus, durch Erbrechen und eine „vagotone Spareinstellung" mit Hypotonie, Bradykardie und vermindertem Herzzeitvolumen (Deter et al. 1983).

In schweren Fällen wird das somatische Bild durch Hypoproteinämie, Elektrolytverschiebungen und Ödembildung vervollständigt. Die psychische Symptomatologie der Erkrankung ist charakterisiert durch eine auffällige Diskrepanz zwischen dem häufig kachektischen körperlichen Zustand und der motorischen Hyperaktivität dieser Patienten, die oft noch in stark reduziertem Allgemeinbefinden aktiv Sport betreiben. Neben dem gestörten Eßverhalten haben Bruch (1971, 1973, 1980) und Slade u. Russel (1973) auf die Körperschemastörung, die die Patienten ihren eigenen Körper verzerrt wahrnehmen lassen, hingewiesen. So überschätzen die Kranken z. B. die Breite ihres eigenen Körpers erheblich. Auffällig ist darüber hinaus die

Kontaktstörung, die die Patienten oft gekünstelt, kalt und abweisend erscheinen läßt und die Krankheitsverleugnung, die dazu führt, daß die Magersüchtigen sich mit großer Hartnäckigkeit als „normal" bezeichnen und auf jede weitere Gewichtsabnahme stolz zu sein scheinen. Eine ausgeprägte Leistungsorientierung und starke Kontrollimpulse führen schließlich dazu, daß die Patienten ihr Ziel der Gewichtsabnahme unter Einsatz aller Kräfte zu erreichen versuchen und die kontrollierende Beherrschung ihres Körpers ein weiteres Leistungsziel ist, das sie bedingungslos erfüllen wollen.

In der *geschichtlichen Entwicklung* des Krankheitsverständnisses kann man 4 Perioden unterscheiden: Die 1. umfaßt die frühen Versuche, die Krankheit mit irgendeinem suggestiven Vorgang in Verbindung zu bringen; in der 2. wurde das klinische Syndrom in bezug auf seine Symptomatik und Pathogenese genauer abgegrenzt; die 3. Periode begann 1914 mit der Entdeckung der hypophysären Kachexie durch Simmonds, während in der 4. Periode psychoanalytische und phänomenologische Untersuchungen im Vordergrund standen.

Die erste, kaum erwähnte Publikation über die A. n. ist Porta, einem neapolitanischen Arzt aus dem 16. Jahrhundert, zuzuschreiben. Dieser verfaßte eine Monographie mit dem Titel *Betrachtungen des hervorragenden Philosophen Simone Porta aus Neapel über den Fall der jungen Tochter della Magna, die während zweier Jahre lebte, ohne zu essen oder zu trinken, die florentinische Sprache übersetzt von Giovanbattista Galli*.

Morton, ein englischer Arzt, beschrieb 1689 in seiner Abhandlung über *Phthisiologie oder Traktat über die Phthise* unter der Bezeichnung „Atrophie oder nervöse Konsumption" einen Substanzverlust des Körpers, der ohne Fieber, Husten oder Dyspnoe zustande kommt, aber von Appetitverlust und deutlichen Störungen des Verdauungstraktes wie Achylie und Dyspepsie begleitet ist. Laségue publizierte 1873 in Paris eine grundlegende Betrachtung über die Anorexia hysterica, in welcher er diese Krankheit auf einen besonderen Geisteszustand zurückführte, d. h. auf eine psychische Perversion, die durch zugestandene oder versteckte Emotionen der Patienten verursacht werde.

Gull bezeichnete das Krankheitsbild im gleichen Jahr als Apepsia hysterica, weil er glaubte, es sei durch einen Funktionsausfall der Magenäste des N. vagus bei hysterisch veranlagten Kranken bedingt. Später verwendete er die Bezeichnung Anorexia nervosa.

Die Beschreibung eines Falles von Kachexie mit Atrophie des Hypophysenvorderlappens durch Simmonds im Jahre 1914 führte dazu, daß während vieler Jahre ein Zusammenhang zwischen der hypophysären Kachexie und der A. n. vermutet und deshalb auch die letztere mit Extrakten oder Transplantaten aus Hypophysensubstanz behandelt wurde.

In den letzten Jahrzehnten haben sich zunehmend auch Psychiater um die phänomenologische Erfassung und Deutung dieses Leidens bemüht (Binswanger 1957; Kuhn 1951, 1953; Kielholz 1966; Keeler, zit. nach Ringel 1969). Zutt (1948) hat als Kardinalsymptom der Magersucht die Unfähigkeit der Patienten, in Gemeinschaft zu essen, herausgestellt und diese als eine der gestörten Nahrungsaufnahme zugrundeliegende Störung der Kommunikation angesehen.

Persönlichkeitsbild
Die Patienten stammen überwiegend aus der Mittelschicht. Oft sind sie einzige Töchter; haben sie männliche Geschwister, berichten sie häufig, gegenüber ihren Brüdern nicht als vollwertig angesehen worden zu sein (Jores 1976).

Oft wirken sie äußerlich angepaßt, gewissenhaft und gehorsam bis zur Gefügigkeit. Dabei verfügen sie in der Regel über eine hohe Intelligenz und sind glänzende Schüler. Ihre Interessen sind geistig, ihre Ideale asketisch, Arbeitsfähigkeit und Handlungsaktivität sind hoch.

Auslösesituation für das gestörte Eßverhalten ist nicht selten eine erste erotische Erfahrung, die die Patienten nicht verarbeiten können und als bedrohlich erleben, berichtet wird aber auch über heftige Geschwisterrivalitäten und Trennungsängste, die durch den Tod von Großeltern, durch Scheidungen oder durch die Ablösung von Geschwistern aus dem Familienverband aktiviert werden können.

Das psychodynamische Geschehen wird wesentlich bestimmt durch einen Nähe-Distanz-Ambivalenzkonflikt zur Mutter, deren Nähe gleichzeitig gesucht und gefürchtet wird (Ziolko 1985). Zum einen richten die Patienten eine selbstverzehrende Aggressivität gegen sich selbst, mit der sie sich für Impulse, die auf die Trennung von der Mutter gerichtet sind, für diesen „Verrat" bestrafen. Zum anderen ist die Nahrungsverweigerung ein Versuch, liebevolle Fürsorge zu erreichen oder, wenn dies schon nicht gelingt, die anderen Familienmitglieder, v. a. die Mutter, wenigstens zu ärgern und durch das Eßverhalten Kontrolle über sie auszuüben (Schaefer u. Martin, zit. nach Schaefer u. Schwarz 1974). Tatsächlich ist in manchen Familien das Eßverhalten der Patienten das alles beherrschende, überwiegend ärgerliche Reaktionen auslösende Thema. Bei der Behandlung versuchen die Patienten, dieses Beziehungsschema auf das klinische Personal zu übertragen.

Eine ähnliche Doppeldeutigkeit tritt zu Tage, wenn man die Nahrungsverweigerung als einen oralen Protest ansieht. Er ist in erster Linie gerichtet auf die einerseits nicht wirklich nährende, das Kind aber gleichzeitig auch nicht freigebende Mutter. Entsprechend ambivalent ist auch das Ziel des Protestes: Zum einen dient er dazu, liebevolle Fürsorge zu erzwingen, zum anderen wird die Nahrung zurückgewiesen aus Gründen des Autarkiebestrebens. Es ist dies ein Autarkiebestreben, das – konsequent durchgeführt – paradoxerweise zur Selbstauslöschung führt.

Bei der A. n. wird die orale Aggressivität nicht nur unterdrückt. Es handelt sich vielmehr um eine Negation aller oralen Bedürfnisse, und das Ich versucht, sich durch die Zurückweisung aller oralen Regungen zu behaupten und aufzuwerten.

Bei der A. n. erscheint die Vorstellung „ich muß abmagern" ein unverrückbarer Bestandteil der Persönlichkeit zu sein. Diese Besonderheit findet man jedoch nur bei Symptomen, die durch psychotische Prozesse ausgelöst werden. Auch bei den schweren Formen der A. n. kämpft das Ich nicht gegen die Vorstellung, von der es beherrscht wird. Daraus erklärt sich auch das Fehlen des Krankheitsbewußtseins und die Ablehnung jeglicher Hilfe.

Selvini-Palazzoli et al. (1977; Selvini-Palazzoli 1975) sprechen deshalb von einer monosymptomatischen Psychose, die sich auf die alles dominierende Vorstellung beschränkt, der eigene Körper müsse durch Zurückweisung aller oralen Strebungen vernichtet werden. Clauser (1967) hat die A. n. als die chronische Form des Selbstmordes bezeichnet.

Psychodynamisch kann die Nahrungsverweigerung auch als Abwehr alles Triebhaft-Leiblichen verstanden werden, der manifeste Abwehrkampf ist dabei auf die orale Ebene verschoben. So wurde die Magersucht häufig als Flucht vor der Weiblichkeit interpretiert, und tatsächlich zeigt die Nahrungsverweigerung dann auch den körperlichen Erfolg, die Entwicklung weiblicher Formen zu verhindern. Die Nahrungsverweigerung scheint auch der Abwehr von Schwangerschaftsängsten zu dienen, was sich darin äußert, daß viele Patientinnen ihr Eßverhalten damit begründen, „um keinen Preis einen dicken Bauch bekommen zu wollen".

Die A. n. ist aber nicht nur ein Kampf gegen das Reifen weiblicher Sexualität. Es ist auch ein Versuch der Abwehr gegen das Erwachsenwerden schlechthin auf dem Hintergrund eines Gefühls der Ohnmacht angesichts der sich steigernden Anforderungen der Erwachsenenwelt.

Ergänzend zur individuellen Psychodynamik fand in den letzten Jahren das Beziehungsfeld in den Familien der Patienten zunehmende Beachtung für die Diagnose und die Therapie. Die familiäre Konstellation ist häufig bestimmt durch eine Atmosphäre des Perfektionismus, des Ehrgeizes und der Leistungsorientierung, das Interaktionsgeschehen ist durch kontrollierende, überfürsorgliche und harmonisierende Impulse stark bestimmt. Affektive Konflikte werden verleugnet, angemessene Konfliktlösungen können nicht erarbeitet werden. Die Atmosphäre in der Familie erscheint daher andauernd gespannt, dennoch zeigt sie nach außen ein geschlossenes Bild von Übereinstimmung und Harmonie.

Minuchin (1977; Minuchin et al. 1983) beschrieb für die Magersuchtfamilie Verhaltenscharakteristika wie Verstrickung, Überfürsorglichkeit, Konfliktvermeidung, Starrheit und Involviertheit der Kinder in elterliche Konflikte. Er versteht die Symptomatik der Magersucht als Machtkampf der Tochter mit ihren Eltern im Rahmen einer übermäßig verstrickten Beziehung, wobei der eigene Körper für die Patientin der letzte Bereich ist, in dem sie sich gegen die Forderung der Eltern abgrenzen und sich ein Stück Autonomie erhalten kann.

Selvini-Palazzoli et al. (1977) beobachteten, daß „ein jeder bemüht ist, dem anderen die eigene Definition der Beziehung aufzuzwingen; umgekehrt weist ein jeder die Definition der Beziehung durch den anderen zurück". Niemand in der Familie sei bereit, offen die Führung zu übernehmen und im eigenen Namen Entscheidungen zu treffen. Offene Bündnisse zwischen 2 Familienmitgliedern seien undenkbar. Generationsübergreifende Koalitionen werden auf der verbalen Ebene geleugnet, selbst wenn sie non-verbal feststellbar sind. Hinter der Fassade ehelicher Einmütigkeit und Harmonie stünde eine tiefe gegenseitige Enttäuschung, die aber niemals offen zugegeben werde.

Zum Verständnis des Symptoms im familiären Rahmen schreibt Selvini-Palazzoli (1975):

> In einem System, in dem die Wahrscheinlichkeit so groß ist, daß jede Kommunikation abgelehnt wird, scheint die Ablehnung von Nahrung im vollen Einklang mit dem Interaktionsstil der Familie zu stehen. Insbesondere stimmt sie völlig mit der Opferhaltung der Gruppe überein, in der Leiden im Spiel um Überlegenheit der beste Zug ist.

Insgesamt werden die Familien auffällig häufig dominiert von weiblichen Autoritätspersonen, sei es von der Mutter oder von der Großmutter. Die Väter stehen meist außerhalb des affektiven Geschehens, da sie durch die Mütter heimlich oder offen überspielt und in ihrer Geltung herabgesetzt werden, worauf sie mit weiterem Rückzug reagieren mit der Folge, daß die Mütter meinen, ihre dominante Position weiter ausbauen zu müssen.

Wirsching u. Stierlin (1982) beschreiben als charakteristische Merkmale von Familien mit einem anorektischen Mitglied die übersteigerten Leistungserwartungen der Eltern, ein Familienideal der Selbstlosigkeit mit entsprechendem Wettstreit der Familienmitglieder („maligner clinch") und die Verklärung der Gleichheit.

Behandlung

Die erste Aufgabe des Allgemeinpraktikers besteht darin, eine organische Ursache des Leidens sorgfältig auszuschließen. Die Differentialdiagnose hat v. a. konsumierende Krankheiten wie die Tuberkulose, maligne Tumoren, Hyperthyreosen, aber auch chronische Enteritis oder jugendlichen Diabetes in Betracht zu ziehen.

Die Krankheit, die über lange Zeit am häufigsten die Frage der Differentialdiagnose gegenüber der A. n. aufwarf, ist die von Simmonds beschriebene hypophysäre Kachexie.

Die A. n. muß sodann von der symptomatischen Anorexie bei einem depressiven Zustand oder bei einer Schizophrenie abgegrenzt werden, bei der die Nahrungsverweigerung z. B. auf der Furcht vor Vergiftung beruhen kann. Eine weitere Unterscheidung ist ferner zu machen zwischen einer durch ein emotionelles Trauma verursachten reaktiven Anorexie, der psychogenen Eßhemmung und der Brechneurose sowie einem Leiden, das auf mechanisch-funktionellen Störungen im Bereich des Verdauungstraktes beruht und zu einer unfreiwilligen, energetisch bedingten Abmagerung führt (Ösophagusspasmen, funktionelle Dysphagie, unstillbares Erbrechen).

Petzold (1979) weist auf die große Bedeutung der allgemeinmedizinischen Betreuung hin. Hier sei es „die Aufgabe, das Bestehende zu wahren – nicht mehr, aber auch nicht weniger", die im Vordergrund stünde. Schwierig gestalte sich oft, sich einerseits über Gewicht und Ernährungszustand zu informieren, andererseits aber nicht durch zu häufige Kontrollen die Patienten einzuengen, da das Symptom ja einen eigentlichen Protest gegen die übermäßige Kontrolle in der Familie darstelle.

Bei der Diagnosestellung ist jedoch Eile geboten, da die Aussicht auf eine erfolgreiche Behandlung sich mit dem Fortschreiten der Krankheit verringert.

Der erste Kontakt wird durch die kühle, passive und oft auch mißtrauische Haltung der Patienten erschwert. Schon Freud lehnte es ab, eine Patientin ambulant zu behandeln, weil „diese dem Tode nahen Patienten die Fähigkeit haben, den Analytiker so zu beherrschen, daß es ihm unmöglich gemacht wird, die Phase des Widerstandes zu überwinden" (Freud, zit. nach Köhle u. Simons 1979).

Die Therapie gestaltet sich v. a. wegen der fehlenden Krankheitseinsicht der Patienten schwierig. Ziolko (1971) sprach von einem „Schlagabtausch" mit dem Arzt, den der Patient „durch Erreichen des Minimalgewichts für sich entscheiden kann". Kütemeyer (1956) berichtete, daß im stationären Rahmen auf die Schwierigkeiten zwischen einem Patienten und den anderen Patienten, den Schwestern und dem Hilfspersonal und auch anderen Ärzten mehr Aufmerksamkeit und Mühe verwendet werden mußte als auf den Patienten selbst. Diese Schwierigkeiten nahmen im Laufe der Zeit zu, und zwar in dem Maße, wie der immer mehr hervortretende Widerstreit entgegengesetzter Impulse den Eindruck launenhafter Willkür und extremer Bosheit erweckte.

Eine fast unübersehbare Reihe therapeutischer Maßnahmen sind in den letzten 30 Jahren von verschiedenen Autoren vorgeschlagen worden. Schon dieses Angebot, aber auch die häufigen Widersprüche zwischen den einzelnen Empfehlungen lassen die Unsicherheit des Erfolges und den Mangel an spezifischen Methoden erkennen.

In letzter Zeit wird immer häufiger die Behandlung in speziellen Behandlungszentren durch ein gut aufeinander abgestimmtes Team mit einer Kombination verschiedener therapeutischer Maßnahmen empfohlen (Köhle u. Simons 1979).

Am Anfang der Behandlung nach einem verhaltenstherapeutischen Konzept steht die Phase der Wiederauffütterung. Gelingt es nicht, das Eßverhalten durch weitere verhaltenstherapeutische Maßnahmen zu verändern, muß zur Abwendung lebensbedrohlicher Verläufe von der Nasen-Magen-Sonde Gebrauch gemacht werden. Die Behandlung basiert auf dem Prinzip der operanten Konditionierung des Eßverhaltens. Die Patienten werden isoliert, die Eßsituation aber durch die Anwesenheit des Therapeuten angereichert. Während zu Beginn der Behandlung der Patient für jede Gewichtszunahme belohnt wird, wird in einem späteren Stadium eine Belohnung für die Erhaltung des Soll-Gewichtes gewährt (Schaefer u. Schwarz 1974).

Für den behandelnden Arzt besteht die Schwierigkeit darin, den abgemagerten Patienten nicht zum Essen zu nötigen und die Anorexiesymptomatik nicht zum Behandlungsthema werden zu lassen. Es gilt, bei den Patienten die Einengung des Gesichtsfeldes auf das rein Physiologische zu durchbrechen.

Neben verhaltenstherapeutischen Konzepten sind die verschiedenen tiefenpsychologischen Behandlungsverfahren und körperorientierte Therapien mit unterschiedlichen Ergebnissen angewandt worden. Überwiegend kommen die verschiedenen Autoren heute zu dem Schluß, daß sich die Einbeziehung der Familie in das Gesamtbehandlungskonzept bewährt hat und einzeltherapeutischen Behandlungsmaßnahmen überlegen ist. Darüber hinaus scheinen stationär eingeleitete Therapien, wenn sie die Familienperspektive mitberücksichtigen, erfolgreicher zu sein, als allein ambulant geführte Behandlungen (v. Rad u. Senf 1983; Petzold 1983).

Minuchin et al. (1983) fand in einer katamnestischen Untersuchung sogar über 80% der Patientinnen geheilt. Eine solche hochqualifizierte familientherapeutische Behandlung kann jedoch bisher nur an wenigen Zentren durchgeführt werden. Unter Berücksichtigung des familiendynamischen Konzeptes kann die alte Faustregel, daß 10% der Fälle letal verlaufen, $^1/_3$ anorektisch bleiben und einen chronischen Verlauf zeigen, ein weiteres Drittel der Patienten psychisch schwer krank wird bzw. nach Verlust der Anorexia-nervosa-Symptomatik psychotisch erkrankt und die übrigen Syndromwandel und Besserung zeigen (Cremerius 1965) als überholt gelten.

2.3.4 Bulimie

Grundsätzliche Aspekte
Die Bulimie (= Ochsenhunger) wird synonym auch als Eß-/Brechsucht oder Freß-/Kotzsucht bezeichnet. Die Leitsymptomatik der Erkrankung besteht in

- häufigem Auftreten zeitlich begrenzter Freßanfälle,
- aktiver Gewichtskontrolle durch häufiges Sichübergeben bzw. die Verwendung von Abführmittel.

Definitionsgemäß sind die Freßanfälle auch nicht auf eine Anorexia nervosa oder eine körperliche Krankheit zurückzuführen. Von der Magersucht unterscheidet sich die Bulimie dadurch, daß die Patienten im wesentlichen normalgewichtig sind und der Wunsch nach übermäßiger Gewichtsreduktion fehlt. Ziolko (1985) sieht allerdings beide Erkrankungen als Pole ein und derselben Störung, der Dysorexie, die sich durch eine Furcht vor Gewichtszunahme und ein starkes Verlangen nach und Beschäftigung mit Nahrung auszeichnet. Habermas u. Müller (1986) berichten, daß die früheste Beschreibung der Bulimie von Wulf stammt, der „... über einen interessanten oralen Symptomkomplex und seine Beziehung zur Sucht" (Wulf 1932) berichtete.

Frauen im Alter von 15–25 Jahren sind von der Symptomatik weitaus häufiger betroffen als Männer. Die Patienten stammen überwiegend aus der Mittel- und Oberschicht. Ähnlich wie bei der Anorexia nervosa hat es den Anschein, als habe das Krankheitsbild in den letzten Jahren stark zugenommen, was damit zusammenhängen mag, daß der Krankheitswert der Symptomatik durch ihre derzeitige Publizität gestiegen ist, und die – häufig chronisch erkrankten Patienten – sich nun vermehrt um ärztliche Hilfe bemühen. Auffällig werden die Patienten häufig erst durch die begleitende körperliche Symptomatik. Infolge von Laxanzien- und Diuretikamißbrauch kann es zu Elektrolytstörungen und Ödemen kommen. Ösophagitis, Zahnschäden und die chronische Schwellung der Parotis sind Folgen des Erbrechens von Magensaft.

Das häufige Kauen führt zu einer Masseterhypertrophie, die den Patienten die charakteristische Physiognomie verleiht. Magendilatation, Obstipation nach Laxanzienabusus und Menstruationsstörungen vervollständigen die somatische Begleitsymptomatik.

Gelegentlich wird die Bulimie als heimliche Schwester der Anorexie bezeichnet, da es den Patienten gelingt, ihre Symptomatik über Jahre sehr wirkungsvoll zu verheimlichen und sie oft erst nach direktem Befragen von Eßanfällen mit selbstprovoziertem Erbrechen und Laxanzienabusus berichten. Die Freßanfälle sind oft geplant oder bereits ritualisiert in den Tagesablauf eingebaut, und es werden oft große Mengen (mitunter bis zu 10000 kcal) kalorienreicher Speisen in kurzer Zeit verschlungen. Die Anfälle sind nach einem kurzen Gefühl der Erleichterung und Entlastung von diffusen inneren Spannungen und von massiven Schuld- und Schamgefühlen gefolgt.

Persönlichkeitsbild

Im ersten Eindruck erscheinen die Patienten oft als stark, unabhängig, zielstrebig, ehrgeizig und beherrscht. Ihr präsentiertes Bild unterscheidet sich allerdings erheblich von ihrem Selbstbild, das geprägt ist von dem Gefühl innerer Leere, Sinnlosigkeit und einer pessimistisch-depressiven Verstimmung als Folge von Gedanken- und Verhaltensmustern, die in das Gefühl von Hilflosigkeit, Scham, Schuld und Ineffektivität führen (Habermas u. Müller 1986). Selbstgefühl und Selbstideal klaffen weit auseinander, die Patienten leben die Spaltung in ein gutes öffentliches und schlechtes verheimlichtes Bild.

Häufig stammen sie aus Familien, in denen der Umgang miteinander impulsiv ist und in denen es ein erhebliches Gewaltpotential gibt. Johnson u. Flach (1985) berichten über ein gehäuftes Auftreten affektiver Psychosen bei Verwandten 1. Grades, die Väter würden zu Alkoholmißbrauch, die Mütter zu Gewichtsproblemen neigen und Essensprobleme thematisieren. Die Beziehungsstruktur in den Familien sei geprägt durch eine hohe Konflikthaftigkeit und Impulsivität, durch geringe Bindungen innerhalb der Kernfamilie, durch hohen Lebensstreß und wenig erfolgreiches Problemlösungsverhalten bei einem großen sozialen Leistungsdruck.

In dieser Situation übernehmen die Patienten früh verantwortliche Aufgaben und Elternfunktionen. Das eigene Gefühl, zu kurz zu kommen und einer gewissen Willkür und Unzuverlässigkeit der Eltern ausgesetzt zu sein, wird kontrolliert und kompensiert durch ein fürsorgliches Verhalten; der schwache und bedürftige Aspekt der eigenen Person wird zurückgehalten und schließlich im Freß- und Kotzanfall ausgelebt.

Affektive Instabilität, Impulshaftigkeit mit der Angst vor Kontrollverlust, geringe Frustrationstoleranz und ein hohes Suchtpotential bestimmen die Psychodynamik der Störung. Den Patienten gelingt es oft nicht, ihre innere Befindlichkeit differenziert wahrzunehmen und zu artikulieren, so daß sich ein diffuses Gefühl innerer Bedrohung entwickelt, von dem sie befürchten, überschwemmt zu werden.

Da eine Konfliktformulierung nicht möglich ist, findet eine Verschiebung in den oralen Bereich statt. Die Ernährung unterliegt einem Bedeutungswandel. Hunger wird als Bedrohung durch Kontrollverlust mißinterpretiert, die Kontrolle über körperliche Funktionen wird generalisierend mit der Fähigkeit zur Lebensbewältigung gleichgesetzt. Der Freßanfall selbst hat einerseits spannungsreduzierende, integrierende Funktionen im Sinne einer tröstenden Selbstfütterung, die nur kurzfristig entlastende Funktion bleibt aber nicht erhalten. Er wird von der Patientin als Kontrollverlust erlebt, der ihre Autonomie und ihre Fähigkeit zur Lebensbewältigung radikal in Frage stellt. Das Erbrechen wird herbeigeführt, um das Körpergewicht konstant zu halten, was für die Patientin Maß und Indikator dafür ist, daß Selbstkontrolle und Selbstbestimmung wiedererlangt sind. Scham- und Schuldgefühle über dieses Geschehen sind dann oft Ursache für den sozialen und emotionalen Rückzug sowie die Spaltung in ein gutes präsentiertes und böses heimliches Selbstbild. Die Diskrepanz zwischen Selbstgefühl und Selbstdarstellung kann das Gefühl der inneren Leere und Spannung bewirken, welches dann in belastenden Auslösesituationen aktiviert wird und den Kreislauf der Erkrankung von neuem beginnen läßt.

Behandlung
Den Patienten gelingt es in der Regel nicht, die ausufernde Symptomatik ohne strukturierende symptomzentrierte Maßnahmen einzugrenzen. Ein fester Essensplan, Vereinbarungen darüber, eine bestimmte Kalorienmenge nicht zu überschreiten und das Gewicht so konstant zu halten, können hilfreich sein, wenn sie ergänzt werden durch die Anregung Gefühle, Gedanken und Erlebnisse, welche die Freßanfälle auslösen oder begleiten, aufzuschreiben und nach alternativen Möglichkeiten Ausschau zu halten (z. B. Kontaktaufnahme zu Freunden oder Angehörigen; alternative Aktivitäten).

Da Rückfälle häufig sind, ist eine Enttäuschungsprophylaxe notwendig, die vor zu hohen Erwartungen sowie von Scham- und Schuldgefühlen entlasten kann.

Im günstigen Falle gelingt es so, möglicherweise unterstützt durch die Teilnahme des Patienten an einer Selbsthilfegruppe, ursprünglich an das Symptom gebundene Energien freizusetzen und für die Gestaltung der eigenen kreativen Möglichkeiten zu nutzen. In der ganz überwiegenden Zahl der Kranken sind aber weiterführende psychotherapeutische Maßnahmen notwendig. Deren Ziel ist es, der Symptomatik den Charakter eines Ich-fernen Zwanges zu nehmen und sie für den Patienten im Rahmen der Auslösesituation als „sinnvollen", aber wenig erfolgreichen Konfliktlösungsversuch, der durch wirkungsvollere Handlungen ersetzbar ist, verständlich zu machen.

Gruppen- und einzeltherapeutische Verfahren sind indiziert, wenn symptomzentrierte Maßnahmen allein keine ausreichende Entlastung ermöglichen. Habermas u. Müller (1986) weisen allerdings darauf hin, daß die einzeltherapeutische Situation durch das „Alles-oder-nichts"-Denken und die starke Idealisierung des Therapeuten geprägt wird, die bei der geringsten Enttäuschung ins Gegenteil umschlagen kann („Wer mich nicht ganz versteht, versteht mich gar nicht!", „Ein Fehler und alles ist verloren!").

Bei schweren Verläufen kann die notwendige Strukturierung nur durch die stationär eingeleitete Behandlung sichergestellt werden.

Die Familientherapie zeigt – wie auch bei der Anorexia nervosa – positive Ergebnisse. Noch nicht gesichert ist, ob sie einzel- und gruppentherapeutischen Verfahren überlegen ist. Wegen des hohen familiären Konfliktpotentials kommt die Behandlung ohne die Berücksichtigung familiendynamischer Aspekte nicht aus.

2.4 Gastrointestinale Krankheiten

Für die Entstehung von Magen-, Darm- und Ernährungsstörungen sind eher spezifische Emotionen von Bedeutung. Im Mittelpunkt steht der Wunsch nach Sicherung und Geborgenheit. Um diese zu erreichen, beschreibt die Mehrzahl der Patienten einen regressiven Weg, indem sie sich an ursprüngliche, dem Säugling und Kleinkind eigene Verhaltensmuster anlehnen.

Es ist nicht verwunderlich, daß in der heutigen Zeit der Wunsch nach Sicherheit besonders vordringlich geworden ist. Die Gefahren, denen der zivilisierte Mensch ausgesetzt ist, überschreiten zunehmend die gewohnten Dimensionen, sie werden v. a. anonymer. Hinzu kommt, daß sich gerade in den zivilisierten Ländern ein Umstrukturierungsprozeß vollzieht, der sehr rasch das patriarchalische Ordnungsprinzip in vielen Bereichen, insbesondere in Familie und Kirche, auflöst. Dadurch wird der Mensch in einem Augenblick, in dem er sich besonders bedroht und gefährdet erlebt, vor das Problem eigener Verantwortung gestellt.

Viele Menschen sind nicht fähig, diesen Anforderungen standzuhalten und bedienen sich in Belastungssituationen regressiver Schutzmechanismen.

Neben dem Eßverhalten ist das Verdauungssystem besonders gut geeignet, die Problematik von Sicherung und Geborgenheit somatisch darzustellen; denn das Essen stellt die ursprünglichste Form des existenzsichernden Besitzerwerbs dar und die Verdauung die ursprünglichste Form der Besitzverwaltung und Verwertung.

Diese Grundtendenzen erfahren mit der Entwicklung der menschlichen Persönlichkeit, ihrer seelischen und körperlichen Reifung und ihrer Gewissensbildung eine komplizierte Ausgestaltung: Sühne kann sich in Nichtessen äußern, Schuldgefühle oder Trotz im Erbrechen. Heißhunger wird zu einem Symptom regressiven Sicherungsstrebens angesichts einer den Menschen überfordernden Aufgabe.

Zum Streben nach Sicherheit und Besitz können sich Gier und Machtstreben gesellen; am Umgang mit dem Darminhalt läßt sich die Problematik von Geben und Festhalten darstellen, ebenso wie Leistungsstreben und zwanghafte Gehorsamkeit auf der einen und Trotz und Auflehnung auf der anderen Seite.

Im Hinblick auf ihre stark regressiven Merkmale gleichen die Magen-Darm-Krankheiten den sich in den letzten Jahren stark vermehrenden Suchtkrankheiten und Depressionen. Anders als bei diesen wird durch die Magen-Darm-Krankheiten das seelische Geschehen im Hintergrund jedoch mehr maskiert als dargestellt. Angst, innere Not und Unsicherheit werden von den Magen-Darm-Kranken häufig verdrängt: Nur das körperliche Symptom bleibt in solchen Fällen sichtbar. Wenn schließlich das Erfolgsorgan oder Symptom medikamentös oder chirurgisch ausgeschaltet wird (Magenulkus, Colitis ulcerosa), treten oft psychische Symptome, wie Angst, Depression und Sucht zutage.

Die psychosomatische Medizin versucht, die Organsprache als Ausdruck emotionaler Phänomene zu verstehen, zu deuten und evtl. von konstitutionellen und dispositionellen Faktoren abzugrenzen. Staehelin (1963) hat von einem daseinsanalytischen Ansatz aus bestimmte, das Eßverhalten und die Verdauung betreffende körperliche Phänomene bestimmten emotionalen Vorgängen zugeordnet, wie in folgender Übersicht gezeigt ist:

- Zupackschwierigkeiten (Stomatitis, Zahnfleischsymptome usw.),
- „etwas nicht hinunter schlucken können" (Eßstörungen, Schluckbeschwerden)
- „Angeekelt sein, zurückgeworfen sein" (Appetitlosigkeit, Brechreiz, Erbrechen, Abmagerung),
- überfordernde chronische Bemühungen, etwas zu verdauen, sich anzueignen (Magenschmerzen, Hypermotilität, Pylorospasmus, Ulkus),
- chronische Unmöglichkeit, etwas verarbeiten zu können (Schmerzen, Enterokolitis, Colon irritabile),
- „etwas nicht mehr hergeben können" (chronische Verstopfung),
- „etwas wegstoßen wollen" (chronischer Durchfall).

2.4.1 Ulzera des Magens und des Duodenums

Grundsätzliche Aspekte

Glatzel (1954) hat die Ulkuskrankheit definiert als eine Entwicklung von Magen- bzw. Duodenalgeschwüren, die im Zusammenhang mit bestimmten belastenden Situationen bei Menschen entstehen, die durch ihre Persönlichkeitsstruktur und Lebensgeschichte zu dieser Form von Erlebnisverarbeitung mit körperlichen Störungen des Magen-Darm-Traktes besonders disponiert sind.

Die so entstandenen Geschwüre grenzt er ab von solchen, die durch rein körperliche Ursachen, wie Verbrennungen, Vergiftungen, Infektionen und Durchblutungsstörungen, entstanden sind. Vom Ulcus duodeni sind ausschließlich Patienten betroffen, die – oft schon von Geburt an – zur Hypersekretion neigen.

Die Funktionen des Magens, seine Motorik, die Durchblutung und die Sekretion sind eng an die Tätigkeit übergeordneter nervöser Vorgänge gebunden und insofern auch mit der affektiven Befindlichkeit verbunden. Aggressivität und Groll beschleunigen die Magenpassage der Mahlzeiten, Angst oder starke Emotionen verlangsamen sie durch einen Spasmus des Pylorus. Unter dem Einfluß von Angst, des unerfüllbaren Wunsches zu fliehen, depressiver Gedankengänge oder des Gefühls der Entmutigung vermindern sich die Salzsäuresekretion, die Motilität und die Durchblutung des Magens. Ein aggressives Milieu, chronische Angst und Konfliktzustände, steigern die Magensekretion und verursachen, wenn sie andauern, Schleimhautveränderungen wie bei der Gastritis. Die auf diese Weise veränderte Schleimhaut ist in besonderem Maße verletzlich: Schon ein unbedeutendes Trauma kann eine Erosion verursachen und diese durch den dauernden Kontakt mit dem Magensaft zur Entstehung eines Ulkus führen.

Die Beschwerden werden von den Patienten geschildert als „Vibrieren des Magens", „glucksende Geräusche im Bauch", „schabende Schmerzen in der Bauchdecke", „feuriges Gefühl in der Brust", „inneres Zittern". Nur noch das Herz bietet ein so hohes „Angstpotential" wie die Bauchorgane an. Tatsächliche oder vorgetäuschte Funktionsstörungen können Angstgefühle hervorrufen. Diese Angstmomente beeinflussen wiederum das Nervensystem, sie lösen Krämpfe und Spannungen aus, die ihrerseits den Teufelskreis der Beschwerden vollenden.

In den zahlreichen Untersuchungen zur Ätiologie der Ulkuskrankheit ist man zu sehr unterschiedlichen Auffassungen gekommen. Wir geben hier die Auffassung von Alexander (1934) wieder, einerseits weil sie die erste Darstellung der psychosomatischen Struktur eines Ulkuskranken ist, andererseits aber auch, weil sie als Modell einer allgemeinen Konzeption der psychosomatischen Störungen gelten kann, indem sie physiologische Befunde mit der psychoanalytischen Neurosentheorie in Verbindung bringt.

Nach Alexander gibt es keinen für das Ulkusleiden charakteristischen Persönlichkeitstypus. Es besteht aber immer eine Konfliktsituation, bei der aus dem oralen Erlebnisbereich stammende Bedürfnisse (Wunsch nach Verwöhnung, Belohnung; Abhängigkeitswünsche) enttäuscht worden sind. Diese Frustration wird regressiv verarbeitet und gewandelt in das Bedürfnis, sich ernähren zu lassen. Dieses bewirkt seinerseits eine Stimulation des Magens durch Vagusreize, und zwar auch außerhalb der Verdauungsphase.

Persönlichkeitsbild
Overbeck u. Biebl (1975) haben eine Typologie von Ulkuskranken aufgestellt, die sich nicht ausschließlich am neurosenpsychologischen Modell orientiert. Sie schlagen folgende Einteilung der Ulkuskranken vor:

1. *Der psychisch „gesunde" Ulkuskranke.* Persönlichkeiten mit guten Ich-Funktionen und stabilen Objektbeziehungen, die bei massiver, unspezifischer oder spezifischer (aus dem oralen Erlebnisbereich stammender) psychosozialer Belastung unter starker Ich-Regression und Resomatisierung bei gewisser Disposition des Magens an einem Ulkus als einer einmaligen psychosomatischen Reaktion erkranken. (Von Ulkuskrankheit im engeren Sinne würde man hier nicht sprechen.)
2. *Der charakterneurotische Ulkuskranke.* Die charakterneurotischen Ulkuskranken mit pseudounabhängigen Reaktionsbildungen oder zwanghaft-depressiven Zügen mit den auch für ihre Umgebung spürbaren oralen Konflikten (z. B. der aggressive Spannung verbreitende „leitende Angestellte"), die schließlich bei chronischem Verlauf unter besonderen Erlebnissen einer Kränkung, einer Versagung, eines Liebesverlustes nach zweiphasiger Verdrängung mit einem Ulkus dekompensieren.
3. *Der soziopathische Ulkuskranke.* Die Ich-schwachen, passiv-abhängigen Patienten mit extremer Objektangewiesenheit, die zu Triebdurchbrüchen oder paranoid-querulatorischen Verhaltensweisen neigen, die ihre oralen Konflikte auch als „asoziale Patienten" (z. B. ulkuskranke Alkoholiker, Rentenneurotiker) agieren, schon bei kleinen äußeren Versagungen an Liebe und Zuwendung erkranken und deren Magen-Darm-Störung als ein ihren psychischen Bedürfnissen entsprechender Organmodus oder physiologisches Korrelat verständlich erscheint.
4. *Der „psychosomatische" Ulkuskranke.* Die ausdruckslosen, phantasiearmen Persönlichkeiten, die eigentümlich starr und mechanistisch in Lebensweise und Objektbeziehungen erscheinen, die auch im Untersucher das Gefühl der völligen Beziehungsleere erzeugen, in Mitmenschen nur sich selber zu sehen vermögen und die bei unspezifischen Belastungen und Krisen (oft jedoch im Zusammenhang mit einem Objektverlust) habituell psychosomatisch reagieren. Häufig kommt es neben der Ulkuserkrankung auch zu anderen psychosomatischen Störungen, wie Fieberreaktionen, Herzbeschwerden, Rheumatismus etc. Weiterhin findet man bei solchen Patienten gehäufte Unfälle und Operationen.
5. *Der „normopathische" Ulkuskranke.* Die extrem auf Verhaltensnormalität bedachten, überangepaßten Ulkuskranken mit deutlichen Ich-Einschränkungen aufgrund starker Verleugnungstendenz (z. B. gegenüber der Realität und dem eigenen Erschöpfungszustand und körperlichen Befinden), die sich als Arbeiter oder kleine Angestellte meist mit doppel-beruflicher Tätigkeit in einem chronisch autodestruktiven, streßähnlichen Überbelastungszustand befinden, aus dem heraus sie dann häufig mit foudroyanter Ulkussymptomatik erkranken.

In bezug auf das manifeste Verhalten ist in der Literatur auch zwischen einem passiven und einem hyperaktiven Typus des Ulkuskranken unterschieden worden. Der passive Ulkustyp ist in seiner Grundstimmung eher depressiv und äußert sein Abhängigkeitsbedürfnis direkt. Er gilt als manifest Abhängiger. Zu Ulkusschüben kommt es, „wenn die unbewußten oder bewußten Abhängigkeitswünsche eine Versagung erfahren" (Freyberger 1972).

Beim passiven Typ steht die unbewußte Angst vor dem Verlassenwerden im Vordergrund und führt zu ständiger Spannung. Diese Individuen suchen nach Umständen und Menschen, die sie nicht verlassen „können". Es sind Menschen, die nicht glauben „können", daß ihre Frau sie nicht mehr liebt. Jeder Zweifel (kein liebender Blick mehr!) kann eine ängstliche Reaktion auslösen. Aber auch die Angst vor der autoritären Vaterfigur kann zu solchen Spannungen führen. Schritte zu Selbständigkeit und Unabhängigkeit werden nicht unternommen. Die Vorteile der Abhängigkeit werden genossen, ohne je ein Risiko auf sich zu nehmen. Die Lebensstrategie besteht darin, beschützt zu werden. Nach Balint (1969) sind dies die abhängigen Oknophilen, im Gegensatz zu den risikoliebenden Philobaten.

Dieser manifest abhängige, passive Ulkustyp stammt meist aus einer Familie, in der er von einer sehr umsorgenden Mutter verwöhnt wurde. Dem Patienten gelingt es nicht, die psychologische Abnabelung im Sinne der Entwöhnung von der Mutter zu erreichen. Er bleibt mit dem Wunsch nach Schutz und Hilfe stark an die mütterliche Figur gebunden, indes der Vater eine nur „anerkennende" Haltung einnehmen kann. Loch (1963) beschreibt die Unfähigkeit gewisser Patienten zu lernen, „sich in Konkurrenz mit einem Vater zu bewähren" und „männliche Anerkennung und Bestätigung" zu finden.

Auch bei der Partnerwahl lassen sich die Patienten von ihrem Bedürfnis nach schützender Fürsorge leiten. Der männliche Patient dieses Ulkustyps nimmt deshalb oft eine Mutterfigur zur Ehefrau.

Beim sog. *hyperaktiven Ulkustyp* sind die Abhängigkeitswünsche zwar auch stark, doch lehnen diese Patienten sich dagegen auf. Sie wehren ihre aus dem oralen Erlebnisbereich stammenden Wünsche ab und frustrieren sich so fortwährend selber.

Nach Alexander (1934) besteht der Konflikt des Patienten dieses Ulkustyps darin, „daß starke oral empfangende Tendenzen verworfen werden, weil sie sich mit dem Streben des Ichs nach Unabhängigkeit und Aktivität nicht vertragen. Die bewußte Einstellung dieser Patienten ließe sich folgendermaßen ausdrücken: Ich bin tüchtig, tätig, produktiv; ich gebe jedem, helfe anderen Menschen, nehme Verantwortung auf mich, sorge gerne für andere, bin gerne Führer und eine auf sich selbst gestellte, tätige oder sogar aggressive Persönlichkeit. Gleichzeitig finden wir im Unbewußten genau die entgegengesetzte Einstellung: ein überaus heftiges Verlangen nach Liebe und das Bedürfnis nach Abhängigkeit und Hilfe".

Der hyperaktive Typ kann nicht in sich ruhen. Er verfolgt aggressiv sein Ziel, durch kompensatorisches Unabhängigkeitsstreben und ständiges Suchen nach einem „Selbstbeweis" der Stärke. Eine solche Bestätigung braucht der Patient, weil er keine andere Sicherheit entwickeln kann als diejenige, erfolgreich zu werden. Dieser Typus sucht Erfolg, ist aber im Grunde erfolglos, weil Gegenstand seines Strebens eigentlich Zuneigung und Prestige sind. Es sind die Don Juans der

Leistung und des Erfolges, zugleich aktiv und unsicher. Man kann diesen Ulkustyp kennzeichnen mit einem von Brecht auf den Bettler-Freund *Peachum* gemünzten Wort: „All sein Streben ist Selbstbetrug."

Weiner et al. (1957) und Mirsky (1958) haben in einem großangelegten Versuch die Hypothese überprüft, ob sich aufgrund von psychologischen Kriterien voraussagen läßt, welche zu Hypersekretion neigenden Probanden an einem Ulcus duodeni erkranken werden.

Dazu wählten sie von 2073 zur Armee einberufenen Rekruten 63 mit besonders hohem Pepsinogengehalt (Hypersekretoren) und 57 mit besonders niedrigem Pepsinogengehalt (Hyposekretoren) aus.

> Aufgrund des psychologischen Kriteriums intensiver Bedürfnisse nach Abhängigkeit und Umsorgtsein – Bedürfnissen, die mit großer Wahrscheinlichkeit während der Grundausbildung in der Armee frustriert werden würden – wurde vorhergesagt, daß zehn der 120 Probanden mit hoher Wahrscheinlichkeit an einem Ulcus duodeni erkranken würden.
> Von den als besonders gefährdet definierten Personen erkrankten sieben an einem röntgenologisch nachgewiesenen Ulcus duodeni. Von den drei, die nicht erkrankten, gehörte einer in die Gruppe der Hyposekretoren. Zwei andere aus der Gesamtgruppe der 120 (beide Hypersekretoren) entwickelten ebenfalls ein röntgenologisch nachgewiesenes Ulcus duodeni.
> Von den 120 untersuchten Rekruten erkrankten also neun an einem Ulcus duodeni. Alle waren Hypersekretoren. Sieben der neun Erkrankten gehörten zu den 8% der aufgrund psychologischer Kriterien als besonders gefährdet eingestuften Gruppe (Schüffel u. v. Uexküll 1979).

Damit wurde ein hypothetisches Modell zur Entstehung des Ulcus duodeni untermauert, das im Mittelpunkt des psychischen Geschehens die Frustrierung von Wünschen nach Abhängigkeit und Umsorgtsein sieht.

Gleichwohl meint Zander (1976), daß dieser Aspekt bisher überbewertet worden sei. Er hält einen uneingestandenen Neidkonflikt für krankheitsauslösend. Bei 70 von 77 Patienten fand Zander Neid/Ärger auf Besitz und Geltung, seltener auf zwischenmenschliche Kontakte, als Auslöser des Ulcus duodeni. Demnach entstehe das Geschwür, wenn ein Mensch mit Hungerhaltung der Fütterung eines anderen zusehen müsse.

Unter Mithilfe eines Radiologen wurden 17 Patienten vor dem Röntgenschirm einem Elfpunkteinterview unterzogen, das die Neid-Ärger-Problematik in Standardfragen anschnitt. Der Röntgenologe protokollierte jeweils zu den 11 Punkten die Magenbefunde.

Dabei wurden überraschende Reaktionen der Magenmotilität offenbar. An 15 der 17 Patienten zeigte sich während des Gesprächs über die Auslösesituation ein starker, gegen den Pylorus sich intensivierender Spasmus, kenntlich an einer charakteristischen Dreiecksform. Diese Formänderung trat meist „blitzartig" auf, oft selbst dann, wenn nur die Auslöse*person* erwähnt wurde, und häufig schon vor einer verbalen Reaktion des Patienten.

Deyhle u. Jenny (1976) zufolge sind Patienten mit einem Ulcus duodeni signifikant häufiger als andere Patienten aus ihrem urprünglichen Lebensraum in einen neuen verpflanzt worden. In einer Studie an 100 Patienten mit Oberbauchbeschwerden konnten sie aufweisen, daß bei 80% der Patienten, bei denen ein Ulcus duodeni festgestellt wurde, eine Migration stattgefunden hatte. Dies war aber nur bei 35% der Patienten mit einem anderen pathologischen Befund und bei 47% der Patienten mit Normalbefund der Fall gewesen. Besonders im Hinblick auf die häufige Erkrankung von Gastarbeitern ist dieses Ergebnis von Bedeutung.

Behandlung

Allgemeines zur Behandlung. Zur medikamentösen Therapie stehen heute mit den H_2-Rezeptorenblockern sehr wirkungsvolle Mittel zur Verfügung. Schon aufgrund der oft heftigen Beschwerden kann auf eine medikamentöse Therapie nicht verzichtet werden. In der weiteren Behandlung kann sie zu einer wichtigen Kontaktbrücke zwischen Arzt und Patient werden. In der akuten Phase sollten mit dem Patienten keine konfliktaufdeckenden Gespräche geführt werden, indessen sollte man die Möglichkeit nutzen, notwendige Änderungen im Alltagsverhalten zu besprechen. Erst langfristig kann in einem psychotherapeutischen Rahmen die Beeinflussung derjenigen somatischen Funktionen versucht werden, die ein Ulkus verursachen können. Hilfreich für die Arzt-Patient-Beziehung ist es, wenn der behandelnde Arzt vorerst für sich klärt, welchem Typus der betreffende Patient angehört. Der passive Ulkustyp sucht in der Beziehung zu seinem Arzt die schützende Beziehung, während beim hyperaktiven Ulkuskranken ein anderes Vorgehen geboten ist: Die Zwiespältigkeit des Kranken in seinem Streben nach Unabhängigkeit und seinen gleichzeitigen passiven Abhängigkeitsbedürfnissen ist im Auge zu behalten.

Bei Ulkuskranken hat sich auch das autogene Training nach Schultz (1970) bewährt. Das Gruppentraining bietet, wie oft bei psychosomatisch Kranken, Vorteile gegenüber der Einzeltherapie. Besonders für den hyperaktiven Typ ist es wichtig zu lernen, daß es sich auch in entspanntem Zustand aktiv leben läßt. Eine positive Übertragung zum Therapeuten wirkt sich auch bei dieser Form der Therapie vorteilhaft aus.

Vor allem ist darauf zu achten, daß der Kranke die unbewußt erbetene Hilfe erhält. Das verlangt vom Arzt, den Sinn des Symptoms zu reflektieren und das häufig geäußerte Verlangen nach weiteren Untersuchungen und Medikamenten oder einer Operation (passive Haltung) im Zusammenhang mit der Lebensgeschichte und -situation des Patienten zu deuten. Diese Wünsche sind keinesfalls erzwungenermaßen zu befriedigen.

Paradoxerweise kann der Ulkuspatient durch einen chirurgischen Eingriff nicht selten auch psychisch stabilisiert werden; man kann insofern von einer „Psychosomatik mit dem Messer" sprechen. Der Operierte wird nach dieser chirurgischen Legalisierung des Krankenstatus von seiner Umgebung als „richtig krank" angesehen und akzeptiert. Er kann seine Abhängigkeitswünsche jetzt frei äußern, ohne Angst zu haben, als Versager abgestempelt zu werden, wie manch psychosomatisch Kranker. Andererseits bestehen bei der operativen Behandlung, besonders bei der Frühoperation, spezifische Gefahren, wenn die psychische Problematik offen bleibt, mit der Möglichkeit eines Symptomwandels, weil die unbewußte Konfliktdynamik weiter arbeitet. Nach Freyberger u. Leutner (1974) treten Symptomverschiebungen nach operativen Eingriffen im Bereich des Magens nicht selten auf als: 1. Alkoholabusus; 2. psychoneurotische und/oder (psycho-)somatische Symptome.

Möglichkeiten psychotherapeutischer Behandlung. Meyer (1976) hat darauf hingewiesen, daß Ulkuskranke nur schwer ein psychotherapeutisches Arbeitsbündnis eingehen. „Die Pseudo-Unabhängigen wehren sich gegen die Abhängigkeit vom Psychotherapeuten und neigen dazu, bei der ersten Symptombesserung die Behandlung abzubrechen. Die Offen-Abhängigen werden von den Versagungskomponenten der traditionellen Psychotherapie enttäuscht." Die langfristige analytische Psychotherapie ist deshalb in der Regel ungeeignet für die Behandlung von Ulkuskranken.

Dagegen sind modifizierte Formen der Psychotherapie durchaus anwendbar. Für den passiven Ulkustyp ist v. a. die supportive Form der Therapie geeignet. Der Ulkuskranke soll sein Abhängigkeitsbedürfnis äußern können, ohne eine abwertende Einschätzung durch den Arzt befürchten zu müssen. Braucht er auch seine aggressiven Regungen nicht schuldvoll zu verheimlichen, wird er den Arzt vielleicht als eine positive Elternfigur erleben und über bis dahin verheimlichte Ängste sprechen können. So kann es möglich werden, Konflikte in Worte zu fassen, Probleme auf einer rationaleren Ebene zu besprechen und den inneren Streß zu reduzieren.

Der praktische Arzt oder Internist kann auch die begleitend-psychotherapeutische Behandlung selbst durchführen, wenn er – beispielsweise durch den Besuch von Balint-Gruppen – für diese Aufgabe Unterstützung findet.

Man kann nicht oft genug wiederholen, daß die Wirkung der Gespräche mit dem Patienten weniger von der verfügbaren Zeit als von der psychosomatischen Ausbildung des Arztes abhängt, die allein eine bessere Therapie gestattet, möglicherweise mit Abnahme der Rezidive, Verminderung der chronischen Stadien und Verhütung der chirurgischen Eingriffe.

Familienkonfrontation. Es ist der Behandlung sehr förderlich, wenn es gelingt, die Familie in den therapeutischen Prozeß einzubeziehen. Zu diesem Zweck hat Luban-Plozza bei psychosomatisch Kranken die Familienkonfrontation eingeführt.

Die Familie bildet eine organische Einheit, wobei das erkrankte Mitglied zum Träger familiärer Konflikte wird. Die Dynamisierung emotionaler Kräfte bei der Familienkonfrontation kann eine erhebliche Zeiteinsparung bei der Behandlung mit sich bringen. Je mehr sich die Familie für die Mithilfe bei der Therapie verantwortlich und der Kranke sich verstanden fühlt, desto besser ist die Aussicht auf Genesung.

Die Einbeziehung der Familie in den therapeutischen Prozeß ist auch deshalb wertvoll, weil Ulkuskranke oft eine lange Familienanamnese ähnlicher Störungen aufweisen, in der die Beziehung zur Familie, dem Partner oder den Kindern die Quelle mannigfacher Konflikte ist. Die Familienkonfrontation hat insofern auch einen prophylaktischen Gehalt, als sie eine gewissermaßen psychologische Vererbung der Ulkusbereitschaft verhindern hilft. Denn die Beseitigung von Verständigungsschwierigkeiten und intrafamiliären Konfliktsituationen kann im Verhältnis zu nachfolgenden Kindern die für Ulkuskranke typischen frühen Interaktionsstörungen verhüten (s. S. 220 ff.).

2.4.2 Obstipation

Grundsätzliche Aspekte
Die meisten Gesunden entleeren täglich einmal 100–200 g verhältnismäßig weichen Stuhl. Von Obstipation, früher treffend als Hartleibigkeit bezeichnet, spricht man dann, wenn es mehrere Tage lang zu keiner spontanen Darmentleerung kommt und der Stuhlgang sehr hart ist.

Die chronische Obstipation ist ein weitverbreitetes Leiden. Vor allem ein Großteil der weiblichen Bevölkerung kann die Darmentleerung nur noch mit Hilfe eines Medikamentes vollziehen. Etwa 35% aller berufstätigen Frauen und 10% der Männer neigen zur Verstopfung. Etwa 25% dieses Personenkreises nehmen regelmäßig Abführmittel.

Bei länger anhaltenden Beschwerden ist in jedem Fall auch eine somatische Ursache auszuschließen.

Persönlichkeitsbild
Chronische Obstipation wird zum einen meistens bei ängstlichen und depressiven, äußerlich zwar ruhigen, innerlich aber gespannten, kontaktarmen und entmutigten Patienten beobachtet. Alexander (1951) kennzeichnete ihre Haltung mit dem Satz: „Ich kann nichts erwarten von den anderen und brauche deshalb auch nichts zu geben, ich muß zusammenhalten, was ich besitze." Freud sprach in diesem Zusammenhang von der Trias: Eigensinn, Ordnungsliebe und Sparsamkeit und deren Steigerungen Intoleranz, Pedanterie und Geiz.

Zum anderen entwickelt sich die Obstipation mitunter als Kompensation von zu lustvollem Hergeben. Es handelt sich hierbei um gutmütige Menschen, die dazu neigen, sich in jeder Richtung zu verausgaben. Vielleicht erklärt dies auch, weshalb Frauen soviel stärker zur Obstipation neigen als Männer, denn in der weiblichen Sozialisation hat die Opferbereitschaft nach wie vor große Bedeutung.

Oft beobachten die Patienten ihre Darmtätigkeit übermäßig. Ein 41jähriger Bauingenieur legte uns ein Diagramm vor, in das er über einen Zeitraum von 3 Monaten seine Stuhlmengen pro Tag, gerechnet in Milligramm, eingetragen hatte.

Schwidder (1965) beobachtete folgende Erlebniszusammenhänge bei chronischer Obstipation:

1. Körperlicher Anteil einer Protestreaktion
2. Versuch des Festhaltens, um zu beherrschen, zu bestehen
3. Angstvolles Zurückhalten
4. Angst und Abwehr vor zu großer Verausgabung
5. Defäkation, assoziiert mit „schmutzigen" Regungen, die als schuldhaft oder gefährlich erlebt und abgewehrt werden

Chronische Verstopfung in der Kindheit ist meist als eine Protestreaktion zu werten, v. a. als Protest gegen eine übertrieben pedantische Sauberkeitserziehung. Fromm-Reichmann (1959) berichtete von einer $3^{1}/_{2}$jährigen Patientin, die die von den Eltern gewünschte Stuhlentleerung hartnäckig verweigerte, auch wenn sie stundenlang auf dem Topf sitzen mußte. War sie dann aufgestanden, machte sie alsbald in die Hose.

Die Anamnese ergab, daß der Vater täglich einen eingehenden Bericht über den Stuhlgang des Kindes forderte, sich besorgt zeigte, wenn das gewünschte Ereignis nicht eingetreten war und die Mutter deswegen schalt. Die Tochter hingegen überschüttete er mit Bitten und Liebkosungen.

Die Kinderanalytikerin erkannte bald, daß hier die anale Charakterkomponente des Vaters, für den die Sorge um die Tochter identisch war mit der Sorge um ihren Stuhlgang, eine kindliche Neurose zu produzieren begann. Mit ihren Darmfunktionen konnte die Tochter die Familie nach Belieben beherrschen, die Eltern in Streit bringen und die Zuwendung des Vaters erreichen.

Nachdem die Eltern sich auf Anraten der Ärztin nicht weiter um den Stuhlgang des Kindes kümmerten, mußte das bisher gefügige Kind seine Trotzregungen und Aggressionen, die es vorher mit Hilfe der Obstipation ausdrücken konnte, jetzt offen ausleben. Es reagierte mit einem Wutanfall, als die anderen Familienmitglieder sich nicht weiter auf das ehedem beliebte Spiel des Töpfchengehens einlassen wollten. Nach dem ersten Wutausbruch setzte ein Wandel ein, zunächst noch durch Rückfälle unterbrochen. Nachdem die Umgebung für die „Darmsprache" taub geworden war, entleerte sie sich selbständig und suchte neue Formen, um jene Triebregungen und Affekte darzustellen, die bisher an die Darmfunktion gebunden waren.

Behandlung
Diätetische, körperlich aktivierende und erzieherische Maßnahmen können eine überraschend gute Wirkung haben. Auch das autogene Training hat sich bei der Behandlung von chronisch Verstopften bewährt. Hierbei können die Patienten v. a. üben, sich gehen zu lassen und hinzugeben. Bleiben diese Maßnahmen erfolglos, sind am Symptom orientierte psychotherapeutische Gespräche geboten und meist auch erfolgreich.

2.4.3 Emotionelle Diarrhö

Die emotionelle Diarrhö ist eine der häufigsten funktionellen Darmstörungen. Sie geht einher mit einer Hypermotilität des Dickdarms und ist verbunden mit Durchfällen, die auch mit Obstipation abwechseln und von uncharakteristischen vegetativen Störungen begleitet sein können.

Auslösend sind häufig Situationen von Angst und Überforderung, die verbunden sind mit dem Gefühl der Ohnmacht und des Ausgeliefertsein.

Die Persönlichkeit erscheint geprägt durch Autoritätsangst und ein Gefühl ohnmächtiger Abhängigkeit. Überforderungs- und Schwächegefühle werden durch einen übergroßen Wunsch nach Geltung und Leistung kompensiert.

Das Gefühl der Angst und Überforderung, das der Patient chronisch empfindet, läßt sich am deutlichsten am momentanen Empfinden des Prüflings oder des Redners veranschaulichen: „Er sieht sich gescheitert, ohnmächtig, überwältigt. Nur durch Hingabe, Schenken, kann er hoffen, Anerkennung zu finden" (Bräutigam u. Christian 1973). Sein Darminhalt stellt die infantile Form eines Geschenkes dar.

Therapeutisch sind rein medikamentöse Maßnahmen natürlich unzureichend. Der zugrundeliegende Konflikt kann im Rahmen einzel- und gruppenpsychotherapeutischer Verfahren recht erfolgreich bearbeitet werden, wenn der Patient zu einer solchen Behandlung ausreichend motiviert ist.

2.4.4 Colon irritabile

Synonym werden auch die Begriffe „spastisches Kolon", „Reizkolon" und „Colitis mucosa" gebraucht. Bis zu 50% aller Patienten, die wegen abdomineller Beschwerden den Arzt aufsuchen, leiden unter diesem Beschwerdebild, das durch diffuse abdominelle Schmerzen, den Wechsel von Obstipation und Durchfall und häufig durch die Symptomatik eines „Blähbauches" charakterisiert ist und durch Emotionen und Streßsituationen verstärkt werden kann.

Differentialdiagnostisch stellt die Symptomatik den behandelnden Arzt mitunter vor erhebliche Probleme, da alle Erkrankungen des Gastrointestinaltraktes ausgeschlossen werden müssen.

Petzold u. Reindell (1977) weisen darauf hin, daß sämtliche pathophysiologischen Befunden des Colon irritabile sich auch bei Normalpersonen nachweisen lassen, so daß der Unterschied in der Kolonfunktion zu Normalpersonen nur quantitativer und nicht qualitativer Natur sei. Beim Colon irritabile seien hochfrequente, nichtpropulsive Kontraktionen häufiger nachweisbar als bei Kontrollpersonen. Diese Befunde treten in Streßsituationen vermehrt auf und führen zu Störungen der Kolonfunktion.

Das Persönlichkeitsbild der Patienten ist uneinheitlich, hingewiesen wird auf eine Tendenz zur zwangsneurotischen Erlebnisverarbeitung bei depressiver

Grundstruktur (Schwidder 1965; Reindell et al. 1981) und auf das hohe Angstniveau dieser Patientengruppe.

Therapeutisch haben sich in erster Linie diätetische Maßnahmen bewährt, in der Kombination mit beratend-stützenden psychotherapeutischen Gesprächen scheint der Behandlungserfolg deutlich günstiger zu sein.

2.4.5 Colitis ulcerosa und Morbus Crohn

Grundsätzliche Aspekte
Bei der Colitis ulcerosa handelt es sich um eine akut oder schleichend beginnende Erkrankung des Dickdarmes mit Leibschmerzen und blutig-schleimigen Durchfällen. Sehr verschiedene Verlaufsformen treten auf: schwere chronische Verläufe, schubweises Auftreten, unerkannte Störungen über Jahre hin. Ein Teil der Kranken erlebt spontane Remissionen.

Beim M. Crohn handelt es sich um eine chronisch-unspezifische Entzündung, vorwiegend des terminalen Ileums, indessen kann auch der gesamte Gastrointestinaltrakt segmentär befallen sein.

Die Ätiologien beider Erkrankungen sind ungeklärt. Bakterielle, virale und immunologische Ursachen werden diskutiert, v. a. lassen Ähnlichkeiten im immunologischen Bereich daran denken, daß beide Krankheiten Varianten gleicher grundlegender pathophysiologischer Prozesse sein könnten.

Persönlichkeitsbild
Bei 60% aller neu- oder wiedererkrankten Kolitispatienten gehen der körperlichen Manifestation depressiv getönte Lebenssituationen mit dem Erlebnis eines tatsächlichen oder imaginierten Objektverlustes voraus (Freyberger 1969). Nach v. Weizsäcker (1951) korrelieren Ausbruch und Verschlimmerung des Leidens „mit den Katastrophen des Erlebens".

Die Patienten entstammen meist Familien mit symbiotischen Beziehungsstrukturen, in denen über Gefühle wenig gesprochen wurde. Sie haben ein schwaches Selbstwertgefühl, sind überempfindlich gegen Versagungen und zeichnen sich durch starke Wünsche nach Versorgtwerden und Abhängigkeit aus. Entsprechend bevorzugen sie zwischenmenschliche Beziehungen, die ihnen Anlehnung vermitteln (Schlüsselfiguren). Verliert der Patient die Beziehung zu seiner Schlüsselfigur, erlebt er dies unbewußt als Bedrohung der eigenen Existenz. In der sozialen Streßsituation des Beziehungsverlustes – wirksam kann auch der Verlust einer gewohnten Umgebung oder eine Veränderung im Beruf sein – kann sich die Colitis ulcerosa manifestieren. So wird die Erkrankung auch als Äquivalent für eine Trauerreaktion angesehen. Freyberger (1969) nennt Infantilität, depressive Reaktionsbereitschaft, Narzißmus und Aggressionshemmung als charakteristisch für den Kolitiskranken. Den Patienten fehlt ein bewußtes aggressives Erleben und Verhalten. Sie sind oft auch bei stark reduziertem körperlichen Befinden noch leistungswillig und leistungsstrebig. Wir haben deshalb vom „suicide intestinal" gesprochen (Luban-Plozza u. Meerloo 1968).

Da die Patienten ihr affektives Erleben abwehren, sind sie zu einer Bearbeitung von Verlusten oder Trennungen nicht in der Lage. Marty u. De M'Uzan (1963), Fain (1966) und Junker (1972) beschreiben einen Zusammenhang zwischen Somatisierungsneigung und einem „emotionalen Analphabetismus" oder einer emotionalen Unreife.

Petzold u. Reindell (1980) vertreten die Hypothese, daß M.-Crohn- von Colitis-ulcerosa-Patienten phänomenologisch unterschieden werden können. Während die Colitis-ulcerosa-Patienten sich spät aus dem Elternhaus trennen und symbiotische Beziehungsstrukturen aufrechterhalten, findet die Trennung vom Elternhaus bei den M.-Crohn-Patienten eher früh statt und die Ausprägung der symbiotischen Beziehungsmuster ist weit weniger stark. Während Colitis-ulcerosa-Patienten nur eine geringe Tendenz zur Individuation zeigten, sei ein Merkmal der M.-Crohn-Kranken ihre starke Introspektionsfähigkeit.

Eine Ähnlichkeit zwischen beiden Patientengruppen wird in bezug auf die Vermeidung aggressiver Auseinandersetzungen und die Unfähigkeit, eigene Gefühle zuzulassen, beschrieben.

Behandlung
Neben der medikamentösen Behandlung ist auch im akuten Stadium eine stützende Therapie im Hinblick auf den oft schlechten Allgemeinzustand und die regressive Einstellung der Patienten erforderlich. Zu Beginn der langfristigen supportiven Psychotherapie steht das Bemühen um den Aufbau einer stabilen Objektbeziehung. Diese unterstützende, ermutigende Form des ärztlichen Gesprächs soll durch geduldiges Zuhören, aktive Beratung und gezielte Handlungsanweisungen bei Fragen der Krankheitsbewältigung eine tragende Arzt-Patienten-Beziehung fördern. Das Ziel dieser Ich-stärkenden Therapie ist es, autonome Kräfte und das Vertrauen in eigene Kompetenz zu stärken. M.-Crohn-Patienten scheinen aufgrund ihres auffällig ausgeprägten Autonomiebedürfnisses ein therapeutisches Angebot eher auszuschlagen bzw. abzubrechen als die Colitis-ulcerosa-Kranken.

Petzold u. Reindell (1980) weisen besonders darauf hin, daß die Langzeittherapie dieser Patienten hohe Anforderungen an die Zusammenarbeit zwischen den klinischen Institutionen und der Praxis stellt. Konflikte zwischen den behandelnden Ärzten werden von den Patienten sehr schnell bedrohlich erlebt und im Sinne des Objektverlustes verarbeitet, was sich sehr negativ auf den Verlauf der Erkrankung auswirken kann.

Die Kombination von internistischer- und Psychotherapie scheint dagegen Remissionen verlängern zu können, die Krankheitsschübe selbst zu verkürzen, den Leidensdruck der Patienten zu mildern und deren soziale Wiedereingliederung zu fördern (Karush et al. 1968).

2.5 Krankheiten des endokrinen Systems

2.5.1 Hyperthyreose

Grundsätzliche Aspekte

Die Erkrankungssituation ist häufig dadurch charakterisiert, daß sich die Hyperthyreose im Anschluß an starke Emotionen und akute Lebensschwierigkeiten entwickelt, wenn Anlage und frühkindlich-familiäre Sozialisationseinflüsse für diese Erkrankung prädisponieren. Todesfälle, Unfälle und Verlusterlebnisse können auslösend, aber auch verschlechternd auf eine bereits stabilisierte Hyperthyreose wirken.

Auch wenn es an solchen, die Erkrankung augenfällig hervorrufenden oder fördernden Ereignissen fehlt, ergibt eine sorgfältige Anamnese fast durchweg, daß die Patienten chronisch in einer schwierigen, Spannung verursachenden Lebenssituation stehen. Bei Patienten mit labilem affektivem Gleichgewicht läßt sich ein komplizierter Verlauf mit Rezidiven voraussehen.

Die motorische und innere Unruhe, die Erregung und leichte Erregbarkeit der Patienten sind Folge der gesteigerten Hormonsekretion der Schilddrüse. Diese gesteigerte Gesamtvitalität dient ursprünglich dazu, den Organismus für längere Zeit zu besonderen Leistungen zu befähigen.

Persönlichkeitsbild

Wir finden die Patienten in einer Bereitschaft, ihre Aufgaben ständig überzuerfüllen. Es scheint, daß diese Patienten in ihrer Kindheit zu einer Selbständigkeit gezwungen wurden, für die sie noch nicht reif waren, sei es durch vorzeitigen Verlust der Mutter, durch Trennung oder Zwistigkeiten der Eltern, vorzeitige Anteilnahme der Kinder an elterlichen Konflikten oder an der Erziehung jüngerer Geschwister. Bei den Patienten handelt es sich signifikant häufig um das älteste von mehreren Kindern. Sie machen den Eindruck persönlicher Reife, die jedoch nicht allen Situationen standhält und nur mühsam eine Schwäche und innere Angst verbirgt, eine Angst vor dem Geschlechtsleben der Erwachsenen, vor Trennung und Selbstverantwortung oder um das Überleben schlechthin. In ihrer Phantasie beschäftigen sie sich viel mit Sterben und dem Tod. Nach Alexander (1951) ist der Hyperthyreotiker ein Mensch, „der versucht hat, einen lebenslangen Kampf gegen seine Angst durchzustehen".

Der Leistungs-, Arbeits- und Verantwortungsdrang der Patienten scheint die Funktion einer Selbstberuhigung zu haben. *„Kontraphobische" Züge* werden in mehr als $^2/_3$ der Fälle, Verleugnung und Verdrängung der Angst in mehr als $^1/_3$ festgestellt. $^4/_5$ der Patienten zeigen ein sich über ihr ganzes Leben erstreckendes Streben, unbedingt weiterzukommen, mit einer bis zur Erschöpfung gehenden Verpflichtung zu Leistung und Arbeit. Bei Frauen zeigt sich das in einem gesteigerten Bedürfnis, Kinder zur Welt zu bringen und, wenn möglich, darüber hinaus Kinder zu adoptieren (Bräutigam u. Christian 1973).

Behandlung
Neben der somatischen Standardbehandlung ist psychotherapeutisch die stabilisierende Führung des Patienten im ärztlichen Gespräch oder die fokale Konfliktbearbeitung der auslösenden Situation hilfreich. Krüskemper u. Krüskemper (1976) berichten, daß unter medikamentöser Therapie sich auch die Tendenz der Patienten zur neurotischen Erlebnisweise zurückbildet. Eine stabile hausärztliche Führung, ergänzt durch stützende psychotherapeutische Verfahren, kann den Krankheitsverlauf positiv beeinflussen und die Rezidivquote senken.

2.5.2 Diabetes mellitus

Grundsätzliche Aspekte
Der Diabetes mellitus ist eine chronische Erkrankung des gesamten Stoffwechsels. Er ist durch eine ungenügende Insulinwirkung gekennzeichnet. Obwohl nicht nur der Kohlenhydratstoffwechsel, sondern auch der Fett- und Eiweißstoffwechsel in Mitleidenschaft gezogen ist, erfolgt die Definition aufgrund der Blutglukoseveränderungen.

Ein hohes Erkrankungsrisiko besitzen die Bevölkerungen der wirtschaftlich entwickelten Industrienationen, das Vorkommen in der Gesamtbevölkerung der BRD liegt bei 2–3%.

Über 80% der Diabetiker sind dem Typ II (insulinunabhängiger Erwachsenendiabetes) und weniger als 20% dem Typ I (insulinabhängiger juveniler Diabetes) zuzuordnen. Ätiologie und Pathogenese der verschiedenen Formen des Diabetes mellitus sind nicht vollständig bekannt. Als sicher gilt, daß eine entsprechende Erbanlage Voraussetzung ist, sie allein führt jedoch selten zum Ausbruch der Erkrankung. Dieser hängt von Manifestationsfaktoren ab, die ihrerseits ohne entsprechende Erbanlage nicht zur Erkrankung führen (multifaktorielle Genese).

Die Entwicklung des Typ-I-Diabetes ist wahrscheinlich im Zusammenhang mit einer besonderen Disposition des Immunsystems zu sehen. Vorhergehende virale Infekte können auslösend sein. Adipositas, Fettstoffwechselstörungen, körperliche Inaktivität, aber auch Korticoide, Katecholamine und Schilddrüsenhormon (antiinsulinäre Hormone) gelten als Manifestationsfaktoren des Typ-II-Diabetesmellitus. Der Behandlung der Adipositas kommt eine zentrale Bedeutung in der Prophylaxe und Therapie des Typ-II-Diabetes-mellitus zu.

Psychophysiologische Zusammenhänge bestehen insofern, als die vermehrte Freisetzung von Katecholaminen unter psychischer und körperlicher Belastung durch Hemmung der Insulinfreisetzung aus den β-Zellen des Pankreas dazu führen kann, daß der Kohlenhydratstoffwechsel im Sinne einer diabetischen Stoffwechsellage verändert wird.

Cannon (1975) hat nachgewiesen, daß emotionaler Streß über eine vermehrte sympathikoadrenerge Stimulation zu einer Steigerung des Blutzuckerspiegels und zur Zuckerausscheidung im Harn führen kann. Während bei Gesunden die Hyperglykämie in Kürze ausgeglichen wird, ist das bei Diabetikern nicht der Fall.

Persönlichkeitsbild
Der Diabetiker weiß, daß wenigstens auf einem Sektor seine Homöostase nicht gut reguliert ist. Daraus ergibt sich für ihn ein Gefühl der Unsicherheit. Der chronische Defekt kann die Lebensstrategie des Diabetikers negativ beeinflussen. Häufig hat er sein ganzes Leben um sein Leiden herum organisiert.

Eine Unterscheidung zwischen alten (Typ II) und juvenilen Diabetikern (Typ I) beschreibt Bleuler (1975). Die Altersdiabetiker zeigen sich nicht besonders ängstlich, aber eine larvierte depressive Tendenz sei unverkennbar. Ihre eher aufgeschlossene, Ich-syntone Persönlichkeit neige unter Belastung zur depressiven Reaktion. Bis ins Schizoide reichende Persönlichkeitszüge könne indessen der juvenile Diabetiker zeigen, er neige unter Belastung zur Verleugnung und Abspaltung von Problemen.

Rudolf (1970) hat die verschiedenen in der Literatur beschriebenen psychosomatischen Konzepte zur Entstehung des Diabetes wie folgt zusammengefaßt:

1. Konflikte und nichtorale Bedürfnisse werden durch Essen befriedigt. Es kann eine Freßsucht und Adipositas entstehen, in deren Gefolge eine Dauerhyperglykämie und dadurch Erschöpfung des Inselapparates auftritt.
2. Infolge der Gleichsetzung von Essen und Liebe entsteht bei Liebesentzug das emotionale Erleben eines Hungerzustandes und somit unabhängig von der Nahrungsaufnahme ein Hungerstoffwechsel, der dem diabetischen zu entsprechen scheint.
3. Lebenslange unbewußte Ängste führen zu ständiger Kampf- bzw. Fluchtbereitschaft mit entsprechender Hyperglykämie, ohne daß je eine Abfuhr der psychophysischen Spannung erfolgt. Aus der chronischen Hyperglykämie kann sich ein Diabetes entwickeln.

Dennoch gibt es keine Diabetikerpersönlichkeit, und das Auftreten der Erkrankung kann keinesfalls auschließlich mit Hilfe psychodynamischer Modelle erklärt werden. Allerdings haben psychische Faktoren, insbesondere beim Typ-I-Diabetes-mellitus eine erhebliche Auswirkung auf Verlauf und Therapie. Groen u. Loos (1973) geben dem Gefühl der Entborgenheit und emotionaler Vernachlässigung bei diesen Patienten eine besondere Bedeutung. Alexander (1950) beschreibt darüber hinaus stark rezeptive Wünsche nach Versorgtsein und eine abhängig-fordernde Haltung beim Diabeteskranken. Die Patienten entwickeln eine große Empfindlichkeit gegenüber Versagungen dieser oralen Wünsche. Dies entspricht der Beschreibung von Reindell et al. (1976), die bei Diabetikern „ambivalente Tendenzen im psychischen Bereich zwischen Unruhe, Hast und Angst auf der einen Seite und Sehnsucht nach Ruhe und Geborgenheit auf der anderen Seite" festgestellt haben.

Behandlung
Bei der langfristigen Führung der Patienten muß in ihrer Beziehung zum Arzt berücksichtigt werden, daß die Erkrankung als Autonomieverlust und Zunahme von Abhängigkeit erlebt werden kann. Ein Gefühl von Hilflosigkeit und Ohnmacht kann sich einstellen, was im Extremfall zu schweren Depressionen mit erhöhter Suizidalität führen kann (Reindell et al. 1976).

Nach Benedek (1948) kann der Versuch, die Durchführung einer Diät zu erzwingen, durch vermehrte Angst, Schuldgefühle und Konflikte die Gefahr einer ketoazidotischen Entgleisung verstärken. Das Verschreiben einer Diät fordert daher – wenn sie therapeutisch sinnvoll sein soll – als Grundlage eine tragfähige Arzt-Patient-Beziehung.

Durch die Stabilisierung des psychischen Befindens läßt sich auch das somatische Gleichgewicht stabilisieren. Wenn der Arzt indessen ein Angst-Wut-Verhalten beim Patienten hervorruft, kann das über die Verstärkung der sympathikoadrenergen Stimulation zu einer Verschlechterung des Diabetes führen.

Psychosomatische Überlegungen können die Prinzipien der somatischen Behandlung des Diabetes-mellitus-Kranken ergänzen (Petzold et al. 1985). In der Regel kommen spezielle psychotherapeutische Verfahren nicht zur Anwendung, und es bleibt Aufgabe der ärztlichen Führung, dem Patienten Sicherheit zu vermitteln, so daß er trotz einer durch die Erkrankung eingeschränkten Perspektive sein kreatives Potential entwickeln und sein Leben bewältigen kann. Im Falle wiederholter Stoffwechselentgleisung können auch spezielle psychotherapeutische Verfahren hilfreich sein. Die Zusammenfassung dieser Patienten in der krankheitszentrierten Gruppentherapie oder die stationäre Einleitung einer dann ambulant weitergeführten psychotherapeutischen Behandlung hat sich bewährt. Bei diabetischen Kindern ist der familientherapeutische Ansatz überlegen. So konnten Minuchin et al. (1983) zeigen, daß es in diesen Familien zu erheblichen Schwierigkeiten bei der Krankheitsbewältigung kommt und eine Kommunikationsstörung zwischen den Eltern häufig Ausgangspunkt ketoazidotischer Entgleisungen der erkrankten Kinder sein kann.

2.6 Aspekte der Allergie

Grundsätzliche Aspekte
Die allergische Reaktion ist ein durch vorherige Sensibilisierung erworbenes spezifisches Reaktionsvermögen des Organismus.

Die psychosomatische Betrachtungsweise wendet sich der psychosozialen Ätiologie der allergischen Reaktion zu. Sie begnügt sich also nicht mit dem Suchen und Finden des Allergens, sondern sie sucht nach der vorherigen Sensibilisierung in Form eines biographischen Bedeutungsinhaltes, den ein bestimmtes Allergen für einen bestimmten Patienten trägt.

So berichtet de Boor (1965) von einer Asthmapatientin, deren Allergen in einem Teppich gefunden wurde. Obwohl man den Teppich entfernte, rezidivierte die Erkrankung nach der Entlassung aus der stationären Behandlung und trat erst dann nicht wieder auf, als die Bedeutung des Teppichs für die Patientin psychotherapeutisch bearbeitet war: Er stammte aus dem Hause von 2 der Patientin verhaßten Schwestern.

Ein anderes Beispiel für die Verbindung zwischen allergischer Reaktion und psychischem Befinden ist der Heuschnupfen. Diese Erkrankung beruht nicht nur auf der durch Pollen ausgelösten Hyperfunktion der Nasenschleimhaut, sondern auch auf der Intensität und der Dauer der Hyperämie und der Schleimhautsekretion, die durch andere „Aggressionsfaktoren" hervorgerufen werden. Zu diesen zählen v. a. auch Konfliktsituationen und Angstzustände.

Die Menge des einwirkenden Allergens kann deshalb recht groß sein, ohne eine Reaktion hervorzurufen, solange keine weitere Belastung und keine Emotion als auslösende Faktoren dazutreten. Mit anderen Worten: Psychische Faktoren können die Empfindlichkeitsschwelle gegenüber Allergenen herabsetzen.

Schur (1974) zufolge vollzieht sich in der Erkrankung eine „Resomatisierung diffuser Abfuhrbedürfnisse der frühesten Kindheit, wobei Anlage und Umwelt mitbestimmen". Das psychosomatische Symptom steht als „Äquivalent von Angst", und das Allergen besteht nicht nur aus einem testmäßig feststellbaren Stoff, sondern auch aus der Bedeutung, die der Patient unbewußt diesem beimißt.

Verschiedene Hauterkrankungen, wie z. B. Urtikaria und Ekzeme, besitzen eine allergische Komponente. Sie können mit dem Asthma bronchiale, dessen Pathogenese auch von allergischen Komponenten mitbestimmt sein kann, vikariieren. Schacht (1974) erklärt dieses Phänomen damit, daß Kutis und Mukosa für den Säugling unspezifische Leitorgane für alle Kontakterlebnisse sind.

Persönlichkeitsbild
Die Haut bildet die Grenze des Individuums: Sie schließt es nach außen hin ab; sie ist aber auch von außen her offen. Diese Grenze des Individuums ist beim Allergiker krank, er kann seine Grenze zu anderen Personen nicht bestimmen, er ist gewissermaßen hautlos.

Als charakteristisch für die Patienten erscheint ihre vollständige Identifikation mit ihrem Gegenüber. Marty (1974) berichtet von einer Patientin, die von sich sagte, nicht in sich selbst, sondern nur in Einheit mit anderen Personen leben zu können. Dies wirkt sich auch im geschlechtlichen Bereich aus. Die Patientin meinte nämlich weiter von sich: „Ich beziehe meine Lust aus der Lust, die er hat." Diese Beziehungsstruktur hat Marty „allergische Objektbeziehung" genannt, da er sie typischerweise bei schweren Allergikern fand.

Der Verlust einer allergischen Objektbeziehung kann zur Folge haben:

- Suchen und Finden eines neuen Objektes
- Somatisches Symptom
- Depersonalisation

Hinter der Schutz- und Abwehrhaltung und hinter einer erlernten, sachlich korrekten und verstandesmäßiges Erwachsensein betonenden Angepaßtheit findet sich die übergroße Wehrlosigkeit sowie das riesengroße Bedürfnis, in immerwährendem Schutz aufgehoben, in fürsorglicher Geborgenheit zu verweilen – eine für einen schweren Allergiker überdurchschnittlich häufig angetroffene Wesenshaltung. Damit ist auch ein bestimmtes Charakterprofil des Allergikers angesprochen, wie es schon oft beschrieben wurde: verletzliche Empfindsamkeit, die hinter einer sachlich überkorrekten und häufig intellektuell überbetonten Schutz- und Angsthaltung verborgen bleibt, Gefühlsverhaltenheit bei geistig differenzierter Bewußtheit (de Boor 1965).

Auffällig an den Patienten ist ihre affektive Unsicherheit und eine fortbestehende Mutterbindung. Sie sind in extremer Weise nicht in der Lage, das Nebeneinander von Nähe und Distanz in ihren Beziehungen zu ertragen. Die Gleichzeitigkeit von aggressiven Triebimpulsen und des Bedürfnisses nach Aufhebung von Distanz scheint charakteristisch. Da die Mehrzahl der Patienten in ihrer Aggressionsfähigkeit gehemmt ist, neigen sie zu kompensatorischer Abgrenzung. Diese Störung der Kontakt- und Beziehungsfähigkeit weist in eine frühe Phase der Entwicklung zurück. Sie hat ihren Ursprung in einer Störung des ersten Erlebens von Hautempfindungen in der Beziehung zur Mutter, weshalb auch hinfort die Haut – als Kutis oder Mukosa – Austragungsort und Schauplatz innerer Konflikte bleibt.

Weitere Aspekte einzelner allergischer Erkrankungen der Haut oder der Atmungsorgane sind in den entsprechenden Abschnitten beschrieben.

2.7 Hautkrankheiten*

Die Haut, wie das Zentralnervensystem ein ektodermaler Anteil, läßt die Befindlichkeit des Menschen besonders gut erkennen. Sie kann als *das* psychosomatische Organ des Menschen betrachtet werden. Sie ist das „Basisorgan aller Wahrnehmungen".

Die Haut ist bereits physiologischerweise, also auch ohne jede psychopathologische Voraussetzung, eines der wesentlichsten Ausdrucksorgane unserer Emotio-

---

* Unter Mitarbeit von Prof. Dr. A. Krebs, Direktor der Dermatologischen Universitätsklinik, Bern.

nen, wie an den Beispielen von Erröten, Erblassen, Schwitzen, Jucken und der Gänsehaut als Folge von entsprechenden gefühlsbetonten Erregungen sichtbar wird.

Die Haut ist insbesondere auch ein Austragungsort innerer Konflikte. Das ist seit langem bekannt und hat sich auch in umgangssprachlichen Wendungen niedergeschlagen: Man spricht von dickhäutigen und dünnhäutigen Menschen, von solchen, die nicht aus ihrer Haut herauskönnen, sich in ihr nicht wohlfühlen oder aus der Haut fahren möchten.

Kaum ein anderes Organ reagiert so rasch wie die Haut auf seelische Belastungen. Davon können auch Hautanhangsgebilde wie die Haare betroffen sein.

Die Haut ist ein Grenzorgan, eine Schranke zwischen der eigenen und der fremden Welt (Abgrenzung gegenüber der Umwelt). Sie ist ein Eindrucksorgan für den Betrachter, der die Haut seines Gegenübers als schön, häßlich, abstoßend, sauber usw. empfindet. Die Haut ist ein Sinnesorgan, von welchem Reize aufgenommen und empfunden werden (Wärme, Kälte, Schmerz, Brennen, Jucken, Kitzel, Tast- und sexuelle Empfindungen). Sie kann dies tun in Form von Durchblutungsänderungen, von der Schamröte bis zur Schreckensbleiche, von der Ekzem- und Quaddelproduktion bis zur Schuppenbildung. Wir müssen allerdings annehmen, daß in den meisten Fällen zusätzlich eine anlagemäßige Disposition zu diesen kutanen Reaktionsformen vorhanden ist.

So überraschend sind nach Ansicht der Embryologen die Zusammenhänge zwischen nervösen und psychischen Faktoren und gewissen Hautkrankheiten nicht. Sowohl die Haut als auch das Zentralnervensystem entwickeln sich aus der gleichen Keimanlage, dem Ektoderm. Und in diesem Sinne kann man das Hautorgan sogar als einen sozusagen „ausgestülpten" Teil des Nervensystems bezeichnen: einen Teil übrigens, dessen Funktionen noch wenig erforscht sind, obgleich gerade dieses Organ sich dem diagnostischen Blick wie dem therapeutischen Handeln offen darbietet.

Es wird vermutet, daß die Haut in psychosomatischer Hinsicht möglicherweise eine Mittelstellung einnimmt zwischen Organen mit willkürlicher Innervation und solchen Organen, die von unserem Willen unabhängig sind. Durch letztere können Bedeutung und Zweck seelischer Vorgänge nicht direkt zum symbolischen Ausdruck gelangen.

Die Haut ist jedoch nicht nur ein Spiegel der Seele, sie ist auch ein Medium der Kommunikation. Die Haut will gestreichelt werden, und Hautkontakt wirkt sich sehr direkt auf das seelische Befinden eines Menschen aus. Wer als Kind keine Zärtlichkeit erlebte, kann sie als Erwachsener nur schwer weitergeben.

Diese Bedeutung der Haut wird unterstrichen durch die Erfahrung, daß Massagen, v. a. der Nackengegend, die Wirkung antidepressiver Pharmaka unterstützen können. Die Haut wird deshalb gelegentlich auch als ein „Medium der Therapie" bezeichnet.

2.7.1 Urtikaria

In bezug auf die Persönlichkeit der Patienten ist diese Erkrankung – bei der eine allergische Veranlagung angenommen wird – im Zusammenhang mit anderen allergischen Erkrankungen zu sehen (s. S. 83 ff.). Musaph (1976) teilt als auffällige Persönlichkeitszüge der Kranken mit:

1. eine starke Neigung zur passiven Haltung im menschlichen Kontakt,
2. eine große Angstbereitschaft in Kombination mit geringer Angsttoleranz,
3. eine starke Verletzbarkeit in Liebesbeziehungen,
4. ein hohes Maß an Unsicherheit im Benehmen,

Ebenso hebt Matthes (1974) als einen Aspekt des Beziehungsverhaltens von Urtikariapatienten deren Suche nach „Objektbeziehungen oknophiler, d. h. anklammernd abhängiger Art" hervor. Der Oknophile hat die Tendenz, sicherheitssuchend jedes Risiko zu meiden.

2.7.2 Juckreiz

Bei empfindlichen und dafür besonders veranlagten Menschen können Gemütserregungen einen Juckreiz auslösen oder intensivieren. Häufig kann die Beobachtung gemacht werden, daß Patienten, die sich in seelischen Spannungssituationen befinden und reizbar, ängstlich oder aufgeregt sind, viel häufiger über juckende oder brennende Hautempfindungen klagen als emotionell gut ausgeglichene Patienten. Außerdem kann oft festgestellt werden, daß bei ein und demselben Menschen offenbar unveränderte Hautkrankheiten in Perioden stärkerer seelischer Spannung oder bei Entsagungen, Enttäuschungen und in komplizierten, schwierigen, lästigen Lebenssituationen stärker jucken. Sexuelle Unruhe und Not, Schuldgefühle, Ärger und Furcht können Juckreiz und Kratzen hervorrufen (Wittkower u. Lesler 1963). Weiter ist beobachtet worden, daß Patienten mit psychogenem Juckreiz zu neurotischer Ordnungsliebe neigen und in ihrem Aggressionsverhalten gehemmt sind. Wut wird als Erregung abgewehrt, wodurch ein Juckanfall entstehen kann (Musaph 1976).

2.7.3 Atopische Neurodermitis (endogenes Ekzem)

Säuglingsalter (Säuglingsekzem)
Diese Erkrankung der Haut ist aus psychosomatischer Sicht als Ausdruck einer Störung der Mutter-Kind-Beziehung zu verstehen. Spitz (1967) schreibt, daß im Rahmen seiner Untersuchungen 2 für die Erkrankung wirksame Faktoren gefunden wurden. Die Säuglinge „hatten Mütter mit einer infantilen Persönlich-

keit, die ihrem Kind gegenüber eine als Ängstlichkeit getarnte Feindseligkeit an den Tag legten, Mütter, die ihr Kind nicht gern berührten, es ungern pflegten und ihm systematisch den Hautkontakt vorenthielten. Das Kind seinerseits weist eine angeborene Disposition für erhöhte Hautreaktionen auf, die zu einer verstärkten Besetzung der psychischen Repräsentation der Hautwahrnehmung führt – was, analytisch ausgedrückt, etwa heißt: zu einer libidinösen Besetzung der Hautoberfläche". Von besonderer Bedeutung ist das doppelsinnige Verhalten der Mutter: „Das, was von ihr ausgeht, entspricht weder ihrer inneren Einstellung noch ihren Handlungen gegenüber dem Kind" (Spitz 1967).

Das kränkende affektive Milieu, dem ein Säugling unter diesen Bedingungen ausgesetzt ist, beschreibt Spitz an einem Beispiel: Eine Mutter vermeidet unter dem Anschein, daß sie ihrem Kind keinen Schaden zufügen wolle, weil es so zart und zerbrechlich sei, die Berührung mit ihm; unter dem Anschein von Fürsorge verbirgt sie auf diese Weise ihre Ablehnung und Feindseligkeit.

In vielen Fällen hört die Krankheit in der 1. Hälfte des 2. Lebensjahres von selbst auf. Spitz vermutet einen Zusammenhang mit der sich entwickelnden Aktivität des Kindes, das nun nicht mehr nur auf den Kontakt mit der Mutter angewiesen ist, sondern mit Dingen und Personen in bezug treten kann, die es sich selbst aussuchen kann.

Nach Spitz (1967) ist zu erwarten, daß das Zwischenspiel des Ekzems während des 1. Lebensjahres in der psychischen Entwicklung des Kindes bleibende Spuren hinterlassen wird, über deren Art allerdings nur Mutmaßungen angestellt werden können.

Adoleszenz, Erwachsenenalter
Das endogene Ekzem stellt innerhalb der Ekzemgruppe ein Krankheitsgeschehen dar, welches in besonderer Weise von einer autonom-nervösen Zentrale geleitet und damit ganz allgemein an die Person des Kranken gebunden ist. Es kann in Verbindung mit anderen allergischen Erkrankungen auftreten.

Bei den Patienten besteht oft eine ausgeprägte Passivität. Es fällt ihnen schwer, ihre Ansprüche gegenüber der Umwelt und sich selbst zu behaupten. Konflikthafte Partnerbeziehungen stehen oft in Verbindung mit dem Auftreten der Erkrankung. Dabei scheinen sich 2 Gruppen von Patienten nach dem Ausbreitungsbereich des Ekzems zu unterscheiden:

– Bei nur äußerlich intakter Zweierbeziehung findet sich eine Ausbreitung des Ekzems im Bereich der Beugeseiten, des Gesichtes und des Kopfes.
– Bei sichtbar gespannter Zweierbeziehung findet sich eine Ausbreitung im Bereich des Brustkorbes, der Hüften, der Schultern und der Oberschenkelstreckseiten.

2.7.4 Pruritus anogenitalis

Der Pruritus anogenitalis wird häufig durch einen örtlich einwirkenden Reiz, eine Infektion oder irgendeine andere Krankheit eingeleitet. Er ist charakterisiert durch starken Juckreiz, Hautabschürfungen und entzündliche Hautausschläge. Pruritus ani entsteht besonders bei Reizbarkeit, Depression, Hypochondrie. Durch lokale Behandlung und Heilung der äußerlichen Hautveränderungen klingt der Juckreiz nicht immer ab. Das Kratzen und das Berühren der juckenden Hautstellen wird dann sozusagen zum Selbstzweck. Der damit verbundene Lustgewinn, das darauffolgende Schuldgefühl und die erneuten, von Aggressionsgefühlen getriebenen Attacken auf die Haut bilden ein geschlossenes, sich selbst immer wieder belebendes System, eine Art Perpetuum mobile. Das Kratzen kann ein Ersatz für Masturbation werden, und oft wird es zur Gewohnheit, welche das Bestehenbleiben der Symptome und ihren Übergang in den Dauerzustand fördert.

2.7.5 Psoriasis

Die Schuppenflechte hat eine erbliche Grundlage. Eine psychische Komponente scheint auf den Verlauf Einfluß zu haben. Verschlimmerungen des Leidens lassen sich beobachten angesichts unspezifischer, seelisch belastender Situationen, wie Objektverlusterlebnissen und Bedrohungen der Sicherheit und Gesundheit der Patienten.

Verschiedene Patienten sind in ihrem Selbstwertgefühl verändert. Sie zeigen Symptome wie Ängstlichkeit und Niedergeschlagenheit auf der einen und ausgesprochenes Agieren auf der anderen Seite. Es ist auch beobachtet worden, daß Psoriatiker sich gern zeigen.

Nach Wittkower u. Lester (1963) ist besonders dann nach psychischen Faktoren zu suchen, wenn die Symptome ausgesprochenen Schwankungen unterworfen sind und wenn akute Rückfälle und beharrlich andauerndes Jucken auftreten.

Aber das Psychische ist sicher nicht allein maßgebend, da es sich erwiesenermaßen um eine erhebliche Disposition zur Krankheit der Haut handelt. Auch der Juckreiz ist nicht immer psychisch bedingt, sondern von der Akuität der Schuppenflechte abhängig; so sieht man ihn regelmäßig bei Jugendlichen mit akuten nummulären Schüben. Patienten mit älteren chronischen Formen leiden kaum unter Jucken.

2.7.6 Dermatologischer Artefakt

Der dermatologische Artefakt ist eine Schädigung der Haut, die sich der Patient selbst zufügt, ohne daß eine direkte, bewußte Suizidabsicht vorliegt. Die Mehrzahl der Patienten sind Frauen, die sich meist in jungen Jahren ihren Artefakt beibringen. Von 35 in der Dermatologischen Universitätsklinik Basel nachuntersuchten Artefaktpatientinnen hatten 27 entweder einen Suizidversuch hinter sich, standen in psychiatrischer Behandlung, litten zeitweise an Depressionen oder wiesen eine auffällige psychiatrische Heredität auf. Aufgrund der testpsychologischen Untersuchungen steht fest, daß die Artefaktpatientinnen sich durch große intrapsychische Spannungen, erhebliche Depressivität, Hemmungen im Bereich des Aggressiven, starke Affektblockierungen, eine geringe Frustrationstoleranz, eine wenig stabile Ich-Integration und durch ausgeprägte autoaggressive Züge auszeichnen. 19 der 35 Frauen hatten Depressionen durchgemacht oder waren z. Z. der Untersuchung depressiv.

2.7.7 Behandlung

Neben den hier erwähnten Hautkrankheiten werden noch für eine Reihe weiterer Hauterscheinungen psychosomatische Zusammenhänge angenommen. Zu nennen sind Lichen chronicus Vidal, Rosazea, Alopecia areata und Alopecia diffusa. In jedem Fall ist bei Hautkrankheiten also auf die psychische Situation der Patienten zu achten. Häufig stehen Störungen der Beziehungsfähigkeit im Vordergrund. Dies gilt insbesondere für Hautkrankheiten mit einer allergischen Komponente.

Die somatische Reaktion ist gewissermaßen eine Abwehrlinie, um die Desintegration der Person zu verhindern. Man kann die Somatisierung auch als Ende der Regression ansehen und so als Möglichkeit eines Aufbaues der Persönlichkeit. Wenn dies im Rahmen einer psychotherapeutischen Behandlung versucht wird, ist vor allem die Gleichzeitigkeit des Wunsches nach anklammernder Abhängigkeit und der Angst vor Nähe zu bearbeiten. Um die Patienten aus ihrer Isolation herauszuführen, hat sich bei Hautkrankheiten vor allem die Gruppentherapie bewährt.

2.8 Kopfschmerz

Grundsätzliche Aspekte
Etwa 70% der Bevölkerung leiden unter gelegentlichen, ca. 7% unter chronischen Kopfschmerzen. Bei 10% dieser Patienten steht die Symptomatik im Zusammenhang mit einer anderen organischen Erkrankung.

Funktionelle Kopfschmerzen können als vaskulärer (Migräne) und Spannungskopfschmerz auftreten. Der Migräneanfall hat seine Ursache in einer anfänglichen spastischen Verengung kranieller Gefäße. Im Verlauf kommt es dann zu einer Arterienerschlaffung und -dilatation mit Ödembildung, welche den Schmerzzustand für Stunden und Tage aufrecht erhalten kann. Der Spannungskopfschmerz entsteht durch eine Dauerspannung der Nacken- und Schultermuskulatur, der Schmerz breitet sich von den Ansatzpunkten der Muskeln schließlich über den ganzen Kopf aus.

Nach Barolin (1969) ist die Dreierkombination von Kopfschmerz, Depressivität und Medikamentenabusus besonders häufig.

So wie Kopfschmerzen ein in Klinik und Praxis häufig anzutreffendes Symptom darstellen, sind sie besonders oft bei Patienten mit seelischen Erkrankungen anzutreffen. Kopfschmerzen können als Begleitsymptomatik vorkommen:

1. Bei seelischen Reaktionen auf ein akutes Trauma oder einen akuten Konflikt im Sinne einer psychosomatischen Reaktion. Beispiele dafür kennen die meisten von uns aus eigener Erfahrung: etwa Kopfschmerzen nach einem besonders aufregenden oder ärgerlichen Erlebnis.
Kurzfristige Kopfschmerzen können anstelle eines Ärgers, einer Feindseligkeit und einer Wut stehen. Sie können als Reaktion auf Übermüdung und aufgrund einer inneren oder äußeren Überforderung auf dem Hintergrund eines Geltungskonfliktes auftreten. So finden wir etwa beim sog. Spannungskopfschmerz als auslösende Situation die Anspannung – etwa im Rahmen eines Leistungskonfliktes – ohne die Möglichkeit des inneren Lösens.
2. Im Rahmen von seelischen Fehlentwicklungen. Da haben wir zu unterscheiden zwischen einfachen seelischen Fehlentwicklungen, bei welchen die Konflikte bewußt sind, und seelischen Fehlentwicklungen, bei welchen die Konflikte ins Unbewußte verdrängt worden sind.
Als Beispiel einer einfachen Fehlentwicklung sei die Erschöpfungsdepression nach Kielholz (1971) genannt, welche als Folge länger dauernder affektiver Belastung auftritt und in der Regel in 3 Stadien verläuft. In einem 1. asthenisch-hyperästhetischen Stadium sind die Patienten v. a. reizbar und sehr empfindlich. In einem 2. Stadium treten psychosomatische Beschwerden auf, und unter diesen sind an erster Stelle Kopfschmerzen zu nennen. Erst in einem 3. Stadium kommt es schließlich zum Auftreten der eigentlichen depressiven Symptomatik im psychischen und zu einer Erschöpfung des adrenergen Nervensystems im somatischen Bereich (typisches depressives „Kopfschmerzsyndrom" in der 2. Lebenshälfte).
Als Beispiele seelischer Fehlentwicklungen mit ins Unbewußte verdrängten Konflikten seien die neurotischen Fehlentwicklungen und die psychosomatischen Erkrankungen im engeren Sinne genannt. Bei beiden Formen unbewußter seelischer Fehlentwicklungen sind Kopfschmerzen ein sehr häufiges Symptom.
3. Kopfschmerzen bei psychopathischen Persönlichkeiten treten im Rahmen von Verstimmungszuständen und in Belastungssituationen auf.
4. Schließlich sind Kopfschmerzen als psychosomatische Symptome im Rahmen endogener Psychosen zu erwähnen.

Hierher gehören Kopfschmerzen im Rahmen des schizophrenen Formenkreises. Hier sind es v. a. symptomatische schizophrene Psychosen, wie beispielsweise die zönästhetische Schizophrenie, bei welchen oft eigenartige Sensationen im Kopfbereich das wichtigste Symptom darstellen. Diese Patienten haben oft Schwierigkeiten, ihre Empfindungen und Gefühle zu verbalisieren, und beschreiben die Kopfsensationen nicht als eigentliches Schmerzphänomen, sondern mehr als eigentümliches Gefühl, das sich zur Depersonalisation steigern kann.

Schließlich sind Kopfschmerzen ein sehr häufiges psychosomatisches Symptom bei Depressivität. Sie können neben anderen körperlichen Beschwerden derart dominieren, daß die eigentliche Depression nur schwer zu erkennen ist. Diese Depressionen werden daher vielfach auch als larvierte oder maskierte Depressionen beschrieben.

Persönlichkeitsbild
Neurotische Mechanismen können einen Hauptfaktor in der Ätiologie des Syndroms darstellen, so daß auch der Nachweis einer organischen Läsion nicht immer zum Ziel führt. Das Problem bleibt oft ungelöst, was auch durch die Schwierigkeiten und die unterschiedlichen Ergebnisse der Behandlung bestätigt wird.

Die systematische Untersuchung der Lebensumstände von Patienten mit Kopfschmerzen erlaubt es häufig, einen Zusammenhang zwischen Kopfschmerzattacken und typischen Episoden festzustellen, die sich in der Umwelt des Patienten zugetragen haben.

Die psychosomatische Betrachtungsweise versucht, dem Symptom des Kopfschmerzes, was auch seine Ursache sei, eine Bedeutung zu geben: So kann der Kopfschmerz eine Verhinderung des Denkens bedeuten. Sowohl beim chronischen Kopfschmerz als auch bei der Migräne findet man meistens eine überdurchschnittliche Intelligenz des Patienten. Die scheinbare „neurotische Stumpfheit" zahlreicher Kranker mit habituellem Kopfschmerz scheint oft nichts anderes als das Resultat der Verhinderungen ihres Denkens und eine Folge ihres intellektuellen Negativismus zu sein.

Obgleich man von einer eigentlichen Kopfschmerzpersönlichkeit nicht sprechen kann, finden sich bei Kopfschmerzpatienten doch gehäuft eine starke Angstbesetzung, Ehrgeiz, Dominanzstreben, die Neigung zu Perfektionismus und sich daraus ergebend eine chronische Überforderung der Person. Der eigene hohe Anspruch führt in der Auseinandersetzung mit den realen Möglichkeiten zu Ängsten, unterdrückter Aggressivität und Frustrationen, was sich in der körperlichen Grundhaltung einer chronischen Gespanntheit ausdrücken kann. Schlagwortartig können wir von einem Konflikt zwischen dem Wollen und Können des Patienten sprechen.

Migräneanfälle bilden eine besondere Einheit unter den Kopfschmerzformen, charakterisiert durch den vorwiegend halbseitigen pochenden Schmerz, Übelkeit,

Erbrechen, Lichtscheu und die neurologische Begleitsymptomatik. Bei den Patienten findet sich oft eine unterdrückte Feindseligkeit, die sich nach Fromm-Reichmann (1959) „als feindselig neidische Einstellung speziell gegen intellektuelle Leistung richtet. Dies könnte in bezug auf die Organwahl von Bedeutung sein".

Wir könnten die Migräne als „Schwindel" auffassen: Sie dient der Verhüllung seelischer Konflikte, die der Patient nicht mitzuteilen „hat". Aus dem Migränenanfall können die Patienten sekundäre Elemente der Befriedigung ziehen: Es bietet sich die Möglichkeit, die Familie zu beherrschen oder die Umwelt zu bestrafen.

Behandlung
Die Behandlung des Kopfschmerzpatienten allein durch Analgetika ist nicht ausreichend, wenn der Symptomatik innere oder äußere Spannungszustände zugrunde liegen, die dem Patienten nicht zugänglich sind. Die Konfliktbearbeitung kann in der Regel im Rahmen einer Kurztherapie geschehen, deren Wirksamkeit durch eine begleitende psychopharmakologische Behandlung oft erhöht werden kann.

Sinnvollerweise werden sowohl pharmako- als auch psychotherapeutische Maßnahmen mit physio- und kopftherapeutischen Maßnahmen kombiniert. Hierbei ist v. a. an die Nackenmassage zu denken, weil auch psychogene Kopfschmerzen in der Regel mit einer Verkrampfung der Nackenmuskulatur einhergehen. Durch Atemübungen und Gymnastik (evtl. in Gruppen) kann die Physiotherapie zu einem späteren Zeitpunkt im Sinne des „psychosomatischen Trainings" (nach Luban-Plozza) erweitert und mit funktioneller Entspannung kombiniert werden.

2.9 Der schlafunruhige Patient

Grundsätzliche Aspekte
Der Schlaf stellt eine Schutzmaßnahme dar, um eine Schädigung des Organismus durch Übermüdung zu verhindern. Im Normalfalle stellt sich der Schlaf – wie der Hunger zur gewohnten Essenszeit – zur üblichen Schlafenszeit ein.

Ein Drittel unseres Lebens verschlafen wir; die Größe dieses Zeitraumes zeigt, daß der Schlaf eines der wichtigsten Bedürfnisse des Menschen ist. Er ermöglicht die lebenswichtige Regeneration und Entspannung des menschlichen Organismus. Mit dieser Funktion steht er nicht dem Bewußtseinsverlust, sondern den unwillkürlich ablaufenden zentral-vegetativen Regulationen nahe.

Im Schlaf wird neue Kraft für den nächsten Tag aufgetankt. Man könnte das menschliche Nervensystem mit einer Speicherbatterie von begrenzter, jedoch flexibler Kapazität vergleichen, welche erst wieder aufgeladen werden kann, wenn die alte Spannung entladen ist. Um gesund und am Leben zu bleiben, ist daher der Schlaf als regelmäßiger Entspannungsmechanismus unbedingt erforderlich.

Durch systematische elektrophysiologische Untersuchungen wurde nachgewiesen, daß sich der nächtliche Schlaf in Perioden, Stadien oder Zyklen aufteilt, in denen auch die Schlaftiefe wechselt. Generell muß zwischen Schlaf und Traumschlaf unterschieden werden, die sich gegenseitig aber *nicht* ersetzen können. Nach Ermüdung und Einschlafen folgt eine Phase des leichten Schlafes, die von dem Stadium der mittleren Schlaftiefe, dem Tiefschlaf und schließlich dem Traumschlaf abgelöst wird. Diese „Wellenbewegung" wiederholt sich 3- bis 5mal/Nacht, dabei wird die Schlaftiefe immer geringer, die Traumdauer dagegen nimmt zu.

Der tiefste Schlaf ist nicht gleichzeitig der erholsamste. Völlig entspannt und gelöst sind wir in den Phasen des Traumschlafes, des paradoxen, d. h. aktiven, des sog. REM-Schlafes (REM = „rapid eye movement"). Messungen der elektrischen Gehirnaktivität zeigten, daß die Gehirnfunktion während dieser Schlafperioden eher dem Wachzustand als dem sonstigen Schlaf ähnlich ist, daher der Name „paradoxer Schlaf" (als Gegensatz zum eigentlichen „orthodoxen Schlaf"). Gleichzeitig ist während dieser REM-Phasen die Ansprechbarkeit für äußere Reize bis nahe der Unempfindlichkeit gedämpft.

In diesen REM-Zyklen erleben wir die Träume. Die Augen bewegen sich ständig unter den geschlossenen Lidern. Zugleich ist die Körpermuskulatur extrem entspannt. Die stark entspannten Schlafphasen haben mit zunehmendem Lebensalter immer weniger Anteil an der gesamten Schlafzeit. Schon beim 20jährigen macht sie nur noch etwa $1/5$ aus.

Die Phase des Traumschlafes ist für jeden Menschen lebensnotwendig. Träume gehören damit zum guten Schlaf, auch wenn sie schon vor dem Erwachen vergessen sind.

In einem Experiment konnte festgestellt werden, daß Versuchspersonen, die durch systematischen Entzug dieser REM-Phasen schon nach ein paar „traumlosen" Nächten einen Zustand hochgradiger Nervosität entwickelten, nicht mehr in der Lage waren, normal zu reagieren. In den darauffolgenden störungsfreien Nächten zeigten dieselben Personen einen außergewöhnlichen „Nachholbedarf" und träumten überdurchschnittlich viel. Offenbar entlasten die Träume von den psychischen Konflikten des Tages. So scheint der Traum mehr als nur der Hüter des Schlafes zu sein, nämlich der Hüter der seelischen Gesundheit, ebenso wie der „orthodoxe" Schlaf Hüter der körperlichen Gesundheit ist.

Schlafstörungen
Die Zahl der Menschen, die subjektiv an Schlafstörungen leiden, nimmt von Jahr zu Jahr zu, zwischen 1960 und heute hat sie sich mehr als verdoppelt. In der BRD sollen 20% der Bevölkerung betroffen sein.

Viele Patienten klagen über Schlaflosigkeit und verstehen unter diesem Begriff meist Einschlafstörungen, Durchschlafstörungen oder angsttraumerfüllten Schlaf. Diese Schlafstörungen können *exogen* bedingt sein, etwa durch Lärm und ungewohnte Umgebung, Schmerzen, Verdauungsstörungen usw. Sie treten dann akut auf und beheben sich, wenn die Ursache beseitigt ist.

Schwieriger zu begegnen ist den *psychoreaktiven* Schlafstörungen, bei denen die Spannungszustände des Tages störend in den Schlafrhythmus eingreifen. Wir unterscheiden:

1. Einschlafstörungen. Dieser Schlafstörung liegen bewußtseinsnahe Konflikte zugrunde. Häufig entstehen sie auch auf dem Boden einer neurotischen Entwicklung.

Die *psychische Spannung* vieler an *Einschlafstörungen* leidender Patienten spiegelt sich in ihrer Unfähigkeit, „abschalten" und sich vor dem Einschlafen von ihren Ängsten, Befürchtungen und Alltagssorgen distanzieren zu können. Nacht für Nacht liegen sie oft viele Stunden grübelnd wach und versuchen vergeblich, die im Verlauf eines erlebnisreichen Tages aufgestaute „nervöse" Energie abzureagieren. Zu den schlafraubenden Störfaktoren zählen unbewältigte Konflikte, Überbürdung mit Verantwortung oder Arbeit, außergewöhnliche Erlebnisse oder Schicksalsschläge. Bald kommt eine weitere Komponente dazu: die ängstliche Erwartung, daß man auch die kommende Nacht schlaflos werde verbringen müssen; eine Angst, die sich bis zur *„Bettangst"* steigern kann. Derartig Schlafgestörte sind den ganzen Tag über müde. Sobald es aber Zeit wird, zu Bett zu gehen, erfaßt sie – gerade angesichts des Bettes – die Angst vor der nächsten schlaflosen Nacht; das Einschlafen wird dann durch ihre Unruhe und Erregung verhindert.

Der Patient weiß, was ihn wachhält, aber er kann dieser Spannung nicht Herr werden. Wenn die Probleme des Tages gelöst sind, läßt die Schlaflosigkeit nach, bis die nächste schwierige Situation eintritt.

2. Durchschlafstörungen. Ihnen liegen bewußtseinsferne Konflikte zugrunde. Am Endpunkt einer neurotischen Entwicklung sind dem Patienten seine ängstlichen und aggressiven Regungen nicht mehr direkt zugänglich, äußern sich aber noch in nicht enden wollendem Grübeln, ohne den eigentlichen Grund dafür erkennen zu können.

Die verdrängten, unverarbeiteten Erlebnissen machen sich erst mit der Aufgabe der Realitätskontrolle – etwa im Traum – bemerkbar. Um dieser psychischen Belastung auszuweichen, kommt es dann zum wiederholten Aufwachen.

Charakteristisch für das Vorliegen einer Depression mit endogenem Charakter ist die Durchschlafstörung im letzten Nachtdrittel. Hier wird der Patient über sein Erwachen in den frühen Morgenstunden, ohne wieder Schlaf finden zu können, klagen. Darüber hinhaus berichtet er über sein allgemein schlechtes Befinden in den Morgenstunden, das – oft im Rahmen einer endogenen Depression – so ausgeprägt sein kann, daß wir von einer Aufwachstörung sprechen müssen.

Behandlung
Nach dem Ausschluß einer organischen Störung – Durchschlafstörungen treten beispielsweise auch bei degenerativen Hirnveränderungen und Hirntumoren auf – oder einer latent psychotischen Entwicklung, bei der Einschlafstörungen mit der Angst, im Schlaf zu „zerfließen", auftreten, können wir die Schlafstörung des Patienten als sein „Präsentiersymptom" verstehen.

Im Falle des einfachen, symptomatischen Verschreibens eines Schlafmittels schneidet der Arzt sich und den Patienten von den persönlichen Aspekten der Schlafstörung ab. Im Mittelpunkt eines therapeutischen Bemühens wird die Frage stehen, welche Spannungszustände des Tages nicht in der Hingabe an den Schlaf ausklingen können und warum dies nicht möglich ist.

Bei den leichten exogenen und psychoreaktiven Einschlafstörungen wird dies relativ schnell zu klären sein. So gehören zur geistigen und körperlichen Müdigkeit auch das Gefühl einer Befriedigung über den abgelaufenen Tag, um zu einem guten Schlaf finden zu können. Über mögliche äußere Störfaktoren sollte ausführlich gesprochen werden. Der Mittagsschlaf, eine späte Mahlzeit, verschiedene Lärmquellen und mangelhafte körperliche Auslastung können für den Patienten so selbstverständlich geworden sein, daß sie von ihm als Störquelle für seinen Schlaf nicht mehr bemerkt werden.

Von großer praktischer Bedeutung ist die Feststellung, daß Weckreize, die nicht zum Aufwachen führen, genauso Reaktionen der neurovegetativen Funktionen bewirken wie beim Wachen. Hierin liegt die medizinische Notwendigkeit begründet, etwa den nächtlichen Straßenlärm einzuschränken, der eben auch dann zu Reaktionen und damit zu einer nervösen Belastung führt, wenn der Schlaf nicht unterbrochen und dem Schläfer die Störung nicht bewußt wird.

Viele Menschen, die an lauten Innenstadtstraßen wohnen und schlafen müssen, glauben, sich an den Lärm gewöhnt zu haben, weil sie nur noch selten durch besonders aus dem üblichen Rahmen fallende Geräusche aufgeweckt werden. Tatsächlich sind auch diese Menschen nervös belastet und dementsprechend in ihrer Gesundheit gefährdet.

Für die leichteren Schlafstörungen, bei denen nicht chronische Konfliktspannungen den Schlaf verhindern, bietet sich das autogene Training als wirksames Mittel an. Die Wirkung liegt darin, daß der Schlafsuchende nicht mehr den Schlaf herbeiführen will, sondern sich willenlos dem Schlaf hingibt. Es wird im autogenen Training ein Teilschlaf erzeugt, der schon von sich aus eine Erholung bedeutet, schlafentstörend wirkt und den Ausübenden in einen natürlichen Schlaf hinübergleiten läßt. Noch gezielter kann das „psychosomatische Training" wirken.

Schwere psychoreaktive Ein- und Durchschlafstörungen bedürfen einer langfristigen, konfliktaufdeckenden psychotherapeutischen Behandlung.

Schlafmittel sollten nur für kürzestmögliche Zeit verschrieben werden, da sie keine ursächliche Therapie der Schlafstörungen leisten können. Man kann von einem „geborgten" Schlaf mit Hilfe des Schlafmittels sprechen. Da die Medikamente häufig auch die Traumphasen unterdrücken, vergrößert sich die „Traumschuld" des Patienten. Zusätzliche Spannungs- und Unruhezustände tagsüber und eine höhere Dosierung bzw. stärkere Mittel am Abend können der Beginn einer Entwicklung sein, in der sich der Patient immer weniger verantwortlich für sein Wohlbefinden und seinen Schlaf fühlt und deren Ende ein Medikamentenabusus bilden kann.

2.10 Gynäkologische Krankheiten*

Viele Störungen des menstruellen Zyklus, Unterbauchschmerzen, Sterilität und Sexualstörungen können nur im Zusammenhang mit der affektiven Entwicklung und dem emotionellen Befinden verstanden und behandelt werden. Psychosomatische Störungen und Reaktionen können aber auch die Pubertätsentwicklung, Schwangerschaft, Geburt und Klimakterium begleiten und als Folge somatischer gynäkologischer Erkrankungen auftreten. Zeitraubende, kostenintensive und die Patientinnen belastende Untersuchungen können häufig vermieden werden, wenn psychosomatische Aspekte im Rahmen der gynäkologischen Behandlung Berücksichtigung finden. Noch heute ist die Beziehung zum Leib durch eine lange Tradition extremer Leibfeindlichkeit, unter der besonders Frauen zu leiden hatten, geprägt. Simone de Beauvoir (1968) beschreibt einige Beispiele: „In Ägypten, wo die Frau früher an sich mit besonderer Hochachtung behandelt wurde, blieb sie während der ganzen Periode ihrer Regel eingesperrt." Der römische Schriftsteller Plinius schreibt in seiner Naturgeschichte: „Die mit dem Blutfluß behaftete Frau verdirbt die Ernten, verödet die Gärten, richtet die Saat zugrunde, bringt die Früchte zum Abfallen und tötet die Bienen; berührt sie den Wein, so wird Essig daraus; die Milch verdirbt und gerinnt..." Diese Ansicht hat sich bis in die Neuzeit erhalten. Ein Mitglied der englischen medizinischen Gesellschaft hat noch 1878 im *British Medical Journal* die Ansicht vertreten, daß das Fleisch verderbe, wenn es von Frauen berührt wird, die ihre Regel haben, ihm persönlich seien 2 Fälle bekannt, in denen Schinken unter diesen Umständen verdorben sei. Und zu Beginn dieses Jahrhunderts verbot eine Verordnung in den nordfranzösischen Raffinerien den Frauen, die Fabrik zu betreten, wenn sie das hatten, was die Angelsachsen als „the curse", den „Fluch" bezeichnen: Der Zucker würde „schwarz" werden.

Unter den Begriff Somatisierung fallen unausgelebte und unreflektierte Konflikte, welche folgende Erkrankungsreflexe verursachen können:

---

* Unter Mitarbeit von Prof. Dr. M. Berger, Emerit. Direktor der Universitätsfrauenklinik, Bern.

1. Organische Krankheiten mit Schäden an den Organen, z. B. Hyperemesis gravidarum
2. Funktionelle Krankheiten (mit körperlichen Funktionsstörungen ohne Organschaden), z. B. sekundäre Amenorrhö
3. Körperliche Beschwerden (ohne organische Schäden und faßbare Funktionsstörungen), z. B. Dyspareunie, Kreuzschmerzen, Pelveopathien

Im Verlauf des Zyklus haben die Hormone eine spezifische Wirkung auf das instinktmäßige Verhalten der Frau. Der menstruelle Zyklus beginnt mit einer follikulinämischen Phase, welche der Ovulation vorausgeht und durch eine sukzessive Steigerung von eher aktiven heterosexuellen Tendenzen gekennzeichnet ist. Nach der Ovulation folgt eine luteingesteuerte Phase mit mütterlichen Regungen und dem mehr passiven Bedürfnis, geliebt und befruchtet zu werden. Im Prämenstruum schließlich vollzieht sich ein allgemeiner Reflux der Hormone, begleitet von Reinigungs- und Ausstoßungstendenzen.

Jedes Hormon übt eine spezifische Wirkung auf das instinktmäßige Verhalten der Frau aus. Wenn nun die auf diese Weise geweckten Bedürfnisse nicht innerhalb der entsprechenden Phase durch erotische oder mütterliche Betätigung befriedigt werden, können Spannungen zurückbleiben, die den harmonischen Ablauf des Zyklus stören können. Auf diese Weise kann eine Störung des hormonalen Gleichgewichts entstehen, die ihrerseits die affektive Spannung erhöht und damit einen Circulus vitiosus psychosomatischen Inhaltes aufrechterhält (Prill 1964; Stekel 1927).

Gynäkologischen Erkrankungen liegen oft *Störungen der Partnerbeziehung* zugrunde. Uns interessiert besonders, welchen Verlauf solche Störungen der Beziehung beispielsweise bei einem „trockenen" oder „schweigenden" Ehemann nehmen können: Der bedrückte Ehemann redet immer weniger mit seiner Frau. Die verletzte Frau verliert ihre erotische Reagibilität, sie „schweigt mit ihrem Körper". Beide „enthalten sich" des Partners. Beide leiden darunter, wobei der Ehemann allerdings nach außen robust und unnachsichtig wirkt, während die Frau augenfällig leidend ist. Sie formuliert ihren Protest vorwiegend organisch. Endlich geht sie als Patientin zum Arzt. Erst auf dessen betonte Bitte kommt vielleicht auch der im Hintergrund gebliebene Ehemann in die Sprechstunde. Jetzt kann es gelingen, sein verdrossenes Schweigen ebenso wie die Frigidität seiner Frau als Symptom zum Gegenstand einer therapeutischen Besprechung zu machen.

Im folgenden wollen wir auf 2 sehr häufige Probleme, nämlich die Dysmenorrhö und die funktionelle Sterilität näher eingehen.

2.10.1 Dysmenorrhö

Grundsätzliche Aspekte
Kaum ein anderes Gebiet ist für die psychogene und psychosomatische Ausgestaltung so geignet wie das Menstruum der Frau. Die Dysmenorrhö weist auf innere Spannungen hin. In einzelnen Fällen ist der Zusammenhang mit einer aktuellen Störung dieser Art ohne weiteres erkennbar, so bei jungen Mädchen unter dem Einfluß einer affektiven Belastung, bei Verlobten oder verlassenen Frauen und bei Verheirateten, die sich vor dem Sexualakt schämen, in ihrer Familie unglücklich sind oder sich vor einer Gravidität fürchten. Manche dieser Dysmenorrhöen verschwinden nach der Schließung einer glücklichen Ehe, einer Besserung der Lebensverhältnisse und der ehelichen Beziehungen oder nach Eintreten einer erwünschten Schwangerschaft.

Die habituelle Dysmenorrhö dagegen ist oft eine Folge tiefgreifender innerer Konflikte. Sie können ihre Ursache in dem negativen Verhältnis der Mutter zur Menstruation haben, wenn es sich auf die Tochter übertragen hat. So sprechen Mütter eher über Befruchtung, Schwangerschaft und Geburt mit den Töchtern als über die Menstruation. Die Familiensituation, in der die Menarche eintritt, ist von großer Bedeutung für die spätere Möglichkeit zur Integration von Weiblichkeit und Sexualität auf der einen Seite und der Ausbildung von Menstruationsstörungen auf der anderen Seite.

Unter habitueller Dysmenorrhö leiden nach Condrau (1965) und de Senarclens (1966/68) v. a. Frauen mit folgenden inneren Konflikten: Es sind meist neurotische, wenig anpassungsfähige und frigide Frauen, die den sexuellen Kontakt bewußt fürchten. Es kann sich um virile, aktive und herrschsüchtige Charaktere handeln, die sich durch den Menstruationsvorgang erniedrigt fühlen. Andere wieder sind in ihrem affektiven Verhalten auf der passiven Stufe des Kleinkindes stehengeblieben, suchen nach mütterlichem Schutz und schrecken vor den Aufgaben zurück, die ihnen als Frau gestellt werden.

Es ist selten zu beobachten, daß Frauen, die zum Orgasmus fähig sind und auch Gelegenheit zu solchem Erleben in einer stabilen, befriedigenden Partnerbeziehung haben, an Zyklusstörungen leiden. Diese haben häufig ihre Ursache im infrequenten Sexualakt, vielleicht einmal im Monat oder noch seltener. Dies ist ein Geheimnis, das von vielen Patientinnen ängstlich gehütet wird. Frigidität und Enthaltung sind fast stets zu beobachten, ebenso wie eine vorübergehende oder dauerhafte neurovegetative Spannung und instinktmäßige Unbefriedigtheit. Das, was man einst „menstruelle Neurose" genannt hat, ist nichts anderes als eine latente Form der Angstneurose.

Die am häufigsten gestörte Phase des Zyklus ist die prämenstruelle; die Frau ist während dieser Zeit ängstlich, reizbar oder depressiv. Die Art der Störungen ergibt sich aus der Fixation oder Regression: Manche Patientinnen zeigen orale Dysfunktionen (Anorexie, Bulimie, Alkoholabusus), andere wieder leiden an

Störungen der Darmfunktion, wie der spastischen prämenstruellen Obstipation, die dann während der Menstruation leicht in Diarrhö umschlägt.

Die Bedeutung der Zyklusstörungen geht auch daraus hervor, daß eine große Anzahl von Frauen etwa während $^1/_4$ ihrer Lebenszeit zu einer Art von „menstrueller Invalidität" verurteilt sind.

Behandlung
Bräutigam u. Christian (1973) zufolge können speziell bei menstruellen Beschwerden durch eine konfliktaufdeckende Behandlung oft erstaunliche Erfolge erzielt werden. Wenn der Absprung zu einer solchen Behandlung versäumt werde, können endlose symptomatische Behandlungen mit oft gefährlichen Mitteln und Eingriffen ergebnislos verlaufen. Auch Prill (1964) empfiehlt, die „konfliktspezifische Organsprache" mit der Patientin zu entziffern. Er hat einen Fragebogen zur Aufklärung der subjektiven Situation seiner Patientinnen entwickelt. Sie werden darin beispielsweise nach ihrem Befinden bei der Arbeit, den 3 liebsten Personen ihrer Jugendzeit und nach ihrer ersten Freundschaft gefragt. Prill ist der Ansicht, daß dieser Fragebogen nur der Vorinformation dienen dürfe und die Besprechung persönlicherer Probleme der mündlichen Exploration vorbehalten bleiben müsse. Die Diagnose einer psychogenen Dysmenorrhö oder Amenorrhö solle nicht im Wege der Ausschlußdiagnose erfolgen, sondern „per explorationem".

2.10.2 Funktionelle Sterilität

Grundsätzliche Aspekte
Bleibt eine Ehe trotz des Wunsches nach Kindern kinderlos, ist dies für beide Ehepartner kummer- und leidvoll. Gehäuft finden sich reaktive Depressionen und psychosomatische Symptome bei diesen Frauen, aber auch die Partner sind, wenn auch in abgeschwächter Form, betroffen.

Für die Sterilität kann eine Rolle spielen, daß einzelne Frauen sexuelle Beziehungen während der fertilen Perioden instinktmäßig vermeiden, während andere während des Aktes Bewegungen hervorrufen, die dem Eindringen des Spermas entgegengesetzt sind. Es ist auch bekannt, daß ein latenter Angstzustand zu einer Kontraktion des Gebärmutterhalses und der Tuben führen und damit das Eindringen des Spermatozoen verhindern kann. Eine psychosomatisch bedingte Störung des hormonellen Gleichgewichtes kann überdies das Auftreten anovulatorischer Zyklen verursachen.

Aber auch beim Mann korrelieren große Schwankungen der Spermiogrammparameter (Spermienzahl, Motilität und Morphologie) mit beruflichen und familiären Belastungen, so daß auch bei ihnen nach Ursachen gesucht werden muß, die die kinderlose Partnerschaft begründen könnten.

Persönlichkeitsbild
Eine eindeutige Spezifität des Persönlichkeitstypus läßt sich nicht bestimmen. Goldschmidt (1973) hat in der Literatur beschriebene Persönlichkeitsmerkmale zusammengefaßt:

1. Die männlich rivalisierende Frau mit ausgeprägtem Dominanzstreben und dem Wunsch nach Unabhängigkeit.
2. Die physisch und psychisch unreife Frau, deren hervorstechendstes Merkmal die Abhängigkeit darstellt.

Andere Autoren sprechen von einer Ablehnung der mütterlichen Rolle oder der weiblichen Rolle schlechthin als Persönlichkeitsmerkmal funktionell steriler Frauen. Psychodynamisch scheint die Abwehr von Schwangerschaft, Geburt und Mutterschaft mit der frühen Beziehung zur Mutter in Verbindung zu stehen.

Birbing (zit. nach Goldschmidt 1973) verbindet die Bedeutung der Schwangerschaft und Elternschaft mit der Beziehung zwischen den Partnern, mit der Beziehung der Frau zu ihrem Selbst und zum Kind. Die intensive Beziehung zwischen den Partnern führt über die Bereitschaft zur Konzeption dazu, daß ein Teil des geliebten Partners Teil des Selbst der Frau wird. Dieses Eindringen muß die Frau akzeptieren können. Das Kind stellt dann für sie dreierlei dar: eine eigene Person, eine Repräsentanz des Vaters des Kindes und eine Repräsentanz ihres eigenen Selbst.

Behandlung
Die Konzeption stellt die Frau vor die Aufgabe, das wachsende Kind erst in ihren Körper zu integrieren, um es dann wieder zu entlassen. Eine labile Persönlichkeit kann davon überfordert werden und in die ernste Gefahr einer Persönlichkeitsdesintegration gelangen. Der Arzt sollte sich deshalb vergegenwärtigen, daß die funktionelle Sterilität möglicherweise dem Selbstschutz der Patientin dient, den ihr wegzunehmen fatale Folgen haben kann.

Hinweise für eine funktionelle Sterilität ergeben sich in der Praxis, wenn gleichzeitig bei einem oder beiden Partnern psychische und psychosomatische Symptome gehäuft auftreten, und gleichzeitig eine Amenorrhö, Anovulation oder eine Follikelinsuffizienz vorliegen. Die Psychodynamik bei unerfülltem Kinderwunsch kann auch die Arzt-Patient-Beziehung beeinflussen. Richter u. Stauber (1983) zeigen folgende Behandlungsaspekte bei unerfülltem Kinderwunsch auf:

1. Sterile Paare mit „überwertigem" Kinderwunsch
   Leidensdruck +++ (anfallsweiser „Kinderhunger", Spezialistensuche)
   Agieren vorwiegend der Patientinnen (Ärzteverschleiß)
   Erschwerte Arzt-Patient-Beziehung (psychologische Führung!)

2. Sterile Paare mit „starkem" Kinderwunsch
Leidensdruck ++ (Drängen auf invasive medizinische Eingriffe)
Depressive Reaktionen und negative soziale Resonanz
In vertrauensvoller Arzt-Patient-Beziehung gut führbar
3. Sterile Paare mit „gesundem" Kinderwunsch
Leidensdruck + (Zögern gegenüber invasiven medizinischen Eingriffen)
Frustraner Kinderwunsch wird sozial untergebracht
Ausgewogene Arzt-Patient-Beziehung

Goldschmidt (1973) hat die Frage aufgeworfen, ob es sinnvoll ist, von funktionell sterilen Patientinnen zu sprechen, anstatt von funktionell sterilen Ehen. Dementsprechend ist bei der Behandlung die Partnerbeziehung in den Therapieplan miteinzubeziehen.

Das Beziehungsmuster in der funktionell-sterilen Partnerschaft ist häufig anklammernd-symbiotisch. Die Paarbeziehung zeigt eine stabile hierarchische Ordnung: Während der eine Partner das Verhalten dominiert, paßt der andere sich an.

Die intrapsychische Dynamik und die Interaktionsform in der Partnerbeziehung muß berücksichtigt werden, wenn die Möglichkeiten zur extrakorporalen Fertilisierung, die für viele sterile Paare zu einer großen Hoffnung geworden sind, sinnvoll genutzt werden sollen.

Für den behandelnden Arzt können der „überwertige" Kinderwunsch mit z. B. bezüglich invasiver medizinischer Eingriffe agierenden Ehepartnern sowie die begleitenden reaktiven depressiven Verstimmungen und psychosomatische Symptombildungen ein Hinweis darauf sein, daß psychodynamische Aspekte einer besonderen Berücksichtigung bedürfen, bevor eingreifende medizinische Maßnahmen den Kinderwunsch des Paares unterstützen.

Abschließend möchten wir noch darauf hinweisen, daß nicht nur im Hinblick auf funktionelle Beschwerden eine begleitende Psychotherapie angezeigt ist, sondern v. a. auch im Gefolge von schweren, verstümmelnden Eingriffen am weiblichen Genitaltrakt. Denn diese haben oft eine verheerende Wirkung auf das affektive und biologische Gleichgewicht der Patientinnen und verursachen häufig schwere Identitätskrisen. Aber auch schon die Verschreibung einer hormonellen Therapie (Antibabypillen) muß ebenfalls im Hinblick auf ihre psychologischen und biologischen Auswirkungen gründlich überlegt werden.

2.11 Krankheiten des Stütz- und Bewegungsapparates*

Unter dem Begriff der rheumatischen Erkrankungen werden Krankheitsbilder zusammengefaßt, deren gemeinsames Charakteristikum und damit auch Leitsymptom der Schmerz im Bewegungsapparat ist. Unter diesen symptomatologischen Begriff fallen ätiologisch, pathogenetisch und klinisch/nosologisch unterschiedliche Krankheitsbilder. Im Prinzip lassen sich 3 Hauptgruppen rheumatischer Erkrankungen voneinander unterscheiden: Die entzündlichen Gelenk- und Wirbelsäulenprozesse, die degenerativen Gelenk- und Wirbelsäulenerkrankungen und die weichteilrheumatischen Affektionen. Als 4. Gruppe muß man die sog. pararheumatischen Krankheiten aufführen, bei denen der Schmerz in den Gewebestrukturen des Bewegungsapparates Zeichen einer anderweitigen Erkrankung ist.

Die sozialmedizinische Bedeutung der rheumatischen Erkrankung ist groß. Rund 5% der Gesamtbevölkerung leiden an „Rheuma". Davon entfallen 10% aller Fälle auf entzündliche rheumatische Erkrankungen, 50% auf degenerative rheumatische Erkrankungen und 40% auf weichteilrheumatische Erkrankungen.

Bei den Krankheiten des Stütz- und Bewegungsapparates sind mehrere pathogenetische Störfaktoren wirksam. In den Krankheitsprozeß bei den entzündlichen rheumatischen Bildern sind immunologische Phänomene involviert, nicht aber bei den anderen Gruppen.

Die Erfahrung zeigt, daß psychische Momente für die Auslösung und für den Verlauf dieser Beschwerden von Bedeutung sind.

So konnte Schild (1972, 1973a, b) zeigen, daß Verlauf und Exazerbation der Diskushernien von der *aktuellen* psychischen Konfliktsituation des Patienten beeinflußt sind. Diesem Krankheitsverlauf stellt Schild die *chronische* Konfliktlage gegenüber, die sich bei Spondylitis-ankylopoetica-Patienten aus einem narzißtischen Persönlichkeitsbild ergibt. Weitere psychosomatische Zusammenhänge entzündlicher rheumatologischer Krankheiten wurden insbesondere für die chronische Polyarthritis dargestellt (s. S. 108 f.).

Von besonderer Bedeutung für die Ausbildung arthritischer Krankheiten ist der in den gelenknahen Muskelpartien erhöhte Muskeltonus der Patienten, zu dem es kommen kann, wenn durch eine psychisch bedingte Verhinderung der Affektabfuhr eine Affektspannung entsteht.

Die enge Beziehung des Muskeltonus zur mitmenschlichen Kommunikation beschreibt sehr treffend de Ajuriaguerra (1966), der von einem „dialogue tonique" spricht, durch den 2 nahestehende Menschen sich verständlich machen können, ohne Worte miteinander zu wechseln.

---

* Unter Mitarbeit von Dr. R. Hohmeister, Ltd. Arzt, Bad Ragaz

Die Bedeutung psychischer Faktoren für rheumatische Beschwerden verschiedener Genese faßt Müller folgendermaßen zusammen:

> Als Ursache rheumatischer Beschwerden kommen neben somatischen auch psychische Faktoren in Frage. Dies gilt besonders für die Schmerzen beim extraartikulären Rheumatismus und – in geringerem Maße – bei den degenerativen Gelenkprozessen. Entzündlich-rheumatische Erkrankungen können durch psychogene Momente modifiziert werden. In der Therapie muß diesen Faktoren Rechnung getragen werden, indem neben einer somatischen Behandlung eventuell eine Psychotherapie und/oder Psychopharmakotherapie durchgeführt wird (Müller 1968).

Die Verlagerung des Konfliktes in den Bewegungsapparat ist nicht an ein bestimmtes Gelenk gebunden. Die Lokalisation kann Symbolwert für den spezifischen Konflikt des Patienten haben.

Anregungen zum Verständnis der „Organsprache" ergeben sich aus umgangssprachlichen Wendungen. So spricht man von einem „verdrehten Kerl", und von „Menschen ohne Rückgrat".

2.11.1 Weichteilrheumatische Erkrankungen

Unter den Erkrankungen des Stütz- und Bewegungsapparates nimmt der Weichteilrheumatismus eine wichtige medizinische und soziale Stellung ein. Als Weichteilrheumatismus werden die schmerzhaften Syndrome des Bewegungsapparates unter Ausschluß der Gelenke und des Knochens bezeichnet. Es sind dabei Sehnen, Sehnenscheiden, Band- und Sehnenansätze, Schleimbeutel, Muskeln, Binde- und Fettgewebe beteiligt. Weichteilrheumatismus ist keine Diagnose, sondern der symptomatologische Sammelbegriff für schmerzhafte Zustände mit Funktionsstörungen im Bereich der Weichteile. Als Ursache muß eine chronische, lokale Überlastung des Bindegewebes aus endogenen oder exogenen Gründen angenommen werden, die sich an den verschiedensten Lokalisationen als Folge ständiger, gleichförmiger Belastung erkennen läßt. Die Anamnese ist außerordentlich wechselnd, das Beschwerdebild fließend und von vielen Störfaktoren beeinflußt. Die diagnostischen Kriterien für das generalisierte weichteilrheumatische Krankheitsbild sind heute: Spontanschmerz mit typischer Lokalisation an Rumpf und/oder Extremitäten; Anzeichen der generalisierten Fibromyalgie; autonome und funktionelle Begleitsymptome; psychologische Störungen, vegetative Dysregulation.

Diese Krankheitsgruppe hat in der täglichen Praxis eine große Bedeutung. Die Patienten können zum Dauerproblem für den Arzt werden, wenn er psychosomatische Zusammenhänge nicht erkennt. Besonders häufig finden sich Verspannungen in der Nackenregion. Ein solches „hartnäckiges" Leiden ist selten nur auf eine falsche Körperhaltung bei der Arbeit oder beim Autofahren zurückzuführen. Vielmehr ist ein solcher „Teufel im Nacken" Ausdruck der Angespanntheit der Patienten und ihrer Unfähigkeit, sich gehen zu lassen.

Hinter den Symptomen kann eine larvierte Depression stehen, wenn die Patienten gleichzeitig über Antriebsstörungen und Bedrückung klagen. Wahrscheinlicher wird diese Diagnose, wenn Schlafstörungen, Herzklopfen, Tachykardien und Magen-Darm-Beschwerden noch hinzukommen.

Auffällig ist eine erstarrte und übertriebene Lebenshaltung der Patienten. Die Erkrankten sind häufig beherrschte, zu Perfektionismus neigende Persönlichkeiten. Gesunde aggressive Impulse können sie sich nicht erlauben, Enttäuschung und Ärger versuchen sie durch „stramme innere Haltung" zu kompensieren. Charakteristisch für sie ist eine Tendenz zur Aufopferung und eine übertriebene Helferhaltung, die nicht frei, sondern einem inneren Zwang folgend, zustande kommt. Die typisch aggressive Färbung der Hilfsangebote dieser Patienten wurde treffend als „böse Demut" und „liebevolle Tyrannei" bezeichnet.

Die nicht zugelassenen aggressiven Impulse der Patienten äußern sich in erhöhter Muskelspannung und schließlich in lokalisierten oder generalisierten Schmerzen. Die Angaben über die Schmerzlokalisation können sich von einer Untersuchung zur nächsten verschieben. Auffällig ist, daß die Schmerzen sehr schnell zurückgehen, wenn sich die seelische Belastung der Patienten mindert.

Beck (1971) beschreibt die Patienten als Menschen, die nach Ausbruch der Krankheit zur Abhängigkeit neigen und starke Hingabebedürfnisse und Versorgungswünsche entwickeln. Relativ häufig kommt es zusätzlich zum Weichteilrheumatismus, zur manifesten neurotischen Symptombildung, insbesondere zu Angstzuständen, depressiver Verstimmung und psychosomatischen Symptomen in Form von funktionellen Herzbeschwerden, Magenbeschwerden, Kopfschmerzen und Erschöpfungszuständen.

Die Arzt-Patient-Beziehung ist oft gefährdet durch die ambivalenten Wünsche der Patienten: Sie wollen einerseits passiv und vom Arzt abhängig bleiben, sind aber andererseits trotz vordergründiger Vertrauensseligkeit mißtrauisch und ablehnend. Der Arzt hat die schwierige Aufgabe, ihnen ein Gefühl der Geborgenheit zu vermitteln und gleichzeitig den heilungsfeindlichen Infantilisierungstendenzen entgegenzuwirken.

2.11.2 Rückenbeschwerden

Wirbelsäulenschmerzen und Behinderungen nehmen unter den Erkrankungen des Stütz- und Bewegungsapparates den wichtigsten Platz bezüglich Zeitaufwand, Beurteilung und Behandlung ein. Hinter dem scheinbar uniformen, subjektiven Symptom Rückenschmerzen verbergen sich zahlreiche sehr differente Krankheitsbilder. Bei der Aufnahme der Krankengeschichte und in die Diagnostik sind alle differentialdiagnostischen Überschneidungsgebiete miteinzubeziehen. Beim Patienten mit chronischen Rückenschmerzen sind somatopsychische Begleitsymptome außerordentlich häufig. Emotionale Störungen, Angst und Agressionsverdrängungen, sind oft anzutreffen. Beim Rückenpatienten sind in die Anamnese und Diagnostik miteinzubeziehen: Persönlichkeitsstruktur, Ich-Stärke oder Ich-Schwäche, kulturelles und soziales Umfeld bis hin zu den Einrichtungen des Sozial- und Wohlfahrtsstaates mit allen positiven und negativen Einflüssen.

Die Patienten haben wirkliche Schmerzen, sie sind weder eingebildet noch überbetont. Dem Arzt kann es schwerfallen, diesen Schmerz zu akzeptieren, denn sehr häufig besteht eine Diskrepanz zwischen klinischem und röntgenologischem Befund einerseits und den Beschwerden des Patienten andererseits. So kann es sein, daß ein Patient über heftigste Schmerzen klagt, ein Befund aber nicht zu erheben ist; aber auch das Gegenteil ist möglich: schwere Wirbelveränderungen, die dem Patienten keine Beschwerden machten, finden sich mitunter als Zufallsdiagnose. Als psychosomatisch sind die Fälle aufzufassen, bei denen sich ein psychodynamisches Geschehen hinter der Verleiblichung verbirgt. Der psychische Konflikt ist den Patienten nicht mehr zugänglich, er wird jetzt durch die Organsprache vertreten.

Weintraub (1969, 1973), auf den wir uns im folgenden beziehen, hat versucht, jedem Abschnitt der Wirbelsäule einen eigenen Bedeutungsinhalt zuzuordnen.

Halswirbelsäule

Die Halswirbelsäule trägt das Haupt des Menschen. Die menschliche Kopfhaltung wurde phylogenetisch mit seiner Aufrichtung erreicht. Wir sagen, daß der Mensch sich behauptet, wenn er sich trotz Widerständen und Schwierigkeiten nicht unterkriegen läßt. Diese Behauptung wird so lange nicht zum Zervikalsyndrom führen, wie sie zu einem normalen Leben gehört. Wohl aber können andere Faktoren, z. B. eine affektive Fehlhaltung, in der hartnäckig an einer Situation festgehalten wird, ferner chronische Verstimmungen, in welchen die Behauptung eine andauernde, zusätzliche Willensanstrengung erfordert, zu diesem Syndrom führen. Dabei wird halsstarrig versucht, das einmal gesteckte Ziel zu erreichen (Blomfield 1964; Rallo Romero et al. 1969).

Brustwirbelsäule

Ganz anders ist die psychosomatische Bedeutung der mittleren Rückenpartie, welche der Brustwirbelsäule entspricht, ohne daß diese exakt anatomisch abzugrenzen wäre. Dieser Abschnitt spiegelt die Stimmung des Menschen am stärksten und sichtbarsten wider. Trauer, Verzweiflung, Mutlosigkeit lassen den Menschen in sich zusammensinken, zeichnen ihn durch seinen gebeugten Rücken. Die dabei entstehenden schmerzhaften muskulären Verspannungen werden viel zu häufig als lokale Prozesse unklarer Ursache, als „rheumatisch" gedeutet, wenn ihr psychosomatischer Erklärungsgehalt übersehen wird.

Der Rundrücken Jugendlicher ist nicht immer der Scheuermann-Wachstumsstörung zuzuschreiben. In vielen Fällen ist er ein Haltungsschaden, entstanden dadurch, daß diese Jugendlichen den inneren und äußeren Anforderungen eines frühreifen Körpers geistig und seelisch nicht genügen können. „Diese Jugendlichen sind ihrem Gewachsensein nicht gewachsen" (Weintraub 1969).

Lendenwirbelsäule

Der Hexenschuß (Lumbago) ist ein akutes Geschehen. Er kann durch eine brüske Bewegung ausgelöst werden oder durch das Heben einer Last, tritt häufig aber auch wie aus heiterem Himmel auf. Er ereignet sich oft im Gefolge von Veränderungen der Wirbelsäule, wie einer Diskopathie oder einer Wirbelverschiebung, hat solche jedoch keineswegs zur Voraussetzung.

Chronische Kreuzschmerzen sind oft ein Ausdruck seelischer Belastung. Wir begegnen ihnen v. a. bei Frauen, die ihre Unsicherheit in der Bewältigung zu großer familiärer oder beruflicher Anforderungen durch eine übertrieben steife Rückenhaltung kompensieren, aber auch bei Frauen, die ihren Widerstand aufgegeben haben und erdrückt sind von der Last des täglichen Lebens.

Chronische Kreuzschmerzen können auch ein Ausdruck der Frustration sein. Diese bezieht sich v. a. auf die in die mitmenschlichen Beziehungen gesetzten, unerfüllten Erwartungen mit dem daraus folgenden Unbefriedigtsein. Beim Mann sind sie nicht selten eine unbewußte Demonstration des Versagens, sei es in seinem Beruf oder in seiner Männlichkeit.

Osteopathen, die sich fast ausschließlich mit Rückenpatienten befassen, werden bestätigen, daß es so gut wie keine sog. vertebragenen Schmerzzustände ohne Affektstörung gibt.

Physiotherapeuten und Osteopathen verdanken ihre therapeutischen Erfolge nicht zuletzt dem engen menschlichen Kontakt, der sie mit ihren Patienten verbindet, einem Kontakt, der manifest, d. h. im Handanlegen, ausgetragen wird. Dieser intime Kontakt birgt psychologische Momente in sich, deren therapeutische Wirksamkeit außer Zweifel steht. Interessant ist in diesem Zusammenhang auch die Erfahrung, daß entsprechende Schmerzzustände durch Psychopharmaka besser als durch Antirheumatika zu beeinflussen sind.

Weintraub (1973) bezeichnet die „psychosomatischen pseudovertebragenen Syndrome" entsprechend ihrer Lokalisation als Zervikalgie, Dorsalgie und Lumbalgie. Zu diesem Formenkreis zählt er auch die psychosomatische Brachialgie. Einen Überblick über Einteilung und Bedeutungsgehalt der Syndrome vermittelt Tabelle 5.

Tabelle 5. Psychosomatische pseudovertebragene Syndrome. (Nach Weintraub 1973)

Einteilung[a]	Bedeutungsgehalt
1. Psychosomatische Zervikalgie	Emotional erschwerte Be-Haupt-ung, hartnäckiges Gesichtwahren
2. Psychosomatische Dorsalgie	Trauer, Verzweiflung, Mutlosigkeit oder kompensierende aufrechte Zwangshaltung
3. Psychosomatische Lumbalgie	Psychische Überbelastung, Sprunghaftigkeit, Frustration, gestörte Sexualität
4. Psychosomatische Brachialgie	Gehemmte Aggression: Wut, Zorn Symbol: geballte Faust

[a] Diese Einteilung basiert auf phänomenologischer Anschauung, die nur *eine* der Betrachtungsmöglichkeiten darstellt. Sie hat auch ihre Gültigkeit für den sog. „Weichteilrheumatismus". Die einzelnen Syndrome können sich selbstverständlich überschneiden oder einander ablösen, je nach Konflikt- oder Persönlichkeitswandel.

2.11.3 Chronische Polyarthritis

Grundsätzliche Aspekte
Es handelt sich hierbei um eine entzündliche Allgemeinerkrankung, die Jahre dauern und die Gelenke bleibend schädigen kann. Frauen im 3.–5. Lebensjahrzehnt sind überdurchschnittlich häufig betroffen.

Die chronische Polyarthritis (cP) ist die Haupterkrankung der entzündlichen rheumatischen Affektionen. Bei der Entstehung und im Ablauf der Krankheit sind immunologische Phänomene involviert. Eine genetische Prädisposition ist wahrscheinlich. Der Ausbruch der Krankheit ist sehr oft mit physischen und psychischen Ausnahmesituationen verknüpft. Obwohl Ätiologie und Pathogenese dieser Erkrankung bis heute nicht restlos geklärt sind, muß man sie als autonome Erkrankung im Rahmen eines immunpathologischen Prozesses verstehen.

Persönlichkeitsbild
An Patienten im fortgeschrittenen Stadium der Erkrankung fällt deren Geduld und Genügsamkeit auf (Anna-Scheede-Typ) (Lichtwitz 1936), im Gegensatz zum Ressentiment von Amputierten und zur Aggressivität von Gelähmten. Ihre geduldige Anspruchslosigkeit steht im Gegensatz zum objektiv feststellbaren Leiden. Vor ihrer Erkrankung zeichnen sich die Patienten durch ihre stille und unscheinbare Art aus. Sie sind in besonderem Maße tüchtig und zugreifend. Hervorstechend kann oft ihr altruistisches Verhalten werden, das, mit Energie und Tatkraft gepaart, sie als unübertreffliche Mütter und unermüdliche Pflegerinnen erscheinen läßt. Menschen, die später an cP erkranken, schenken ihrer Leiblichkeit nur sehr wenig Beachtung und leiden an einer Verarmung der Selbstwahrnehmung

und einem reduzierten Selbstbewußtsein. Ihre Duldsamkeit entspricht wahrscheinlich einem inneren Verbot, den noch bestehenden aggressiven Triebregungen offen Ausdruck zu verleihen (Alexander 1951; Rimon 1969; Schild 1967; Weintraub 1969).

Am Anfang der Krankheit sind die Patienten eher feindselig-ablehnend und schwer zu behandeln. Es fällt ihnen schwer, sich mit der chronischen Natur ihres Leidens zu konfrontieren, was sich auch in häufigem Arztwechsel ausdrückt. Der schubweise Verlauf der Krankheit beunruhigt sie zunächst sehr.

Später haben sie sich dann scheinbar widerspruchslos in ihr Leiden gefügt. Berühmt geworden ist die Schilderung der Arthritiker im fortgeschrittenen Stadium von Lichtwitz, obwohl vielleicht zu einseitig:

> Die Frauen in späteren Stadien der deformierenden Arthritis gleichen sich in ihrem Wesen. Es gibt keine freundlicheren und geduldigeren Patienten als diese. Sie klagen nicht, sie machen keine Vorwürfe, wenn nichts hilft. Ich habe immer den Eindruck, als ob sie im Sinn hätten, den Doktor zu trösten und um Verzeihung zu bitten, daß alle seine Bemühungen erfolglos sind. Sie verlieren nie das Vertrauen, grüßen jeden Morgen mit demselben stillen Lächeln und scheinen glückliche Menschen zu sein, wenn der Doktor die Handarbeiten bewundert, die sie mit ihren armen Händen vollbringen. Auf die Gefahr hin, den Nimbus und die Verehrung zu verletzen, die der Güte, der stillen Freundlichkeit und dem Dulden gebührt, müssen wir feststellen, daß die rührende Haltung dieser Kranken aus einer Störung der Affektivität kommt, aus einer Leere und Starrheit, die einen Teil des krankhaften Geschehens darstellt (Lichtwitz 1936).

Familiengeschichte und Psychodynamik
Die umfangreichen Untersuchungen von Cobb (1959, 1962) über intrafamiliäre Einflüsse auf die chronische Polyarthritis haben folgendes ergeben: Die Rheumatikerin hat häufig eine kalte, anspruchsvolle und autoritäre Mutter und einen schwachen, von der Mutter dominierten Vater. Die Patientin hegt von Kindheit an Angst- und Abhängigkeitsgefühle gegen die Mutter, begleitet von stark unterdrückten Gefühlen der Rebellion. Von früher Jugend an daran gewöhnt, ihre eigenen Gefühle zu beherrschen, neigt die Patientin dazu, ihre Umgebung zu tyrannisieren, angefangen beim Ehegatten, den sie sich wie ihre Mutter unter den schwachen und dienstbereiten Männern aussucht, bis zu den Kindern, gegen die sie sich streng und anspruchsvoll benimmt. Die Familienanamnese des männlichen Rheumapatienten ergibt einen entsprechenden Befund mit vertauschten Geschlechterrollen.

Der Kern der Psychodynamik wird nach Alexander (1951) durch den Zustand einer chronisch latenten, haßerfüllten Rebellion gebildet. Die Kranken versuchen in einem 1. Stadium, die Aggression durch Selbstbeherrschung in Schach zu halten oder in erlaubte Bahnen zu lenken. Ihre haßerfüllten Gefühle drängen sie zu starker Muskelbetätigung in Form von Haus- oder Gartenarbeit und sportlicher Betätigung. Erst in einem 2. Stadium wird die Aggressivität von einem strengen in ein hilfsbereites Verhalten sublimiert. Dieses Vorgehen ist jedoch nicht von dauerhaftem Erfolg: Bei kleinen Zwischenfällen droht das unstabile Gleichgewicht ins Wanken zu geraten. Vor allem können die aggressiven Impulse, die vom Patienten als bedrohlich erlebt werden, immer schlechter befreit und immer schwerer beherrscht werden. In dieser psychischen Zwangslage vollzieht sich die stufenweise Versteifung des Bewegungsapparates, der Mensch legt sich zur Abwehr aggressiver Regungen eine Zwangsjacke an.

3 Psychovegetative Syndrome

3.1 Grundsätzliches

Vegetative Syndrome stellen den behandelnden Arzt oft vor große Probleme. Bezüglich der Erkrankungshäufigkeit werden sehr unterschiedliche Angaben gemacht, sicher kann man jedoch davon ausgehen, daß ein gutes Drittel der Patienten in der Sprechstunde und mindestens $^1/_{10}$ aller jugendlichen Patienten unter psychovegetativen Störungen leiden. Die diagnostischen und therapeutischen Probleme haben sich auch in der Vielzahl von Begriffen niedergeschlagen, mit denen dieser Beschwerdekomplex bezeichnet wurde (Tabelle 6).

Nach Pflanz (1962) übersteigen die Kosten, die durch wiederholte diagnostische Untersuchungen bei diesen Patienten anfallen, die bei der Diagnostik eines Karzinoms entstehenden Kosten oft um ein Vielfaches.

Patienten mit psychovegetativen Störungen konsultieren mit ihren Beschwerden oft eine Vielzahl von Fachärzten und beschäftigen die Notärzte. Häufiger Arztwechsel steht für die Hoffnung, daß doch noch eine organische Ursache ihrer diversen Beschwerden gefunden werde. Die Tatsache, daß die Patienten ihre Symptome immer wieder verschiedenen Koryphäen vorstellen, deren Schlußfolgerungen aber negativ bewerten, nannte Beck (1969) das *Koryphäenkillersyndrom* (KKS). Nach unserem Verständnis entspricht diese Abkürzung auch einem *Krankenkassensyndrom*. Unbewußt versuchen die Patienten, ihre Therapeuten zu manipulieren.

Psychovegetative Syndrome lassen sich definieren als Störungen des Befindens, des Verhaltens und der peripheren neurohumoralen Funktionen. In allen 3

Tabelle 6. Synonyme Bezeichnungen für vegetative Störungen

Neurasthenie	1869	Beard
Vegetative Dystonie	1934	Wichmann
Psychovegetatives Syndrom	1934	Thiele
Vegetative Syndrome	1951	Birkmayer, Winkler
Psychovegetative Syndrome	1966	Delius, Fahrenberg
Vegetatives Psychosyndrom	1968	Staehelin
Allgemeines psychosomatisches Syndrom	1981	Bräutigam, Christian
Psychovegetatives Dysregulationssyndrom	1982	Pöldinger

112 Psychovegetative Syndrome

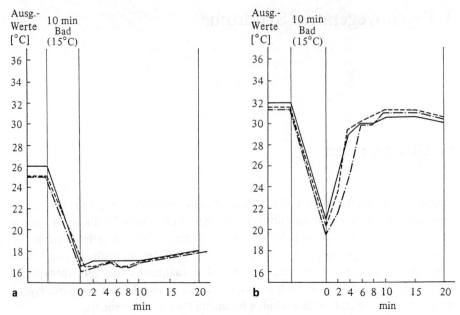

Abb. 2a, b. Wiedererwärmungstest. a Hauttemperatur an 3 Fingern während eines Erschöpfungssyndroms; reduzierte Hauttemperatur und fehlende Wiedererwärmung innerhalb von 20 min; b Normalisierung nach 2monatiger Behandlung

Bereichen treten gleichzeitig entweder habituelle oder anfallsartig Umstellungen auf. Pathogenetisch liegt eine einheitliche psychophysische Dysregulation vor. Sie ist das primum movens all dieser Syndrome.

Um zu betonen, daß bei diesen Störungen das vegetative Nervensystem nicht nur mitbeteiligt ist, sondern eine Dysfunktion aufweist, haben wir auch die Bezeichnung „psychovegetatives Dysregulationssyndrom" benutzt. Damit ist gemeint, daß bei derartigen Störungen in vegetativen Testverfahren tatsächlich Funktionsstörungen nachgewiesen werden können. In Abb. 2a, b ist eine derartige vegetative Funktionsstörung am Beispiel einer gestörten Wiedererwärmung bei Abkühlung wiedergegeben. Wir sehen, daß bei einer an einer Erschöpfungsdepression leidenden Patientin nach einer Abkühlung der Hand in 4 °C kaltem Wasser ein starker Temperaturabfall einsetzt und daß es innerhalb von 20 min nicht zu einer vollständigen Wiedererwärmung kommt. Nach dem Ende der Behandlung zeigt der gleiche Test aber, daß es zu einer geringeren Abkühlung der Hauttemperatur kommt und daß innerhalb von 20 min die Wiedererwärmungsleistung dazu geführt hat, daß die ursprüngliche Temperatur wieder hergestellt ist. In Abb. 3a, b wurde ein gestörter Orthostaseversuch nach Schellong wiedergegeben, der sich nach der Therapie wieder normalisiert hat.

Ätiologisch können psychovegetative Syndrome im Rahmen primärer Erkrankungen des Nervensystems, des Endokriniums und z. B. als Begleitsymptomatik akuter und chronischer Infekte sowie bei Allergien auftreten. Psychovegetative

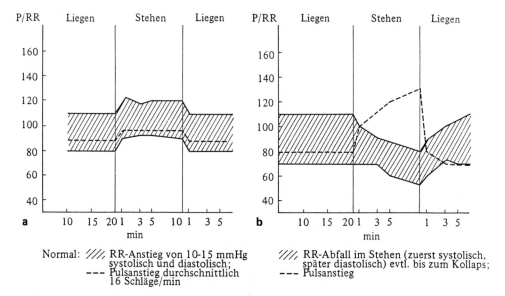

Abb. 3a, b. Schellong-Test (Orthostaseversuch). a Normalwerte, b Dekompensation

Syndrome charakterisieren die Auswirkungen endogen-lavierter Depressionen im körperlichen Bereich und können als besondere Verlaufsformen neurotischer Erkrankungen mit ausgeprägter, somatisierter Angstthematik auftreten. Im psychovegetativen Syndrom vereinigen sich konstitutionelle, exogen-soziale, somatische und psychische Momente. Die ätiopathogenetische Einordnung ist dadurch erschwert, daß sie bezüglich ihrer psychogenen und/oder somatogenen Entstehung einen Zwischenbereich einnehmen, so daß der Arzt in seinen diagnostischen Bemühungen leicht in ein „Niemandsland" gerät, was geradezu als diagnostisches Kennzeichen gelten kann (s. Abb. 4).

	Körperliche Symptome	Psychische Symptome
Psychogene Entstehung	Organneurose, psychosomatische Erkrankungen	Psychoneurosen
	Psychovegetative Syndrome	
Somatogene Entstehung	Organische Erkrankungen	„Endogene" Psychosen

Abb. 4. Einordnung psychovegetativer Syndrome. (Mod. nach Klußmann 1986)

3.2 Pathogenetische Konzepte

Psychovegetative Reaktionen sind normale Körpervorgänge: Furcht und Freude verändern die Herzaktionen, Scham läßt uns erröten, Schreck uns erblassen. Wo aber die Reaktionen in Dauer und/oder Intensität das gewöhnliche und erträgliche Maß überschreiten, da wird der vegetative Reizzustand zum pathologischen Phänomen. Es entstehen „Psychoreaktionen mit vorwiegend körperlichem Ausdruck" (Bleuler 1975)

Wesiack (1976) deutet die psychovegetativen Störungen als Alarmreaktionen, die dann auftreten, wenn die Patienten sich in einer Situation befinden, in der sie über keine geeigneten Bewältigungsmöglichkeiten verfügen. Durch die Interpretation als „Alarmreaktion" erklärt er die Ähnlichkeit der vegetativen Symptomatik im Vorstadium mancher somatischer Erkrankungen und bei unbewältigten psychosozialen Situationen: „Beide Male fehlen dem psychophysischen Organismus die geeigneten Programme" zur Bewältigung der Ausnahmesituation. Die „Alarmreaktion" als Bereitstellung des Organismus zum Kampf bzw. zur Flucht erkläre das Auftreten von Angstsymptomatik mit Anzeichen von Sympathikotonie bzw. Ergotropie oder Rückzugssymptomatik mit Parasympathikotonie bzw. Histotropie und den Wechsel sowie die Mischung dieser Zustände. Gelingt den Patienten die Konfliktlösung nicht, kann sich Wesiack zufolge die „Alarmreaktion" unter dem Bild funktioneller Syndrome chronifizieren.

In ähnlicher Weise sieht Kauders (zit. nach Eichhorn 1950/51) in psychovegetativen Störungen ein Äquivalent „von jahrelang fortgesetzter immer schwerer, immer unerträglich werdender seelischer Belastung als traumatisierende Dauererlebnisse, die sich um eine Insecuritas vitae und Anxietas vitae gruppieren".

Delius u. Fahrenberg (1966) sprechen von einer „potentiell pathogenen psychovegetativen Organisation" innerhalb des Zentralnervensystems. Dabei gehen sie auch von einer synoptischen Betrachtung somatologischer und psychologischer Vorstellungen aus. Nach ihrer Hypothese ist „die situationsempfindliche Regulationsschwäche der psychovegetativen Organisation als Grundlage einer zu anormalen Aktivierungen wie Hemmungen disponierenden psychischen Labilität und damit einer beeinträchtigten Belastbarkeit" zu verstehen.

Entstehungsbedingungen, Auslöser und Erscheinungsformen vegetativer Syndrome verdeutlicht Tabelle 7.

Eichhorn (1950/51) fiel bei seinen Patienten auf, „daß die augenblickliche Bedrohung (durch die vegetative Störung) als absolute Anonymität, als Konfrontation mit einer unbekannten, scheinbar außerhalb der übrigen Persönlichkeit liegenden, paradoxerweise aber eigenen körperlichen Funktion erlebt wurde. Die Patienten äußerten z. B. mehrmals, daß sich ein Vorgang entwickle, der unbeeinflußbar sich nach eigenen Gesetzen wie selbständig für sich vollziehe und dem sie mit völliger Hilflosigkeit gleichsam wie Statisten gegenüberstehen." In somatischer Hinsicht interpretiert Eichhorn seine Beobachtungen ähnlich wie Wesiack (1976),

Tabelle 7. Entstehungsbedingungen, Auslöser und Erscheinungsformen psychovegetativer Syndrome. Die Mehrdeutigkeit dieser Störungen ist eine unvermeidliche Konsequenz ihrer Genese. (Nach Delius u. Fahrenberg 1966)

Konstitutionelle Regulationsschwäche (erbbedingt und umweltabhängig) der psychovegetativen Organisation

↓

Störungsbereitschaft der Interaktion
zentralnervöser und peripher-physiologischer Prozesse

Traumatisierende Erlebnisse Konflikte Soziale Stressoren Leistungsstressoren Körperlich schädigende Noxen	Stressoren	Endogene Umstimmungen Endogene Lebensalterkrisen

Ausdrucksformen psychovegetativer Syndrome

Störungen in vegetativen Teilsystemen (kardiovaskulärer, respiratorischer, gastrointestinaler, thermoregulatorischer Bereich) zusammen mit psychischen Auffälligkeiten	Störungen der individuellen Gesamtaktivität (vegetative Abläufe, Sensomotorik Emotionalität; evtl. kognitive Vorgänge)

---

wenn er die Reaktionen der Patienten mit denen vergleicht, die andere Menschen in plötzlich auftretenden lebensbedrohlichen Situationen zeigen, nämlich eine Hemmung von Bewußtseinsvorgängen, die den Weg für Instinkthandlungen und eine vegetative Reflextätigkeit freigeben.

Eichhorn betrachtet die psychovegetativen Störungen unter daseinsanalytischen Aspekten. Die von den Patienten erlebte Verselbständigung und Eigengesetzlichkeit des vegetativen Geschehens setzt er in Beziehung zu einem Lebens- bzw. Weltentwurf, der durch „das Streben nach Autonomie unter Verzicht auf die dem Menschsein eigene und urtümliche Transzendierungskraft" geprägt ist. Eichhorn zufolge setzt sich eine derartige Störung des Weltentwurfes bis in das vegetative Geschehen, gewissermaßen bis zur untersten Sphäre des lebendigen Zusammenhanges fort. Das heißt mit anderen Worten: Der Sinnverlust kann zu einem Verlust der sinnvollen Funktion des Organismus führen.

3.3 Auslösung, Persönlichkeitsbild

Bei Erwachsenen treten psychovegetative Syndrome bevorzugt in der Altersgruppe der 30- bis 50jährigen auf. Es ist dies die Phase des größten beruflichen Leistungsdruckes. Die Anamnese ergibt häufig ehrgeiziges Streben, ein gehetztes Arbeitstempo, den Druck unerledigter Aufgaben oder eine allgemeine Unzufriedenheit mit der zu verrichtenden Tätigkeit.

Für die in der Sprechstunde so häufig angetroffenen Patienten mit funktionellen Störungen im Bereich des Herzens und des Kreislaufsystems hat Seemann ein Verhaltensschema beschrieben, das ebenfalls Körperliches und Seelisches in einem berücksichtigt:

Sowohl im Körpergeschehen wie auch in den zwischenmenschlichen Beziehungen treffen wir eine Labilität des Verhaltens an. Diese Menschen setzen sich oder lassen sich Ziele setzen, aber die diesen Zielen zugeordneten Handlungen bleiben aufgrund einer allgemeinen Selbstunsicherheit dieser Kranken im Ansatz stecken. Ihr Verhalten ist ein Dazwischen (Seemann, zit. nach Staehelin 1963).

Im einzelnen können für die Auslösung vegetativer Reizphänomene folgende Faktoren verantwortlich sein:

- Störungen des Tag-Nacht-, Wach-Schlaf-Rhythmus
- Gesteigertes Lebenstempo
- Reizüberflutung
- Zunehmender Idealverlust und Materialismus

Zur Sphäre der Objektverhältnisse gehörende Faktoren, die vegetative Störungen zur Folge haben können, sind (ohne Anspruch auf Vollständigkeit zu erheben):

- Finanzielle Sorgen
- Isolierung, Entwurzelung, Mangel an mitmenschlichem Kontakt
- Liebes-, Anerkennungs- oder Sexualkonflikte
- Überforderung infolge von Doppelbelastung in Haushalt und Beruf
- Überforderung in der Kindererziehung
- Konflikte in der Berufssphäre
- Arbeitssucht

Diese Manifestationsbedingungen treffen auf eine Persönlichkeit, die in ihrem Verhalten häufig still, unauffällig und verschlossen erscheint, die unverkennbar depressiv-zwanghafte und bezüglich der Symptomatik hypochondrische Züge entwickelt. Mit großer Hartnäckigkeit kehren die Patienten immer wieder zur Symptomschilderung zurück, die auch recht demonstrativ ausgestaltet sein kann.

Psychodynamisch werden häufig eine ausgeprägte Abhängigkeits-/Unabhängigkeitsproblematik beschrieben, die ihre Ursache in einer unbefriedigenden, enttäuschenden Beziehung zu den Bezugspersonen der Kindheit hat. Verselbständigungstendenzen und expansive Impulse wurden eher unterdrückt als gefördert, so daß sie mit Trennungsangst besetzt werden, die nicht ausgetragen, sondern im Laufe der Entwicklung nur somatisiert werden kann.

Staehelin (1969) beobachtete an 600 Patienten, daß der Verlust der inneren Sicherheit, des dem Menschen normalerweise eigenen Urvertrauens, meist am Beginn der vegetativen Störungen steht. Angesichts der großen Schar der vegetativen Dystoniker erklärt er das Symptom des fehlenden Urvertrauens zum derzeit vorherrschenden psychopathologischen Symptom.

3.4 Dekompensationsformen

Bedingen die Lebensgewohnheiten einen übermäßigen „Afferenzkonsum" in Form chronischer Überforderung, kann das retikuläre System die geforderten Adaptationsleistungen nicht mehr erbringen: Der Patient dekompensiert. Diese vegetative Dekompensation verläuft in 2 Abschnitten:

1. Ein vegetatives Reizsyndrom; Kardinalsymptome sind gereizte Stimmung, innere Spannungen und Angst
2. Ein vegetatives Erschöpfungssyndrom, gekennzeichnet durch Müdigkeit, Erschöpfung und depressive Stimmung.

Der allgemeinen Müdigkeit, welche auch nach ausgedehntem Schlaf nicht verschwindet, liegen nach Willi (1975) meist sog. paradoxe Situationen zugrunde, d. h. „der Patient erbringt Leistungen, die ihm uneingestandenerweise widerstreben".

Daneben wird noch über eine ganze Reihe von Beschwerden geklagt: Schlafstörungen, inneres Vibrieren, Ruhelosigkeit, permanente Erregung, Schweißausbrüche, Appetitlosigkeit, gastrointestinale Beschwerden, Herzklopfen, Kopfschmerzen, Schwindel oder ein ganz allgemeines Unbehagen.

3.5 Behandlung

Der Patient ist durch die Intensität und die Vielfalt seiner Beschwerden irritiert, der somatisch ausgerichtete Arzt wird durch sein erfolgloses Suchen nach pathologischen Befunden unsicher. Auch die üblichen Gaben von Medikamenten allein können die vegetative Reaktionslage nicht dauerhaft umstimmen. Fruchtloses

Suchen nach körperlichen Veränderungen vertieft das Krankheitsgefühl und die Krankheitsbefürchtungen der Patienten.

Die meisten der langfristig-eigenständigen Zustandsbilder sind prognostisch harmlos und ungefährlich. Sie belasten aber das Verhalten, das Befinden und die Lebensgestaltung der Kranken. Quoad vitam sind sie ohne Belang, doch meist resistent gegenüber Versuchen, sie zu „heilen". Mehr als die Hälfte aller psychovegetativen Syndrome sind zu dieser chronisch-rezidivierenden oder primär-chronischen Dauerform zu rechnen.

So unangenehm psychovegetative Syndrome dem Patienten erscheinen müssen und so belastend die Kranken für die Praxis sind – gefährlich ist das Leiden in der Regel nicht. Davon muß man den Patienten überzeugen, ohne dabei seine Beschwerden zu verharmlosen; denn eine Voraussetzung für die Therapie ist, daß der Patient sich vom Arzt ernstgenommen und verstanden fühlen kann.

Etwas anders liegt der Fall bei den lokalisierten Syndromen. Im Magen-Darm-Trakt sich manifestierende psychovegetative Syndrome können das „Vorfeld" eines Ulkus oder einer Colitis ulcerosa darstellen. Auch die hypertone Regulationsstörung kann manchmal in eine essentielle Hypertonie übergehen (s. S. 46 ff.).

Eine wesentliche therapeutische Aufgabe des Arztes ist es, dem Patienten zuzuhören. Die kommunikative Resonanz wird ihm mehr helfen als mancher Ratschlag. Das Zuhören ist auch eine Voraussetzung dafür, den Patienten mit seinen Problemen zu erfassen. Dann erst kann der Arzt die Entscheidung darüber treffen, ob diesem Patienten eine psychotherapeutische Behandlung, eine Reihe beratend-stützender Gespräche oder eine Änderung in seiner Umwelt am besten helfen kann.

Wir sind mit Wesiack (1976) der Ansicht, daß in einem Gespräch über diese Möglichkeiten schon ein wesentliches Stück Therapie stattfindet. Mitunter erkennt der Patient bereits durch ein solches Gespräch ihm bis dahin verborgene Zusammenhänge, die den Wunsch in ihm wecken, etwas zu verändern, und ihm auch eine Handlungsmöglichkeit aufzeigen.

Ob ein dafür ausgebildeter Hausarzt die psychotherapeutische Behandlung der Patienten selbst übernehmen kann, richtet sich Beck (1968) zufolge nach folgenden Kriterien:

1. Beim Kranken sollte ein Konfliktbewußtsein vorhanden sein. Der Patient sollte ein Bewußtsein davon haben, daß die psychovegetativen Symptome mit seinem Leben zusammenhängen und nicht ein völlig Ich-fremdes Geschehen sind. Am günstigsten ist ein akuter Realkonflikt, der in einem zeitlichen Zusammenhang mit den funktionellen Symptomen steht.
2. Psychovegetative Symptome, die mit Angst einhergehen, sind eher für eine Psychotherapie geeignet als hypochondrisch verarbeitete Beschwerden.
3. Das psychovegetative Symptom sollte nicht älter als 1 Jahr sein. Mit Zunahme der Symptomdauer treten Prozesse ein, die die Psychotherapie erschweren,

etwa iatrogene Fixierungen oder die Gewöhnung an einen sekundären Krankheitsgewinn.
4. Der Kranke sollte ein Bedürfnis nach Aussprachen mit dem Arzt in sich spüren und in der Lage sein, aus den Gesprächen Konsequenzen zu ziehen. Die aktive innere Mitarbeit des Kranken ist Voraussetzung. Es reicht nicht, wenn die Patienten sich passiv ausfragen und überreden lassen wollen und im übrigen erwarten, das Aufzählen und Sammeln von Lebensdaten werde etwas ändern.

4 Funktionelle sexuelle Störungen

4.1 Grundsätzliches

Die heute häufig zu vernehmenden Wünsche der Patienten, von ihren praktischen Ärzten Hilfe bei sexuellen Störungen zu erhalten, hängen sicher auch mit der zunehmenden Offenheit der Sexualität gegenüber zusammen. Die Liberalität auf diesem Gebiet hat nämlich nicht nur Vorteile, sondern auch gewisse Nachteile gebracht. Das zunehmende Wissen um sexuelles Geschehen und die vermehrten Möglichkeiten führen nur zu leicht dazu, daß man Leistungsdruck empfindet und gerade unter diesem Leistungsdruck versagt. Der Leistungsdruck einerseits und Angst, nicht bestehen zu können, sind die häufigsten Ursachen funktioneller Störungen, da wir hier in der Regel eine verhängnisvolle Kette in der Hinsicht finden, daß die Angst vor dem Symptom zum Symptom führt.

Andererseits haben aber auch die Forschungen und Fortschritte auf dem Gebiet der Sexualmedizin zu neuen Behandlungsmöglichkeiten und -strategien geführt, welche v. a. innerhalb kürzerer Zeit als früher zu wesentlichen Besserungen und Heilungen führen können. Unter den neuen Therapiearten, die sich v. a. in der Behandlung funktioneller Störungen in jüngerer Zeit bewährt haben, ist einerseits die Verhaltenstherapie, andererseits aber auch die Gesprächstherapie in Form von Paartherapie, Kommunikationstherapie und fokaler Kurztherapie zu erwähnen. Besonders sind die Pionierarbeiten von Masters u. Johnson (1970) zu nennen, welche ohne die einzelnen Therapieformen zu beschreiben, von welchen sie ihre Methoden entlehnt haben, neue Behandlungsstrategien entwickelt haben. Ein wesentlicher Fortschritt besteht darin, daß prinzipiell immer nur Paare gemeinsam behandelt werden, wobei in der Originalmethode nach diesen beiden Autoren dem Behandlungspaar auch ein Therapeutenpaar gegenübersteht, aus einem männlichen und einem weiblichen Therapeuten bestehend. Diese Methode wurde in Europa v. a. in der vereinfachten Form mit einem Therapeuten übernommen.

Schon aus dieser Einleitung ergibt sich, wie wichtig eine richtige sexuelle Aufklärung und auch Sexualerziehung ist. Jugendliche apperzipieren aber nicht nur, was ihnen die verbale Kommunikation bietet, sondern besonders das, was ihnen die averbale Kommunikation bzw. in diesem Fall die Kommunikationsschwierigkeiten von seiten der Eltern bieten.

Die häufigsten sexuellen Störungen, die uns in der Praxis begegnen, sind beim Mann einerseits die Impotentia coeundi, andererseits die Ejaculatio praecox. Bei der Frau dagegen sind es v. a. Libidostörungen im Sinne der Frigidität, dann Dyspareunie und schließlich Anorgasmie.

4.2 Pathogenetische und therapeutische Konzepte

Nachfolgend sind die verschiedenen theoretischen Betrachtungsweisen zusammengestellt, welche einer Therapie funktioneller Sexualstörungen zugrunde liegen:

informationstheoretisch	→	aufklärende Information
lerntheoretisch	→	Verhaltenstherapie
kommunikationstheoretisch	→	Gesprächstherapie
psychodynamisch	→	Psychoanalyse
daseinsanalytisch	→	Daseinsanalyse, Logotherapie

Hieraus geht hervor, daß - wie schon erwähnt - verschiedene sexuelle Störungen auf ein Informationsdefizit zurückgehen; die nötigen aufklärenden Informationen fehlen. Sehr wichtig sind auch die lerntheoretischen Ansätze, die zu der sehr wichtigen Verhaltenstherapie sexueller Störungen geführt haben. Die lerntheoretischen Ansätze gehen davon aus, daß beispielsweise ein sexuelles Erlebnis irgendwann mit einem sehr angstvollen Erlebnis gekoppelt war und daß in der Folge immer dann, wenn sexuelle Erregungen wach werden, gleichzeitig auch Angst auftritt, welche das normale Funktionieren der sexuellen Abläufe hemmt. So ist Impotenz in vielen Fällen einfach durch Angst vor neuerlicher Impotenz bedingt.

Sehr wichtig ist auch der kommunikationstheoretische Ansatz, denn schließlich ist ja die sexuelle Betätigung eine der wichtigsten averbalen Kommunikationsformen der zwischenmenschlichen Beziehungen, die besonders dann leicht gestört sind, wenn eben die verbale und allgemeine Kommunikation gestört ist. Es ist allerdings im Einzelfall oft sehr schwierig zu entscheiden, ob die sexuelle Störung als Folge der Kommunikationsstörung aufzufassen ist oder ob die allgemeine Kommunikationsstörung eine Folge der sexuellen Störung ist. Hier ist es v. a. die Gesprächstherapie, durch die man wesentliche Besserungen und Heilungen erzielen kann.

Nach wie vor von größter Bedeutung sind die tiefenpsychologischen und psychodynamischen Ansätze, da es ja oft verdrängte Konflikte sind, die zu Komplexen geführt haben, die sich im unbewußten Bereich ansiedeln. Sie führen zu schweren sexuellen Störungen, ohne daß dem Betreffenden selbst die Zusammenhänge bewußt sind. Diese können erst in einer psychotherapeutischen, v. a. psychoanalytischen Therapie aufgehellt und daher unwirksam in bezug auf die Störung gemacht werden. In diesem Zusammenhang ist zu erwähnen, daß sich besonders bei den sexuellen Störungen Kurzanalysen bewährt haben und daß selbst Sigmund Freud, der ja Kurzanalysen sehr kritisch gegenüberstand, Gustav Mahler in nur 3 Sitzungen von einer Impotenz befreit hat.

Schließlich sind auch noch die philosophisch orientierten daseinsanalytischen Betrachtungsweisen von großer Wichtigkeit, und hierher gehört auch die Logotherapie nach Viktor E. Frankl (1947). Es sei in diesem Zusammenhang betont, daß es Frankl mit seiner Logotherapie war, der als erster die paradoxe Intention eingeführt hat, die dann später von der Verhaltenstherapie wieder aufgenommen wurde.

4.3 Therapeutische Möglichkeiten

Es sind im folgenden therapeutische Möglichkeiten, die bei funktionellen sexuellen Störungen anwendbar sind, zusammengestellt:

- Aufklärung
- Koitusverbot
- Autogenes Training
- Gesprächstherapie
- Kommunikationstherapie
- Fokale Therapien
- Psychoanalyse
- Daseinsanalyse
- Logotherapie
- Verhaltenstherapie

Gezielte Aufklärung

Wenn wir uns nun zunächst der Aufklärung zuwenden, so ist wichtig zu bemerken, daß viele sexuelle Störungen darauf zurückzuführen sind, daß die beiden Partner über den unterschiedlichen Ablauf der sexuellen Erregungskurven bei Mann und Frau nicht informiert sind. Diese Erregungskurve wurde ursprünglich von Kafka, einem Gynäkologen, aufgestellt, und in Abb. 5 wurde sie in etwas modernerer Form von Duss-von Werth u. Hauser (1970) wiedergegeben. Wir sehen auf dieser Abbildung, daß es beim Mann sehr rasch zur zunehmenden sexuellen Erregung kommt und daß es dann nach einer kurzen Plateaubildung zum Orgasmus, d. h.

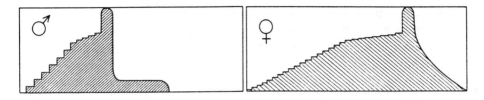

Abb. 5. Ablauf der sexuellen Erregungskurven beim Mann und bei der Frau. (Nach Duss-von Werth u. Hauser 1970)

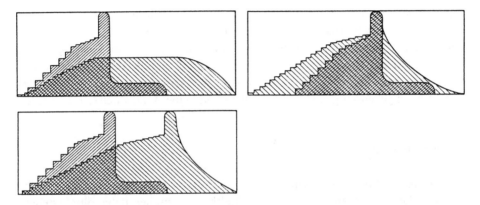

Abb. 6. Disharmonischer bzw. harmonischer Verlauf der sexuellen Erregungskurven. (Nach Duss-von Werth u. Hauser 1970)

zur Ejakulation kommt, worauf anschließend die sexuelle Erregung sehr rasch verschwindet. Im Unterschied dazu steigt die sexuelle Erregung bei der Frau nur sehr langsam an, es kommt dann zu einer längeren Plateaubildung, und nach dem Orgasmus klingt die Erregung nur langsam ab. Es ist daher von enormer Wichtigkeit, die Männer darauf aufmerksam zu machen, daß sie beim Geschlechtsverkehr nicht sofort in die Vagina eindringen sollten, sondern daß sie die Frau erst langsam einstimmen und sexuell erregen und sich selbst einige Zeit zurückhalten müssen, ehe sie den direkten Verkehr beginnen.

Während des Verkehrs sollte darauf geachtet werden, daß die Frau ebenfalls zum Orgasmus kommt, und wenn beim Mann die Ejakulation früher erfolgt und das Glied nicht länger erigiert bleibt oder der Mann nicht in der Lage ist, den Koitus fortzusetzen, dann ist es wichtig, daß er mit anderen Methoden, evtl. manueller Art, versucht, die Frau zum Orgasmus zu bringen. Auch nachher sollte der Mann noch längere Zeit zärtlich zu ihr sein, so lange bis die Erregung bei ihr abgeklungen ist.

In Abb. 6 sind nach Duss-von Werth u. Hauser (1970) einige Möglichkeiten zusammengestellt, wie die beiden sexuellen Erregungskurven ablaufen können, wodurch es natürlich bei disharmonischem Verlauf nicht zu einer sexuellen Befriedigung beider Partner kommt. Im Rahmen dieser Aufklärung ist es aber auch wichtig, daß verschiedene Zärtlichkeitsspiele durchaus zum individuellen Ausprägungskatalog sexueller Aktivitäten gehören, und daß es eine falsche Vorstellung ist, alles als Perversität zu bezeichnen, was nicht unbedingt dem Koitus in der üblichen Position entspricht. Dazu gehört auch die wichtige Frage der Variation der Stellungen, die sicher nicht nur ein Thema pornographischer Literatur ist, sondern im Rahmen einer intimen zwischenmenschlichen Beziehung durchaus Variationen bietet, die das erotische Empfinden und das Verbundenheitsgefühl verstärken kann. Es ist wichtig zu betonen, daß man von Perversionen nur dann sprechen kann, wenn sie die ausschließliche Voraussetzung sind, daß es zu einer sexuellen Befriedigung kommt. Solange sie lediglich Ausschmückungen des Sexualvorganges sind, die aber schließlich beim normalen Triebobjekt zur normalen Trieberfüllung führen, kann man bestenfalls von Perversitäten, üblicherweise aber von Variationen des Liebeslebens sprechen, sofern sie im Rahmen des lustbetonten gegenseitigen Erlebens bleiben und keine Aversionen hervorrufen.

Koitusverbot

Ein zweites wichtiges therapeutisches Vorgehen ist das Koitusverbot. Es ist sehr wichtig, daß man Menschen, die in sexualtherapeutischer Behandlung stehen, zunächst einmal mit einem Koitusverbot belegt. Dadurch erreicht man nämlich, daß der „Fokus" plötzlich nicht mehr die sexuelle Störung, sondern der Arzt ist, der das Verbot ausgesprochen hat. Es wird nun meist versucht, dieses Gebot zu umgehen, und während der Diskussion darüber und den dabei ausgetauschten Zärtlichkeiten kommt es oft schon dazu, daß plötzlich der Sexualverkehr wieder möglich ist, weil bei der Auseinandersetzung um die Übertretung des Verbotes die Störung selbst vergessen wird.

Autogenes Training

Da sexuell Gestörte meist ausgesprochen verkrampft sind, ist auch das autogene Training eine gute Methode, sexuelle Störungen zu behandeln. Es kann dann in der Vorsatzformel eine Distanzierung von der Störung erreicht werden, indem man beispielsweise als Vorsatzformel sagt: „Ich stehe meinen Störungen vollkommen gleichgültig gegenüber." Auch dadurch kommt es zu einer Dereflexion und damit zu einer Entkrampfung.

Solche Entspannungsübungen können aber auch mit der Methode nach Jacobson (1938) durchgeführt werden. Dabei werden der Reihe nach verschiedene Muskelpartien kräftig innerviert und angespannt und anschließend plötzlich losgelassen. In dem Zustand der plötzlichen Muskelentspannung ist es für eine kurze Zeit nicht möglich, Angst zu erleben. Dies hat auch dazu geführt, daß eben diese Entspannungsübungen in der Verhaltentherapie eine sehr wichtige Rolle spielen.

Gesprächstherapie

Sehr wichtig ist natürlich bei der Behandlung sexueller Störungen auch die Gesprächstherapie; denn vielfach sind sie ja ein Problem der zwischenmenschlichen Beziehung, und diese ist es, die eigentlich gestört ist. Man kann daher auch im engeren Sinne von einer Kommunikationstherapie sprechen, besonders dann, wenn man eben, was aber unbedingt wichtig ist, beide Partner in die Behandlung und die Gespräche miteinbezieht und nicht nur den Partner, der primär die Sprechstunden aufsucht. In der tiefenpsychologisch orientierten Therapie geht es darum, die verdrängten Konflikte, die zu unbewußten Komplexen geworden sind und als solche beispielsweise durch das Auftreten von Angst oder Hemmungssymptomen den sexuellen Ablauf stören, bewußt zu machen. Dies kann aber, und das ist besonders wichtig zu betonen, nicht nur im Rahmen großer Psychoanalysen geschehen, sondern vielfach ist es hier auch möglich, fokale Therapien, d. h. eine konzentrierte, auf ein bestimmtes Problem tiefenpsychologisch orientierte Therapie durchzuführen.

Was die analytischen Probleme bei funktionellen sexuellen Störungen betrifft, so sind nachfolgend in Anlehnung an Becker die wichtigsten analytischen Probleme für die weiblichen und männlichen funktionellen Störungen zusammengestellt:

Analytische Aspekte bei männlichen funktionellen Sexualstörungen:

Impotenz:	Kastrationsangst: Angst vor Vergeltung; ödipale Fixierung: ständige Konkurrenz mit vermeintlichen Nebenbuhlern; Angst vor aggressiver Komponente der eigenen Sexualität.
Ejaculatio praecox:	ödipal idealisierende Haltung der Frau gegenüber: nicht verletzen, aber auch nicht geben; urethrale Fixierung: nicht hergeben wollen.
Ejaculatio retarda:	Schuldgefühle verunmöglichen Genuß, Nichtgebenwollen aus Angst vor Kastration, bei Angst vor Ich-Verlust, in orgastischer Regression (Todesangst).

Analytische Aspekte bei weiblichen funktionellen Sexualstörungen:

Ödipale Fixierung:	verführerischer Vater erschwert Ablösung; aggressiver Vater führt zur Regression auf orale Stufe.
Probleme der weiblichen Identität:	Penisneid führt zur Projektion phallischer Omnipotenz auf den Partner, der dem Ideal nicht gewachsen ist.
Ich-Schwäche	Angst vor dem Ich-Verlust in der orgastischen Regression (Kontrollverlust) führt zu Angst und Scham.

Weiblicher Sadomasochismus: torpediert jede Möglichkeit.

Daseinsanalytische Zugänge und Logotherapie

Ein weiteres Gebiet von sexuellen Störungen kann auch aus daseinsanalytischer und logotherapeutischer Sicht behandelt werden, besonders bei jenen Patienten, bei welchen die sexuelle Störung Ausdruck einer allgemeinen Lebenskrise ist. In der Logotherapie ist aber v. a. auch der Ansatz der paradoxen Intention sehr wichtig und schließlich die Dereflexion, weil viele Störungen dadurch persistieren, daß zu viel über sie reflektiert wird. Für Gesprächstherapie und tiefenpsychologische Behandlung einfacher Art ist aber zu sagen, daß diese nicht nur unbedingt den Analytikern im engeren Sinne vorbehalten sind. Es ist durchaus möglich, sich beispielsweise in Balint-Gruppen, durch die Teilnahme an einigen Seminaren und in Verbindung mit einer Kontrolle der ersten Therapien jenes therapeutische Rüstzeug anzueignen, welches nötig ist, um einfachere Psychotherapie durchzuführen.

Es ist vielleicht in diesem Zusammenhang überhaupt zu sagen, daß es gerade auf dem Gebiete der Sexualmedizin zwar Spezialisten und Forschungszentren geben muß, daß aber hier nicht unbedingt wieder ein neuer Spezialarzt geschaffen werden sollte. Ganz im Gegenteil sollte sexualmedizisches Wissen gemeinsam mit psychotherapeutischem Wissen und Erfahrungen möglichst breit gestreut werden, um jeden Arzt in die Lage zu versetzen, in seiner Sprechstunde Sexualmedizin zu betreiben. Dies ist v. a. auch deswegen wichtig, weil vielfach der Hausarzt als Arzt des Vertrauens am ehesten jene Person ist, der man sich auch bezüglich seiner sexuellen Schwierigkeiten anvertraut. Allerdings ist es wichtig, immer daran zu denken, daß es jedem Menschen schwerfällt, über sexuelle Probleme zu sprechen, und es daher besonders für Spezialisten, wie beispielsweise Gynäkologen, sehr wichtig ist, Fragen nach dem Sexualleben in die Routinefragen der Anamneseerhebung aufzunehmen.

Verhaltenstherapie

Daß dem Erlernen psychotherapeutischer Möglichkeiten nicht die Grenzen gesetzt sind, die vielfach angenommen werden, gilt ganz besonders auch für die Verhaltenstherapie. Es ist in relativ kurzen Kursen durchaus möglich, sich das nötige Rüstzeug zu verschaffen, um einfache Erhebungen und Therapien auf diesem Gebiete durchzuführen.

Ohne jetzt auf die Gesamtproblematik der Verhaltenstherapie einzugehen, möchten wir nur einige Beispiele für die Verhaltenstherapie sexueller Störungen nennen. Die Verhaltenstherapie besteht beispielsweise im Sinne der Desensibilisierung darin, daß versucht wird, Vorstellungen, die mit Angst gekoppelt sind, von dieser Angst zu entkoppeln. Die Behandlung der Angst geschieht durch Entspannungsübungen, sei es durch autogenes Training oder sei es durch die Entspannungsübungen nach Jacobson (1938).

Bei letzteren handelt es sich um Übungen, bei welchen einerseits die Muskeln stark angespannt werden und andererseits die anschließende Muskelrelaxation bewußt erlebt wird. Der Autor hat ein sehr umfangreiches Verzeichnis von einzelnen Muskeln angelegt, welche angespannt und relaxiert werden können. Im folgenden soll aber versucht werden, ein vereinfachtes Schema wiederzugeben:

- Augenlider zusammenpressen
- Mund zusammenpressen
- Kiefer gegen den Oberkörper drücken
- Fäuste ballen
- Bizeps anspannen
- Ellbogen gegen den Brustkorb drücken
- Bauch pressen
- Beckenbodenmuskulatur zusammenpressen
- Knie zusammenpressen
- Fußspitzen sitzend gegen den Boden stemmen

Diese Entspannungsübungen spielen auch eine große Rolle bei der sog. Desensibilisierung, einer Methode der modernen Verhaltenstherapie, welche v. a. bei funktionellen sexuellen Störungen breite Anwendung findet.

In dem Augenblick, in dem man sich körperlich vollständig entspannt, ist es nicht möglich, Angst zu erleben, und diese angstfreie Phase wird nun dazu verwendet, sexuelle Erlebnisse, die mit Angst gekoppelt sind, von Angst zu entkoppeln. Dazu ist es aber notwendig, daß man zunächst einmal eine Hierarchie aufstellt, welche Vorstellungen Angst hervorrufen. Man fordert die Patienten auf, eine Liste zu machen von allen Vorstellungen, die im Zusammenhang mit der Sexualität Angst hervorrufen. Diese Vorstellungen werden dann zu einer Hierarchie geordnet, indem ganz oben jene Vorstellungen stehen, die besonders Angst machen, und ganz unten jene, die wenig Angst machen.

Im folgenden wurde versucht, die Kurzfassung einer solchen Hierarchie darzustellen. Ganz unten stehen erotische Andeutungen und das Betreten des Badezimmers, was schon Angst auslöst, und ganz oben das Eindringen des Gliedes und der Verkehr als Angsthierarchie einer Patientin, welche an einer Dyspareunie litt:

- Verkehr
- Eindringen des Gliedes
- Spreizen der Beine
- Klitorisreizung
- Betasten
- Betrachten
- Manipulationen an der Brust
- Entkleiden
- Umarmen und Küssen
- Betreten des Schlafzimmers
- Badezimmer
- erotische Andeutungen

Nachdem diese Hierarchie erstellt war, lernte dann die Patientin die Entspannungsübungen und mußte sich sozusagen von unten nach oben diese Situationen vorstellen. Immer dann, wenn es möglich war, sich eine Situation vorzustellen, ohne dabei Angst zu erleben, konnte zur nächsten Situation übergegangen werden. Es sind dies Übungen, die man zuerst mit den Patienten gemeinsam macht, die sie dann aber auch allein machen können.

Im Anschluß an die Desensibilisierung in vitro ist es dann durchaus möglich, daß das Paar gemeinsam diese Desensibilisierung in vivo durchführt. Dabei ist es aber nötig, daß der Partner informiert ist und bereit ist mitzumachen, v. a. in dem Sinne, daß er bereit ist, den sexuellen Akt dann zu unterbrechen, wenn beim Partner Angst auftritt, und erst zu einem späteren Zeitpunkt nach neuerlicher Entspannung und Entängstigung weiterzumachen.

Ängste im Zusammenhang mit der Sexualität treten jedoch meist nicht allein auf, sondern gehen, besonders bei neurotischen Patienten, mit anderen Ängsten einher. Deshalb ist es wichtig, nicht nur eine Sexualangsthierarchie aufzustellen, sondern auch eine Hierarchie nichtsexueller Ängste, wie sie nachfolgend dargestellt ist. Hier wird genauso vorgegangen wie bei den sexuellen Ängsten:

- Tod eines nahen Angehörigen
- unangenehme Nachricht
- mit fremden Leuten sprechen müssen
- allein durch dunkle Gasse gehen
- selbst Auto fahren
- Haushalt nicht zu bewältigen
- der Mann muß plötzlich verreisen

- Herzinfarkt
- Menschenansammlungen
- Luftseilbahn
- Flugzeug
- Herd nicht abgedreht haben

Kombination verschiedener Methoden

Es hat sich nach unseren Erfahrungen bewährt, sexuelle Störungen nach den anfänglich geschilderten Methoden der Aufklärung, paradoxen Intention und des Koitusverbotes zunächst einmal verhaltenstherapeutisch zu behandeln, aber nach Verschwinden der Symptome auch auf analytischem Wege zu versuchen, die Ursache dieser Symptome zu analysieren. Diese Kombination hat sich deswegen bewährt, weil ja die Verhaltenstherapie ausgesprochen darauf angelegt ist, lediglich das Symptom zu behandeln, während es eben im Rahmen der Gesprächstherapie, besonders tiefenpsychologischer Prägung, möglich ist, die z. T. unbewußten Zusammenhänge aufzuklären.

Vor allem im Laienschrifttum wurde in letzter Zeit sehr viel über die Therapiemethoden nach Masters u. Johnson (1970, 1973) geschrieben. Das wesentliche dieser Behandlung ist zusammengestellt:

- getrennte Gespräche und Untersuchung
- gemeinsame Gespräche „round table"
- Aufklärung
- Konfliktbesprechung
- praktische Verhaltensmodifikation „sensate focus"
- laufende Verlaufskontrolle „round table"

Masters u. Johnson arbeiten v. a. verhaltenstherapeutisch, aber auch kommunikationstheoretisch, wobei das wesentliche der Behandlung darin besteht, daß jeweils ein Therapeut und ein Kotherapeut bzw. eine Kotherapeutin zusammenarbeiten und zunächst einmal Gespräche mit den einzelnen Partnern, dann mit beiden Partnern zusammen und auch mit beiden Therapeuten zusammen geführt werden. Die wesentlichen Stufen in diesen Gesprächen sind zunächst einmal Aufklärung, dann Besprechung des Konfliktes und dann eine verhaltenstherapeutisch orientierte Verhaltensmodifikation, v. a. in vivo, d. h. die beiden zu behandelnden Partner werden angeleitet, wie sie in vivo unter Anwendung verhaltenstherapeutischer Gesichtspunkte, v. a. der Desensibilisierung, ihre Störung überwinden können. Diese Methode hat sich hauptsächlich in Amerika bewährt.

Zum Schluß noch ein Wort über die Erfolge der verschiedenen Behandlungsmethoden. So wie es schwierig ist, sexuelle Störungen als solche genau zu erfassen, so ist es besonders bei der Verhaltensmodifikation von anorgastischen und frigiden

Frauen nicht ganz leicht, den Erfolg kritisch zu erfassen. Abschließend wurden deshalb die Fragen zusammengestellt, welche besonders an Frauen zu richten sind, wenn es darum geht, den Erfolg der Therapie zu beurteilen:

Freuen Sie sich auf den Sexualakt?
Erleben Sie dabei fast immer einen Orgasmus?
Sind Sie jemals der Initiator sexueller Aktivitäten?

Die verschiedenen therapeutischen Möglichkeiten, welche auf sexualmedizinischem Gebiet heute für die Praxis verfügbar sind, zeigen, daß ein therapeutisches Rüstzeug dazu zu erlangen nicht auf besondere, v. a. zeitliche Schwierigkeiten stößt. Wir meinen, daß die Sexualmedizin ein sehr dankbares Anliegen der ärztlichen Tätigkeit ist; denn gerade in unserer leistungsorientierten Zeit ist es wichtig, daß wir unsere Patienten und unsere Heilerfolge nicht nur nach dem Kriterium der Arbeitsfähigkeit, sondern auch unter dem Gesichtspunkt der Liebesfähigkeit sehen (Pöldinger 1987; Pöldinger u. Labhardt 1988).

4.4 Sexualität im Alter

Ein besonderes Problem bzw. ein sexualmedizinisches Anliegen ist die Betreuung älter werdender Frauen. Noch immer wird das Klimakterium als etwas Schreckliches empfunden, und vielfach wird es auch als Entwertung erlebt. Dies ist auf mangelnde Aufklärung zurückzuführen. Viele Frauen sind der Meinung, daß mit dem Klimakterium die Liebes- und Genußfähigkeit aufhört. Ähnliche Ängste quälen auch Frauen, die sich die Gebärmutter operativ entfernen lassen müssen. Tatsächlich ist es weder für die Libido noch für das Erleben des Orgasmus wesentlich, eine Gebärmutter zu besitzen. Ein Orgasmus kann durchaus auch ohne Gebärmutter erlebt werden. Der Orgasmus kann, in Anlehnung an Masters u. Johnson (1973), folgendermaßen definiert werden:

1. Stehenbleiben der Zeit mit intensiven Empfindungen, die klitorisorientiert sind und ausstrahlen, verbunden mit einer Einengung der Sinneswahrnehmungen.
2. Wärmegefühl, besonders im kleinen Becken, ausstrahlend über den Körper. Diese vermehrte Durchblutung führt auch auf der Oberfläche der Haut, v. a. im Gesicht und auf der Brust, zum sog. sexuellen Flush, d. h. zu einem leichten Erröten.
3. Zusammenziehen der orgastischen Manschette und Pulsieren des Beckens, das ebenfalls in den Körper ausstrahlt.
4. Deutliches Gefühl des Nachlassens der orgastischen Spannung.

Es ist von großer sexualmedizinischer und speziell psychohygienischer Bedeutung, Frauen rechtzeitig darüber aufzuklären, daß sie im Klimakterium oder nach Verlust der Gebärmutter die Liebes- und Orgasmusfähigkeit nicht verlieren. Im Klimakterium kann die Libido zunächst sogar ansteigen. Dies wirkt auf Frauen, die erwarten, daß die Libido erlöschen wird, oft beängstigend. Diese Libidosteigerung kommt dadurch zustande, daß mit der reduzierten Produktion weiblicher Sexualhormone die auch bei der Frau in der Nebennierenrinde gebildeten männlichen Hormone relativ überwiegen. Als Folge davon kommt es im Klimakterium häufig zu einem Anflug von Barthaaren und zu einer tiefer werdenden Stimme, was v. a. für Sängerinnen ein Problem ist.

Auf die Frage, wie lange die Liebesfähigkeit der Frau anhält, gibt es diese Antwort: „Solange sie einen Partner hat oder einen Partner findet." Damit ist die Liebesfähigkeit der Frau weniger altersabhängig als beim Mann, sofern man die Fähigkeiten und nicht die Möglichkeiten betrachtet.

Es ist besonders wichtig, daß die Gynäkologen Frauen auf diese Zusammenhänge aufmerksam machen, bevor sie zu größeren Eingriffen, z. B. zur Entfernung der Gebärmutter, schreiten. Es ist interessant, daß dieser psychologische Tatbestand vergessen werden kann; bei der Entfernung der Ovarien wird regelmäßig an die Substitution mit Sexualhormonen gedacht. Dies hat wohl auch mit der naturwissenschaftlichen Orientierung der medizinischen Ausbildung zu tun, die nun aber eine erfreuliche Ausweitung in psychologische Dimensionen erfährt (Pöldinger 1987).

4.5 Persönliche Erfahrungen aus einer sexualmedizinischen Sprechstunde

Die Erforschung sexueller Störungen und die daraus abzuleitenden Behandlungsmethoden haben in den vergangenen Jahren große Fortschritte gemacht. Der eigentliche Beginn dieser Bewegung fällt mit der sexuellen Enttabuisierung und Liberalisierung zusammen. Patienten begannen mit ihren Ärzten über ihre Beschwerden zu sprechen und nach Therapien zu verlangen, die dann auch für die funktionellen sexuellen Störungen von verschiedener Seite angeboten wurden. Nach wie vor bestehen aber bei Patienten und Ärzten sog. Schwellenängste. Vielen Patienten bereitet es große Mühe, über ihre sexuellen Probleme zu reden.

Die Hemmungen der Ärzte bestehen darin, daß sie vielfach glauben, den Therapien nicht gewachsen zu sein, weder ausbildungsmäßig noch emotional. Nun ist aber das Angebot sexualmedizinischer Literatur umfangreich genug, sich zu orientieren und zurechtzufinden; gleichzeitig ist auf die Balint-Gruppen hinzuweisen, die es ermöglichen, die emotionalen Schwierigkeiten abzubauen und ein befundorientiertes Denken und Handeln durch ein beziehungsorientiertes Denken und Handeln zu ersetzen. Seit 8 Jahren wird am Sozialmedizinischen Dienst der Universitäts-Frauenklinik Basel eine sexualmedizinisch ausgerichtete Balint-Gruppe erfolgreich eingesetzt, die einerseits aus einer Stammgruppe besteht, andererseits aber laufend auch jene Kollegen betreut, die sich ausbildungshalber in dieser Abteilung befinden; es beteiligen sich aber immer auch Kollegen aus anderen Abteilungen. Die Erfahrung dabei ist interessant, daß es bereits nach relativ kurzer Zeit möglich ist, daß Teilnehmer der Gruppe einzelne sexualmedizinische Abklärungen und Therapien mit Erfolg übernehmen können.

Wenn man die verschiedenen sexualmedizinischen Sprechstunden betrachtet, die sich v. a. im vergangenen Jahrzehnt entwickelt haben, kann man eine übereinstimmende Feststellung machen: Obwohl verschiedene therapeutische Konzepte grundlegend waren, hat sich in methodologischer Hinsicht ein vergleichbar ähnlicher Aufbau der einzelnen Sprechstunden ergeben. Ausgehend von der Gesprächstherapie, von der Verhaltenstherapie, von psychoanalytischen Kurztherapien sowie von Ansätzen der Systemtheorie, unter Berücksichtigung der methodenübergreifenden Bemühungen von Masters u. Johnson (1973), ließen sich die Konzepte vereinheitlichen. Interessant ist auch, daß in der Therapie funktionell-sexueller Störungen versucht wurde, verhaltenstherapeutische und psychodynamische Anschauungen zu vereinigen. Dies ist verständlich, wenn man bedenkt, daß das Nichtwissen um den Zusammenhang von Ursache und Wirkung einerseits als Folge einer Verdrängung angesehen werden kann, andererseits aber auch als Folge eines Lernprozesses im Sinn der falschen Konditionierung. So entstehende funktionell-sexuelle Beschwerden können aber auch als Kommunikationsstörungen aufgefaßt werden. Verständlicherweise erhält in solchen Fällen die Gesprächstherapie besondere Bedeutung. Da es sich um Kommunikationsstörungen handelt, dürfte kommunikationstherapeutisches Vorgehen erfolgreich sein; die Kommunikationsforschung hat das therapeutische Angebot wertvoll bereichert. Ein weiterer Grund des therapeutischen Erfolgs besteht darin, daß vorwiegend Paare nur gemeinsam behandelt werden, wobei in der Originalmethode nach Masters u. Johnson (1973) dem Behandlungspaar ein Therapeutenpaar gegenübersteht. In Europa werden allerdings nur in schwierigen Fällen Therapeutenpaare eingesetzt.

5 Psychologische und psychosomatische Aspekte in der Zahnmedizin

M. Fisch*, Lugano

5.1 Grundsätzliches

Die zahnärztliche Therapie hat sich nach einer historisch bedingten, anfänglichen Betonung manueller und technischer Aspekte immer mehr nach den Ergebnissen der biologischen Grundlagenforschung gerichtet. Eine Entwicklung, welche eine immer engere Anlehnung an die Gesamtmedizin und eine schärfere Abgrenzung gegenüber der eigentlichen Zahntechnik mit sich brachte und den Zahnarzt, trotz seiner auf das stomatognathische System begrenzten Tätigkeit, zu einem besseren Einblick in die Wichtigkeit organischer wie auch psychosomatischer Zusammenhänge zwang.

Die zunehmende Bedeutung der Psychologie für eine zeitgemäße, nicht nur technisch, sondern v. a. auch ethisch und sozial befriedigende Berufsausübung ist am Beispiel der präventiven Zahnmedizin besonders gut zu erkennen.

Wenn der Zahnarzt noch vor einigen Jahrzehnten als handwerklich begabter medizinischer Spezialist galt, der sich im Alleingang oder höchstens in Zusammenarbeit mit seinem Zahntechniker um eine Wiederherstellung funktioneller Fähigkeiten und kosmetischer Harmonie durch Ersatz verlorenen Zahngutes beschränkte, so muß er heute zusätzlich mehr und mehr Leistungen auf dem karies- und parodontalprophylaktischen Gebiet erbringen (Schweizerische Zahnärzte-Gesellschaft 1986).

Nachkontrollen, Bestandsaufnahmen, Zahnsteinentfernung und ständige Motivation der Patienten zur Zahnhygiene und Eßdisziplin seien hier nur kurz erwähnt. Lauter Aufgaben, die er nicht mehr im Alleingang bewältigen kann und in vielen Ländern zu einer Erweiterung seines Praxisteams durch die Zahnhygienikerin oder die zahnmedizinische Fachhelferin geführt haben, ohne von den administrativen Aufgaben zu sprechen, welche manchmal noch eine zusätzliche administrative Hilfskraft erfordern. Die Führung und die Koordination seiner Mitarbeiter erfordern vom Praxisinhaber ein Geschick und ein Einfühlungsvermögen, die nicht jedem angeboren sind.

Wenn die individuell gezielte Aufklärung schon bei den „Zahnreißern" als bestes Mittel galt, um bei ihren Opfern die Angst über die bevorstehende „Behandlung" zu lindern, so ist dies heute auch rechtlich zur Pflicht des Zahnarztes

---

* Unter Mitarbeit von E. Strich-Schlossmacher.

erhoben worden, der seine Patienten auch über die mit dem geplanten Eingriff verbundenen Gefahren zu informieren hat, eine neben der oben erwähnten prophylaktischen Motivation eben nicht immer leichte Aufgabe, v. a. auch in psychologischer Hinsicht!

Die tiefgreifenden Änderungen in unseren Arbeits- und Lebensformen haben im Zuge eines unerhörten technischen Fortschrittes und den mit ihm verbundenen, eingreifenden sozialen Wandlungen, Angriffe auf das körperlich-seelische Gleichgewicht des Menschens ausgelöst, deren Auswirkungen sich in der wachsenden Zahl seelischer Störungen und zwischenmenschlicher Konfliktsituationen zeigen.

Sie beeinflussen einerseits das Verhältnis des Zahnarztes zu den staatlichen und bürokratischen Behörden, welche über die Krankenkassen mehr und mehr Einfluß auf seine ehemals freie Berufsausübung genommen haben und andererseits seinen Kontakt zu den immer wichtiger gewordenen Mitarbeitern im Praxisteam: v. a. sind aber auch seine Patienten davon betroffen, in der Einstellung zu ihrer oralen Situation, ihr Vertrauen und ihren Erwartungen in die Behandlung sowie in ihrer Bereitschaft zum Tragen der unerläßlichen, eigenen Mitverantwortung für die Erhaltung ihrer Zahngesundheit.

Immer häufiger sind sie Ursachen von Störungen der körperlich-seelischen Wechselbeziehungen und der vielfältigen, damit verbundenen organischen Dysfunktionen, auch im Zahn-Mund- und Kieferbereich. Kennzeichnend für diese Situation ist die nicht nur diagnostisch bedingte Zunahme von Kiefergelenkbeschwerden in den letzten Jahren und die jedem Praktiker aus eigener Erfahrung bestens bekannte Prothesenunverträglichkeit.

Es wird deshalb auch für den Zahnarzt in Zukunft immer notwendiger sein, Ursachen und Hintergründe des Verhaltens seiner Patienten erkennen zu können und seiner nicht nur technischen, sondern auch menschlichen Mitverantwortung gewahr zu werden.

Die Zahnmedizin scheint demzufolge nach Ansicht aufgeschlossener Autoren an einem Punkt angelangt zu sein, wo sie sich mehr der psychischen Faktoren als der technischen Verbesserungen anzunehmen hätte (Kleinknecht 1976). Dies hat sogar zu einer Spezialausbildung Anlaß gegeben, deren Absolventen als Dentalpsychologen über bessere verhaltenspsychologische Kenntnisse und Methoden verfügen als ihre rein fachtechnisch geschulten Kollegen, womit sie das seit Urzeiten bedeutendste Problem der Angst wie auch die hygienische und präventivmedizinische Gleichgültigkeit wirksamer beeinflussen könnten (Leatherman 1978). Mit dieser Weiterentwicklung dürfte sich die zukünftige Zahnmedizin noch mehr von ihrem früheren üblen Image des Zahnausreißers, Scharlatans und Chirurgenbarbiers entfernen und im Wissen um seelische Faktoren auch im Zahnbereich eine Behandlung ermöglichen, welche sich nicht nur auf das Organische beschränkt, sondern den ganzen Menschen einbezieht (Holz 1978).

Die Erkenntnis der engen Zusammenhänge zwischen defekten Zähnen und seelischen Reaktionen ist zwar keineswegs neu, hat jedoch mehr in volkstümlich humoristischen Darstellungen als in wissenschaftlichen Abhandlungen ihren

Ausdruck gefunden. So verstand es Wilhelm Busch, mit unnachahmlicher Treffsicherheit diese psychosomatische Einheit von Zahn und Mensch darzustellen, z. B. bei *Balduin Bählamm:* „... einzig in der engen Höhle – des Backenzahnes weilt die Seele, und unter Toben und Gesaus reift der Entschluß: Er muß heraus!" Busch läßt es jedoch nicht bloß bei der seelischen Verfassung des Patienten bewenden, sondern attestiert auch dem Zahnarzt ein gewisses psychologisches Verständnis, indem er ihn sagen läßt: „Nun stütz das Haupt auf diese Lehne – und denkt derweil an alles Schöne." Besonders umfassend werden in der Glosse *„Der hohle Zahn"* gleich mehrere Aspekte zahnärztlicher Problematik offenbar, nämlich die Tatsache, daß an einem einzigen Zahn ein ganzer Mensch mit seinen körperlichen und seelischen Nöten hängen kann, ferner die Angst vor dem Zahnarzt, die den Patienten von der so dringend notwendigen Untersuchung so lange fernhält, bis der Schmerz Alarm läutet und der Weg zum Zahnarzt trotz aller Nöte erst dann erfolgt, nachdem jegliches Hausmittel versagt hat. Daß sich dem vorwiegend Unangenehmen im Zahnbereich doch immer wieder ein ausgleichender Humor entgegenzustellen und dem drohenden tierischen Ernst die Spitze zu nehmen vermochte, wurde in einer beachtenswerten Doktorarbeit dargelegt (Bernheim 1978).

5.2 Bedeutung des Mund- und Zahnbereiches

Mund- und Lippenregion gehören in den Bereich der Intimsphäre. Sie sind deshalb unmittelbar mit Gefühlen verbunden und daher in positiver wie auch negativer Weise affektbesetzt. Diesbezügliche Eingriffe werden sehr persönlichkeitsnah empfunden und dementsprechend durch die Persönlichkeit des Zahnarztes entscheidend beeinflußt (Reisner 1972).

Den Zähnen kommt aufgrund psychologischer Studien ein weit über ihre anatomische Struktur und organische Funktion hinausreichender, gewissermaßen in einer Ursymbolik wurzelnder Wert von Kraft, Potenz im weitesten Sinne, Schmuck und Schönheit zu (Elhardt 1962). Ihr Symbolwert, demjenigen des Kopfhaares vergleichbar, beeinflußt als Zeichen von Gesundheit und Vollkommenheit den Eigenwert im ästhetischen Sinne und das damit verbundene körperlich-seelische Wohlbefinden (Dolder 1956; Luban-Plozza 1969). Es gab wohl kaum eine Zeit, in der körperliche Schönheit und äußere Vollkommenheit, v. a. im Gesichts- und Zahnbereich, bedeutsamer für das Selbstbewußtsein und das persönliche Wertgefühl gewesen wären als in der heutigen. Der moderne Mensch befürchtet daher von Zahnschäden in erster Linie eine Einbuße und Beeinträchtigung des Anscheins von Jugend, Rüstigkeit, Gepflegtheit und Gesundheit. Der ebenso wichtigen Kaufunktion, in den weniger sichtbaren Zonen der Prämolaren und Molaren, wird deshalb weniger Beachtung geschenkt als dem Frontzahnbereich.

Es muß bereits als psychologisches Problem angesehen werden, daß sich trotz der relativ hohen Bewertung der Zähne und der weitgehenden Aufklärung, welche auch durch die öffentlichen Medien in diesem Sinne propagiert wird, der Wille zur Selbstdisziplin und den einfachen Verhütungsmaßnahmen zur Erhaltung der oralen Gesundheit bei den meisten Patienten im Laufe von regelmäßigen „Recall"-Sitzungen immer wieder angeregt werden muß.

Immerhin weisen die langjährigen Bemühungen in der präventiven Zahnmedizin beachtliche Erfolge auf, die jedoch nur gehalten und verbessert werden können, wenn die Eigenverantwortung jedes einzelnen für seine Zahngesundheit geweckt und erhalten werden kann und nicht durch Vorherrschen des Tarif- und Versicherungsdenkens gefährdet oder verunmöglicht wird (Marthaler 1978).

5.3 Der Gang zum Zahnarzt

Der Gang zum Zahnarzt ist oft ein mit Erwartungsangst, Beklemmung und vegetativer Dystonie verbundener Streß (Kielholz 1974; Pöldinger u. Labhardt 1988) und die zahnärztliche Behandlung wird trotz der sehr weitgehenden, heutigen Möglichkeiten zur Schmerzbekämpfung (von der Analgesie und Lokalanästhesie bis zur medikamentösen Sedierung) von gewissen Patienten immer noch als schmerzhaft, manchmal gar als aggressiv empfunden (Radanov 1983).

Man muß ebenfalls bedenken, daß die Patienten oft mit gewissen Schuldgefühlen den Gang zum Zahnarzt antreten, da sie annehmen, ihre Leiden weitgehend selbst verschuldet zu haben. Angst und Schuldgefühle sind wahrscheinlich die wichtigsten Faktoren, die zur Vernachlässigung der regelmäßigen Kontrollen beim Zahnarzt führen.

Die Angst vor der Zahnbehandlung befällt Angehörige aller Bevölkerungsschichten und Altersstufen und beruht z. T. auf veralteten Vorstellungen vom Zahnarzt als Schreckgespenst mit Folterwerkzeugen, z. T. auf schockierenden Zahnarzterlebnissen in der Kindheit und nicht zuletzt auf einer psychologisch nachweisbaren, kollektiven archaischen Angst, die trotz aller Fortschritte in der Zahnmedizin immer noch Gegenstand von Karikaturen und Witzblättern ist, welche leider diese Angstgefühle noch unterstützen, anstatt sie abzubauen.

Die heutigen Operationsstühle, mit denen der Patient in jede beliebige Stellung gebracht werden kann, ermöglichen zwar eine technisch optimale Behandlung, stellen aber für manchen Menschen eine besondere Streßsituation dar. Die instrumentell bedingten Schwierigkeiten einer verbalen Kommunikation und die körperliche Nähe zum Operateur sind weitere Faktoren, welche bei dem Patienten oft das Gefühl einer Wehr- und Hilflosigkeit aufkommen lassen. Diese Angst kann sich in verschiedenen Reaktionsformen äußern, z. B. als Flucht vor der Behandlung oder Hinausschieben der Konsultation, Aggression, Abwehr, Dreinschlagen,

Beißen. Sie kann sich lähmend auf verschiedene psychische Funktionen auswirken, so z. B. in Form von Stupor, der sich in Erstarrung, Verkrampfung und Nichtmehr-entspannen-Können manifestiert, was zur Fahndung nach den Hintergründen verpflichtet (Kielholz 1974).

Der vorwiegend auf diesen Grundton der Angst ausgerichtete Patient empfindet die Situation um so bedrohlicher, je mehr er sich allein gelassen fühlt. Das Alleinsein im Wartezimmer oder in Gesellschaft angstpotenzierender Leidensgenossen, ergänzt durch eine nervös bedingte Unfähigkeit zur Konzentration auf eine Ablenkung, verstärkt das Gefühl der Hilflosigkeit und des Ausgeliefertseins. Diese Ausgangssituation sollte sowohl im Interesse des Patienten wie auch des Zahnarztes bei der Gestaltung der Praxis und v. a. im persönlichen Kontakt zwischen Zahnarzt, Patient und Personal berücksichtigt werden (Elhardt 1962; Manné 1970).

5.4 Zahnarzt-Patient-Beziehung

„Der Mensch erleidet nicht so viel durch das, was ihm zustößt, als durch die Art, wie er dieses Geschehen hinnimmt." Mit diesen Worten hat Michel de Montaigne schon in der Mitte des 16. Jahrhunderts seine psychologischen Analysen des Schmerzes erläutert. Sie treffen auch für die Zahnbehandlung zu. Der erste Kontakt und das erste Gespräch zwischen Zahnarzt und Patient können über das weitere Verhalten des Patienten und den Verlauf der Behandlung entscheiden. Dabei muß sich der Zahnarzt bewußt sein, daß die im Vordergrund stehende Angst in der modernen Psychologie nicht mehr als pathologische Fehlfunktion angesehen, sondern als normale, gesunde Reaktion und als Warnsystem gewertet wird. Demnach ist es seine Aufgabe, den Patienten dazu zu bringen, seine Angst zu erkennen, mit ihr zu leben und mit ihr fertig zu werden. Der Zahnarzt muß auch wissen, daß der Patient heute als Partner verstanden sein will, zumal er sich oft nicht mehr als medizinischer – oder zahnärztlicher – Analphabet fühlt. Durch die Massenmedien – ob zum Vor- oder Nachteil – informiert, erwartet er gleichermaßen zahnmedizinisch perfekte Technik wie auch menschliches Verständnis für seine Sorgen und Nöte, die finanziellen inbegriffen. Kritischer, hellhöriger und – dank langjähriger Information – auch gesundheits- und zahnbewußter geworden, läßt er sich in einem verständnisvollen Gespräch besser motivieren und damit auch für eine längerfristige Mitarbeit gewinnen.

Der Patient erwartet beim Eintritt ins Behandlungszimmer unwillkürlich ein emotionales Entgegenkommen des Zahnarztes, das ihm Hilfe und Stütze in seiner von ängstlicher Erwartung geprägten Verfassung bieten und ihn von seinem Gefühl der Verlorenheit innerhalb einer zwangsläufig auf hygienisch-technische Perfektion und Rationalisierung ausgerichteten Umgebung entlasten könnte. Dies kann bereits durch eine verständnisvolle Praxishelferin angebahnt werden. Verhält sich der Zahnarzt in diesem Augenblick als verstehender Mensch zu einem kranken Mitmenschen und gibt er ihm durch ruhiges Zuhören Gelegenheit, im Gespräch seine Angst abzubauen, kann der Patient Vertrauen zu ihm fassen. Der dafür erforderliche Zeitaufwand wird belohnt durch eine entspanntere, der Behandlung zugänglichere Verfassung des Patienten. Um sich in den Patienten einfühlen zu können, ist es hilfreich, auf alltägliche Zeichen zu achten, wie den Klang der Stimme, die Art der Anmeldung oder den Zustand der Hände – ob trocken oder kalt-feucht. Müssen Patienten mit großem klinischen Aufwand rekonstruiert werden, empfiehlt es sich, einen Behandlungsplan aufzustellen. Darin ist der sozialen und psychischen Situation des Patienten, seinen Bedürfnissen und Wünschen und seinen finanziellen Möglichkeiten Rechnung zu tragen (Joris 1977; Schärer 1978).

Schließlich ist für das Gelingen der Behandlung die eigene Befindlichkeit des Zahnarztes nicht zu unterschätzen.

5.5 Zahnbehandlung

Die Arbeit im Munde bedeutet einen Eingriff in eine psychisch besonders sensible Zone. Die nahe Gegenüberstellung von Angesicht zu Angesicht kann bei empfindlichen Personen bisweilen den Eindruck einer bis in die tiefsten Seelengründe reichenden Gewissensforschung oder schonungslosen Bloßstellung selbst der geheimsten Gefühle erwecken. Oft ist der Patient auch auf Vorwürfe wegen Vernachlässigung seiner Zähne und entsprechende Ermahnungen gefaßt, was in ihm das Gefühl eines bei seinen Fehlern ertappten und deswegen gescholtenen Kindes erwecken und Opposition hervorrufen kann (Luban-Plozza 1969). Mangels ausreichender Kenntnis der vielfältigen psychologischen, psychosomatischen und sozialmedizinischen Problematik nehmen leider noch allzu viele Zahnärzte in ihrer Hilflosigkeit Zuflucht zu den üblichen repressiven oder autoritären Methoden, unterstützt durch den noch immer um den weißen Mantel schwebenden Mythos von Kompetenz und besonderen Heilfähigkeiten. Wenn jedoch auch psychologische und psychotherapeutische Kenntnisse nicht zum Ziele führen, ist eine Kombination mit psychopharmakologischer Therapie angezeigt. Diese ist besonders im Hinblick auf die wachsende Zahl von Süchtigen, v. a. Drogenabhängigen, recht problematisch und sollte sehr sorgfältig und fachkundig in Zusammenarbeit mit dem Hausarzt oder einem Psychotherapeuten durchgeführt werden (Kielholz 1974).

5.6 Patientengruppen

Erfreulicherweise ist ein Großteil der Zahnpatienten dank besserer Kenntnisse der Zahnprobleme einerseits und dem Bemühen der Zahnärzte um ein gutes gegenseitiges Einvernehmen andererseits in der Lage, mit ihrer Angst allein fertig zu werden. In der Mehrzahl der Fälle kann dementsprechend sowohl die Behandlung als auch die Motivation und Instruktion in der Prophylaxe ohne besondere Schwierigkeiten erfolgen. Es gibt jedoch gewisse Patientengruppen, welche erhöhte Anforderungen an das psychologische Verständnis des Zahnarztes stellen. Darunter fallen neben den Kindern und den Jugendlichen mit ihrer entwicklungsbedingten Labilität und seelischen Verletzbarkeit v. a. die neurotischen Patienten mit ihren unbewußten Ängsten und unverarbeiteten Konflikten (Elhardt 1962). Eine weitere Gruppe sind die alten und behinderten Patienten, die mit ihrer sozialen und gesundheitlichen Problematik auch dem Zahnarzt neue Verpflichtungen auferlegen.

Die zahnärztliche Betreuung des Kindes

Sie beginnt sinnvollerweise bereits während der Schwangerschaft durch Aufklärung der Mütter oder Eltern über die Möglichkeiten der Verhütung von Zahnschäden. Durch die Einstellung der Eltern gegenüber den Zahnproblemen wird das entsprechende Verhalten des Kindes wesentlich mitgeprägt. Die Kindheitserlebnisse in der Zahnarztpraxis sind weitgehend mitverantwortlich für das spätere Ausmaß an Angst und Widerwillen einerseits oder an Einsicht und Verständnis andererseits (Schäfer et al. 1974)

In der zahnärztlichen Betreuung von Kindern und Jugendlichen müssen heute vermehrt auch psychologische und sozialmedizinische Probleme berücksichtigt werden, nachdem Zahl und Schweregrad von Entwicklungsstörungen unter der Jugend zugenommen haben. Entsprechend häufiger ist mit psychisch gestörten Kindern und Jugendlichen zu rechnen, die psychisch und physisch weniger belastbar sind und vermehrt depressives Verhalten aufweisen.

Ganz allgemein sollte sich der Zahnarzt bewußt sein, daß die Zahnbehandlung für Kinder stets ein Streßerlebnis bedeutet, dessen Intensität von der Erregbarkeit des kleinen Patienten abhängt. Kinder neigen dazu, ihre persönlichen Probleme und Ängste in die Behandlung hineinzuprojizieren. Deshalb ist es wichtig, auch das Familienmilieu abzuklären. Sie erleben die zahnärztliche Behandlung weit mehr noch als die Erwachsenen als eine Konfliktsituation, in die sie wider Willen hineingedrängt werden und gegen die sie sich nicht straflos zur Wehr setzen können. Das Kind sieht sich vor ein Problem gestellt, das keine befriedigende Lösung in Aussicht stellt (May u. Squazorni 1969).

Auch die Umgebung des Warteraumes ist leider nicht immer auf seine psychische und entwicklungsbedingte Situation ausgerichtet und verfügt meistens weder über altersgemäße Lektüre noch Spielzeug zur Ablenkung und Entlastung von Angstgefühlen.

Besonders wichtig ist das Verhalten der die Kinder begleitenden Eltern. Diese erleben nicht selten ihre eigene, nie ganz überwundene Angst mit derjenigen ihrer Kinder. Deshalb sind sie dann auch nicht in der Lage, das Kind richtig zu trösten oder abzulenken und die kindlichen Manifestationen der Angst zu verhindern, wie die strikte Weigerung, das Sprechzimmer zu betreten, das verbissene Schließen des Mundes, Brüllen, Strampeln oder Schreien. Die Ursachen solch widerspenstigen Verhaltens, das auch ohne vorherige Zahnarzterfahrung auftreten kann, sind noch nicht ganz geklärt. Jedenfalls haben sich Mädchen als ängstlicher erwiesen als Knaben (Luban-Plozza 1969).

Steht dem Kinde die Zahnbehandlung bevor, gewinnt die Haltung der Eltern, Geschwister oder Freunde, eine entscheidende Bedeutung. Deren ängstliche Verhaltensweisen oder Einstellungen können zu Vorbildern „sozialer Imitation" werden und Ängste auslösen, ohne daß traumatische Eigenerfahrungen vorhanden wären. Die so oft in bester Absicht erscheinenden Begleitpersonen erweisen sich daher oft mehr als Belastung denn als Hilfe und sind besser dem Praxisraum fernzuhalten.

Eine wesentliche Erleichterung für eine spätere zahnärztliche Behandlung läßt sich erfahrungsgemäß erzielen, wenn das Kind, ohne daß ihm selbst eine Behandlung bevorsteht, einen Elternteil zu dessen Zahnarzttermin in die Praxis begleitet. So wird es allmählich mit dieser Umgebung vertraut, ohne sogleich mit schmerzhaften Erfahrungen belastet zu werden.

Der im Umgang mit Kindern ungeübte Zahnarzt neigt dazu, sich mit autoritärem und repressivem Auftreten zu behelfen oder zu Sedativa zu greifen. Das Angstproblem wird er damit nicht lösen können. Der mitgebrachte Teddybär oder die Lieblingspuppe sollten im Bedarfsfalle als Bundesgenossen gegen die Angst zugelassen werden und der Zahnarztbesuch, von der Begrüßung bis zur Verabschiedung, nach festen Regeln ablaufen. Durch die Aufgliederung der Behandlung in Einzelabschnitte, welche man stets in der gleichen Reihenfolge durchführt und dem Kinde in einer ihm verständlichen Sprache erklärt, wird bei unseren kleinen Patienten die Sicherheit verstärkt, daß sie nur mit Bekanntem konfrontiert werden.

Mit kurzen Pausen (Umspülen, Wasserglas füllen) sollten wir ihrem Bewegungsdrang entgegenkommen und danach trachten, daß sich jede Sitzung mit einem wenn auch noch so kleinen Erfolgserlebnis abschließt, um ihr Selbstvertrauen zu fördern (Loch 1963).

Nervosität, Unsicherheit und Hektik machen Kinder unruhig, ängstlich und aggressiv. Freundliches, sicheres Auftreten, mit entsprechender Mimik und Stimmkontrolle sind für den guten Erfolg der Behandlung unerläßlich. Das Kind als Patient muß das Gefühl bekommen, daß es der Mittelpunkt unseres Tuns und unser wichtigster Ansprechpartner ist.

In Schulen oder Heimen hat sich die gleichzeitige Anwesenheit mehrerer Kinder im gleichen Sprechzimmer sehr bewährt; durch gegenseitige Hilfeleistung und Ermunterung wird das Verständnis des Behandlungsablaufes und die Annäherung an Angstobjekte (Bohrer, Spritzen) wesentlich erleichtert, insofern sich Untersuchung und Behandlung für alle in derselben Reihenfolge abspielen, um Verwirrung und Unsicherheit zu vermeiden. Die Teamarbeit ist für die Instruktion, die Motivierung und die Übungen auf dem Gebiet der oralen Prophylaxe besonders wichtig.

Weit mehr noch als in der konservierenden Behandlung wird das Kind bei der Zahnregulation seelisch beansprucht, leidet es doch aufgrund seiner auffälligen Zahnstellung oder Apparatur nicht selten an Minderwertigkeitsgefühlen. Die nachweisbaren psychosomatischen Aspekte in der Kieferorthopädie sind bis heute durch eine vorwiegend technische Beurteilung und Behandlung der Betroffenen leider allzu stiefmütterlich behandelt worden. Auch beim Kinde stehen jedoch hinter Kieferfehlbildungen Faktoren im Zusammenhang mit Vererbung und v. a. mit ungelösten Persönlichkeitskonflikten und Schwierigkeiten in der sozialen Anpassung, die erwiesenermaßen ihren Urspung bereits in frühkindlichen Beziehungsstörungen zwischen Mutter und Kind haben und somit in die ganzheitliche Sanierung des Kau- und Sprechorgans eines sich entwickelnden Menschen einbezogen werden müßten.

Störungen im Hör-, Stimm- und Sprachbereich als Folgen neuromuskulärer Dysfunktionen erfordert besondere mitmenschliche und psychologische Fähigkeiten in der Behandlung, sind sie doch nur gemeinsam mit Logopäden, Physiotherapeuten, Orthodontisten, den Eltern und den Kindern selbst zu bewältigen (Assal 1976; Loebell 1976).

Prophylaxe bei Jugendlichen

Kinder erlernen richtige Gebißpflege und vernünftige Ernährung, wie sie lesen und rechnen lernen (Magri 1983). Durch Information, Übung und wiederholte Motivation muß sich die motorische und mentale Gewöhnung einstellen, auf welcher die zur oralen Hygiene erforderlichen, man könnte fast sagen einprogrammierten, Handlungsabfolgen beruhen.

Das im Rahmen der kollektiven und individuellen Prophylaxe entstehende „Gebißbewußtsein" fördert nicht nur die Selbstverantwortlichkeit, welche für die Erhaltung der Mundgesundheit nach dem Ende der Schulzeit unerläßlich ist, sondern bestimmt auch weitgehend die Einstellung des Einzelnen zur Zahnmedizin.

Es ist deshalb sehr wichtig, daß der Unterricht in der oralen Prophylaxe ohne moralischen Unterton erfolgt. Beim Auftreten einer trotz bester Hygiene doch immer möglichen Karies könnten sich sonst Schuldgefühle einstellen, welche dann im Sinne einer Rückkoppelung Angst vor der doch nötigen Behandlung erzeugen.

Als Ziel des prophylaktischen Unterrichts sollte man viel mehr als die vollständige Kariesfreiheit eine vernünftige Gebißpflege und eine positive Einstellung zur Zahnmedizin anstreben, womit eher ein Beitrag zur Angstverminderung in der Behandlung geleistet wird.

Neben dem familiären Beispiel und dem Wirken des Schulzahnarztes sind es v. a. das Mitmachen und die eigene Überzeugung des Lehrers, welche darüber entscheiden, ob die erworbenen Gewohnheiten und das „Gebißbewußtsein" so tief verankert sind, daß der Jugendliche Vorbeugung und regelmäßige Kontrolle auch nach der Entlassung aus der Schulzahnpflege nicht vernachläßigt.

Die Beanspruchung durch das Studium, die oft damit verbundenen Wohnortwechsel, die Abnahme familiärer Einflüsse und altersbedingte Veränderungen der Persönlichkeit sind einige der Faktoren, welche sich oft negativ auf die Zahnhygiene auswirken, bis der Jugendliche realisiert, daß er sich nun selbst darum kümmern muß.

Bei Behinderten mit angeborenen geistigen und körperlichen Schädigungen, Drogenkonsumenten, Lernschwachen und jugendlichen Delinquenten (den sog. Randgruppen, die hinsichtlich der gesellschaftlichen Normalität zum Rand hin abweichen) stellen sich besondere Probleme für die orale Prophylaxe.

Die Erfahrung hat gezeigt, daß es wohl möglich ist, auch in Heimen für Behinderte eine kollektive Vorbeugung durchzuführen. Voraussetzungen sind eine positive Einstellung des Personals und die Überwachung durch einen Zahnarzt, so daß jedem Kind durch liebevolle, aber auch sichere Führung die ihm zumutbare Verantwortung und Aktivität beigebracht wird.

Bei den restlichen Gruppen sind komplexe psychische Zustandsbilder vorhanden, welche generell auf eine Schwächung der Persönlichkeit deuten, die sich nach außen als Passivität, Agressivität, Unbeholfenheit usw. manifestieren kann.

Noch mehr als im Normalfall muß man hier nicht nur erklären, sondern auch zuhören können und nachfragen, ohne Situationen zu aktivieren, welche zum aktuellen Zustand geführt haben.

Um eine positiv betonte, erfolgreiche Prophylaxe durchzuführen, sind ganz allgemein einige psychologische Grundregeln zu beachten, welche hier noch kurz zusammengefaßt werden:

- Vorwürfe vermeiden, um keine Schuldgefühle zu wecken.
- Kontrollen nicht als Prüfungen, sondern als Hilfeleistung erscheinen lassen.
- Zuerst den Erfolg erwähnen und nachher Korrekturen anbringen.
- Information in verdaubaren Portionen erteilen.
- Die Fälle im Team besprechen.

Schwierige Patienten

Neben den unsteten, immer eine Vertrauensperson suchenden, von einem Zahnarzt zum anderen wandernden Patienten und den anspruchsvollen, mit Hartnäckigkeit auf bestimmte Behandlungsarten beharrenden Patienten gibt es eine Anzahl, welche besondere Schwierigkeiten macht. Sie alle zeichnen sich durch neurotische Angst aus, die 4 Strukturarten umfaßt, nämlich die hysterische, die zwanghafte, die depressive und die schizoide Struktur. Diese können sich in gesteigerter Angstbereitschaft oder in verkappter, nicht unmittelbar sichtbarer Angst, ja sogar in Anfällen, Ohnmachten und Erbrechen äußern und sind Auswirkungen lebensgeschichtlicher Einflüsse, besonders aus der frühkindlichen Entwicklung, und lassen sich nicht durch bloßes Zureden entschärfen. Das Wissen um die Hintergründe solchen Verhaltens kann bereits zu einer tragfähigen Zahnarzt-Patient-Beziehung und der entsprechenden Behandlungsmöglichkeit führen. In schwierigen Fällen ist es angezeigt, einen Fachtherapeuten hinzuzuziehen (Elhardt 1962).

Patienten mit vorwiegend hysterischer Struktur bereiten fast die meisten akuten Schwierigkeiten. Ihre Angst wird leicht in körperliche Zustände, wie z. B. Anfälle und Ohnmachten, umgesetzt. Ihre gesteigerte Suggestibilität macht sie zugänglich für psychische Hilfe. Sie sind durch eine ruhig-sachliche, wohlwollende, aber feste Haltung des Zahnarztes relativ leicht zu beeinflussen, deren Wirkung noch gesteigert werden kann, wenn sie den Charakter einer gewissen Verwöhnung, gepaart mit Wärme, Herzlichkeit und Humor, aufweist.

Patienten mit zwanghaften Neurosen sind meistens verkrampft, gehemmt, voller Zweifel und Zaudern. Ihre Entschlußunfähigkeit verzögert den Gang zum Zahnarzt. Ausgesprochene Zwangssymptome, wie z. B. Wasch- und Reinigungszwang, können die zahnärztliche Arbeit behindern, die nicht selten erst nach psychotherapeutischer Behandlung möglich ist. Oft verlagert sich die Angst dieser Patienten in den rein körperlichen Bereich in Form von Blässe und schnellem Herzschlag. Eine gute Kreislaufkontrolle ist bei ihnen angezeigt (Elhardt 1962).

Patienten mit depressiver Struktur unterwerfen sich bereitwillig den Anordnungen des Zahnarztes, was jedoch nicht über ihre begrenzte seelische Belastbarkeit hinwegtäuschen darf. Der Zahn hat für sie einen gesteigerten Symbolgehalt, weshalb sie diesbezügliche Schäden oder Verluste tragischer nehmen als normale Patienten. Im Interesse einer angepaßten Behandlungsform sollte sich der Zahnarzt vorsichtigerweise über die Reaktionen solcher Patienten bei früheren operativen oder zahnärztlichen Eingriffen erkundigen. Entscheidend ist, daß man sie als Subjekt anspricht und nicht bloß als „Fall" behandelt.

Schizoide Patienten entwickeln aufgrund von Störungen in ihrer frühen seelischen Entwicklung keine oder nur sehr mangelhafte Kontaktbeziehungen zur Umwelt. Ihre frühkindliche seelische Unterernährung hat in ihnen ein Urmißtrauen erzeugt, das zu querulatorischer Haltung, Hypochondrie, Feindseligkeit und sogar zu Provokation gegenüber dem Zahnarzt führen kann. Sie stellen die schwerste menschliche Belastung in der Zahnbehandlung dar. Besteht der Zahnarzt durch ruhig-wohlwollende, verstehende Geduld und Sachlichkeit seine affektive Bewährungsprobe, wird der Patient sein Einfühlungsvermögen und sein psychologisches Verständnis durch Treue lohnen (Elhardt 1962).

Die Strafgefangenen sind aufgrund ihrer besonderen charakterlich-seelischen und sozialen Situation zu den schwierigen Patienten zu rechnen. Entsprechende Untersuchungen haben vermehrt psychologische Probleme festgestellt (Schenker 1977), so v. a. eine auffällige Gleichgültigkeit gegenüber der Mundhygiene, schlechte Kooperationsbereitschaft bei den unerläßlichen Prophylaxemaßnahmen und ein gesteigertes Süßigkeitsbedürfnis, vorwiegend bei Süchtigen nach Entzug des „Stoffes", v. a. der Drogen. Der Zahnarzttermin stellt für den Gefangenen nicht nur eine Kontaktmöglichkeit zur Welt außerhalb der Gefängnismauern dar; indem man sich mit ihnen persönlich befaßt und sie fühlen läßt, daß es sich auch für sie lohne, die Zähne ganz und schön zu erhalten, kann ihnen das verlorene Selbstwertgefühl allmählich wieder zurückgegeben und damit ein wesentlicher Beitrag zur Wiederherstellung des seelischen Gleichgewichtes im Rahmen des Resozialisierungsprozesses geleistet werden.

Darüber hinaus gibt es Patienten, die keiner speziellen Gruppe zuzuordnen sind, jedoch ebenfalls zu größeren Behandlungsschwierigkeiten Anlaß geben können: Es handelt sich um psychisch Labile oder Kranke, die den Zahnarzt oft vor unüberwindliche Probleme stellen und bei neurologischer oder psychiatrischer Symptomatik eine enge Zusammenarbeit mit dem Psychotherapeuten erfordern (Reisner 1972). Auch gibt es eine große Zahl von Patienten, die wegen des Alters oder einer Behinderung nicht disloziert werden können oder sonstwie besondere Behandlungsmöglichkeiten erfordern. Es sind bestimmte Formen der Behinderung, wie z. B. körperliche Behinderung, geistige Spätentwicklung, angeborene Defekte, Stoffwechsel- und Systemerkrankungen, Krampfzustände, Autismus, Blindheit, Taubheit, Hämophilie sowie Patienten mit Neoplasien. Ihre Zahnsanierung erfordert besondere Fähigkeiten, v. a. ein beruhigendes Einwirken auf den Patienten und in gewissen Fällen eine Modifikation der konservierenden Behandlung. Ihren Wünschen und Erfordernissen nach zahnärztlicher Behandlung wird leider noch viel zu wenig entsprochen, besonders wenn es sich um Heiminsassen oder ans Haus gebundene Patienten handelt. Es wäre eine verdienstvolle Aufgabe für kommunale Stellen, ein zahnärztliches Behandlungsprogramm für behinderte Bürger zu entwickeln, wobei die Teammethode in Zusammenarbeit mit Arzt, Angehörigen, Sozialarbeiter und Lehrer gute Erfolge verspricht (Zimmermann 1977).

5.7 Psychogene Einflüsse im Mund- und Kieferbereich

Psychosomatische Faktoren spielen bei dysfunktionellen Erkrankungen des stomatognathischen Organs eine wesentliche Rolle. Untersuchungen über die Persönlichkeitsstruktur von Patienten, die an Myoarthropathien erkrankt sind, weisen Zusammenhänge zwischen der primär somatischen Erkrankung und psychosomatischen Allgemeinstörungen auf, weshalb den entsprechenden psychohygienischen und psychotherapeutischen Belangen größere Beachtung geschenkt werden sollte (Bruch 1957). Zu ähnlichen Schlußfolgerungen gelangen Beobachtungen von Störungen der Kaufunktion, insbesondere in der temporo mandibulären Artikulation (ATM), der dentofazialen Orthopädie sowie der prothetischen Rekonstruktion und der chirurgischen Korrektur gewisser Kiefermißbildungen (Weinberg 1977, 1979; Zarb u. Carlsson 1979).

Polymorphe Schmerzphänomene im Gesicht und Kopf sind häufig Folgen echter Depressionen und neurotischer Reaktionen im Zusammenhang mit Fehlhaltungen der Halswirbelsäule, wobei der psychische Streß maßgebend mitwirkt (Baumann 1979; Drommer 1979). Denselben Ursachen sind neben anderen Faktoren auch entzündliche Veränderungen an der Mundschleimhaut, am Zahnfleisch, im Parodontalbereich, bei Dermatosen, Zungenbrennen und sogar bei Herpes zoster zuzuschreiben (Cooper 1977; Perko 1979; Wespi 1977).

Eine besondere Problematik stellt sich bei *Drogenkonsumenten und Alkoholkranken* sowohl in bezug auf psychogen bedingte Veränderungen im Mundbereich wie auch in der Behandlung, wobei die rauschmittelbedingten Stoffwechselveränderungen und Verhaltensformen eine Zusammenarbeit mit dem Psychotherapeuten erfordern (Gerlach u. Wolters 1977). Ganz allgemein wird den Zahnarzt das Wissen um die neurovegetativen oder psychologischen Hintergründe solcher organischer oder funktioneller Störungen von einer aussichtslosen, rein somatischen Behandlung abhalten. Er wird dem Patienten nur helfen können, wenn er die psychisch-anatomisch-pathologischen Wechselbeziehungen erkennen und mit den entsprechenden Fachärzten zusammenarbeiten kann (Assal 1976).

5.8 Zahnverlust

Obwohl Zahnverluste dank verbesserter Aufklärung nachweisbar zurückgehen, gehört die Extrahierung von Zähnen doch immer noch zu den alltäglichen Aufgaben des Zahnarztes. Deshalb dürfen die psychischen Reaktionen nicht außer acht gelassen werden, welche im Zusammenhang mit einem Zahnverlust auftreten und zwischenmenschliche, ja sogar eheliche Beziehungen gefährden können. Schon aus diesen Gründen sollte eine möglichst rasche Wiederherstellung des ästhetischen Erscheinungsbildes angestrebt werden.

Der Verlust von Zähnen und Kopfhaar wird aufgrund der bereits erwähnten Ursymbolik dieser Körperbestandteile immer noch unbewußt als Kastrationserlebnis und Entwertung empfunden. Zwischen dem Verlust eines einzelnen Zahnes aus einer vollständigen Zahnreihe und demjenigen aller Zähne liegt eine lange Skala nicht nur organischer und funktioneller Veränderungen, sondern auch ein breites Spektrum psychischer Reaktionen gegenüber den verschiedenen Situationen.

Der Verlust von Frontzähnen wird wegen ihrer größeren Auffälligkeit und der Sprachbehinderung gewissermaßen als narzißtische Wunde empfunden. Schon der Teilverlust einer Frontzahnkrone kann durch den Anschein von Ungepflegtheit oder Vernachlässigung einer „Entwertung" gleichkommen. Solche Einbußen im „Umgangsgesicht" werden meistens durch mimische Vertuschungsmanöver versteckt. Auf eine möglichst rasche Wiederherstellung des „strahlenden Lächelns" wird großes Gewicht gelegt, während die Sanierung einer ausreichenden Kaufunktion in den weniger auffälligen Zonen kaum die erforderliche Beachtung erfährt. Die psychischen Auswirkungen des totalen Zahnverlustes sind je nach Geschlecht, Alter, Beruf, persönlicher und sozialer Stellung sowie der Einstellung zur Umwelt und der physischen wie auch psychischen Verfassung des Patienten verschieden. Die plötzliche Konfrontation mit dem endgültigen Zahnverlust läßt oftmals erst so recht den Wert der Zähne erkennen, was zu entsprechenden Reue- und Schuldgefühlen führen und Minderwertigkeitskomplexe auslösen kann. Je jünger der Mensch diesen Verlust erleiden muß (Jugendliche, Rekruten), desto schneller und problemloser überwindet er eine eventuelle psychische Belastung. Altersbedingte Dynamik und entsprechende Erfolge helfen ihm dabei. Totaler Zahnverlust in späteren Jahren wird je nach der seelischen und geistigen Einstellung des Patienten mit Angst, Schock oder einem Gefühl der Qual und Ausweglosigkeit mit depressivem Charakter empfunden, bisweilen auch als Abnahme von Vitalität und Zunahme von Hinfälligkeit und Schwäche gewertet, worauf besonders Frauen in der Menopause empfindlich reagieren. Er kann aber auch mit Bescheidenheit als unabänderlicher und ganz natürlicher Rückgang physischer Unversehrtheit betrachtet werden (Dolder 1956)

5.9 Zahnersatz

Mit der Verbesserung der medizinischen und sozialen Betreuung alternder Menschen hat auch die Zahl jener Patienten zugenommen, deren Gebißsituation nicht nur aus Kau- und Ernährungsgründen, sondern ebensosehr auch im Interesse ihres psychischen Wohlbefindens verbessert werden sollte. Was bereits im Zusammenhang mit der Problematik der verschiedenen Patientengruppen erwähnt wurde, ist auch hier zu berücksichtigen, wobei die ästhetischen Wünsche dieser Patienten erfahrungsgemäß ausgeprägter sind als ihr Verlangen nach technisch-funktioneller Perfektion. Immer aber stellt sich das Problem, das subjektiv Wünschbare – „endlich einmal weiße Zähne – auch in einem alten Munde" – mit dem objektiv Erfüllbaren in Einklang und Patientenhoffnungen mit den zahnärztlichen und finanziellen Möglichkeiten auf einen Nenner zu bringen. Bei Teilprothesen müßten zudem noch die Einsicht des Patienten in die unerläßlichen hygienischen Anforderungen und seine Geschicklichkeit in der Handhabung der Ersatzeinrichtungen für die Ausgestaltung des Zahnersatzes in Betracht gezogen werden (Aeschbacher u. Brunner 1978).

Entgegen der landläufigen Ansicht beschränkt sich der totale Zahnersatz nicht nur auf eine rein technische Wiederherstellung der Kaufähigkeit, sondern muß in einem erweiterten Zusammenhang mit physischen und psychischen Faktoren gesehen werden. In der rekonstruktiven Zahnheilkunde begegnet der Zahnarzt immer häufiger psychosomatischen und geroprothetischen Problemen im Zusammenhang mit dem natürlichen Alterungsprozeß des stomatognathischen Systems einerseits und den meist wenig faßbaren Beschwerden psychogener Herkunft andererseits, die auf abnormer Persönlichkeitsentwicklung bis zur Schizophrenie beruhen. Dadurch können Inkorporationsschwierigkeiten von Prothesen bis zur völligen Prothesenunverträglichkeit auftreten, Gaumen-Lippen-Brennen, Schluckbeschwerden, Trockenheit, Geschmacksveränderungen und Wundgefühle sowie Beeinträchtigung der Motorik der akzessorischen Kaumuskulatur (Körber 1978; Mellgren 1978; Müller-Fahlbusch 1977).

Diese Beschwerden sind nur relativ selten mit groben technischen Fehlern oder Allergien verbunden. Vielmehr scheint die seelische Verfassung des Patienten im Moment der Eingliederung des Zahnersatzes eine wichtige Rolle zu spielen.

Vor allem bei Patienten mit larvierten Depressionen sollte einer psychologisch günstigen Zeitwahl für diese Phase der prothetischen Behandlung größere Bedeutung beigemessen werden (Müller-Fahlbusch 1983).

5.10 Schlußfolgerungen

Der Zahnarzt wird heute immer mehr mit psychologischen, psychosomatischen und sozialmedizinischen Problemen konfrontiert. Diese sind oft Auswirkungen unserer dem seelischen Gleichgewicht und der Persönlichkeitsentwicklung wenig zuträglichen Lebens- und Arbeitsformen. Sie stellen beträchtliche Anforderungen an den Arzt wie auch den Zahnarzt in bezug auf mitmenschliches Verständnis und psychologische Sachkenntnis. Um diese für das therapeutische Wirken so wertvollen Fähigkeiten entwickeln zu können, müßten vermehrte Ausbildungsmöglichkeiten geschaffen werden. Dies würde den Zahnarzt auch befähigen, in besonderen

Fällen mit Arzt, Psychotherapeuten, Psychologen, Kinderärzten oder Logopäden zusammenzuarbeiten.

Leider werden in Erziehung und Ausbildung die dazu erforderlichen charakterlich-seelischen Qualitäten immer noch zu wenig berücksichtigt.

Mit der von Balint (1957) geschaffenen Ausbildung als psychologisch orientierte Ergänzung des Medizinstudiums könnte auch der Zahnarzt zu einem besseren Verständnis seiner eigenen Persönlichkeit und damit auch zum Erkennen seelisch-körperlicher Zusammenhänge im Krankheitsgeschehen gelangen. Damit wird eine wertvolle Rehumanisierung der Medizinalberufe ermöglicht und jene Lücke geschlossen werden könnte, welche eine allzu fachtechnisch orientierte Ausbildung offengelassen hat (Leatherman 1978).

6 Der psychosomatisch Kranke in der 2. Lebenshälfte

Körperliches Befinden und Gesundheit stehen in einem Zusammenhang mit dem Erfolg unserer Anstrengung, uns zur Entfaltung zu bringen und unseren Lebenssinn zu finden.

Wenn wir in diesem Sinne von einer „Psychosomatik des älteren Menschen" sprechen, ist damit nicht ein bestimmtes, als psychosomatisch bezeichnetes Krankheitsbild gemeint. Vielmehr verstehen wir darunter die vielfältigen Erscheinungsformen krankhaften Körpergeschehens bei älteren Menschen angesichts der Krisensituationen, die das Altern mit sich bringt.

Daneben meint „psychosomatische Medizin" immer auch eine ärztliche Haltung, eine als „psychosomatischer Zugang" bezeichnete Weise des Umganges mit dem Leidenden. Für die „Psychosomatik des älteren Menschen" kann dies bedeuten, dem alternden Menschen beim Überschreiten der Grenze zwischen dem Ende des Aufwachens und dem Beginn des Alterns behilflich zu sein.

Petzold (1988b) nutzt eine kleine Geschichte von Brecht (1967), um Möglichkeiten und Hindernisse des Alterns zu illustrieren:

> Sie erinnern sich: Sie war 72 Jahre alt, als der Großvater starb. Er hatte eine kleine Fabrik gehabt, und sie hatte ihm den Haushalt gemacht; und sie hatte die Arbeiter versorgt und die 5 von den 7 Kindern, die sie geboren hatte. Sie war eine kleine, magere Frau mit Eidechsenaugen, aber langsamer Sprechweise. Von ihren Kindern waren 2 Mädchen nach Amerika gegangen, 2 Söhne waren ebenfalls weg, nur der jüngste lebte in demselben Städtchen. Er war Buchdrucker und hatte eine viel zu große Familie für seine 3-Zimmer-Wohnung.
>
> Nach dem Tod ihres Vaters schrieben sich die Kinder Briefe über das Problem, was mit ihrer Mutter zu geschehen habe, einer wollte ihr bei sich ein Heim anbieten. Der Buchdrucker wollte mit seiner Familie zu ihr in das große Haus ziehen. Sie aber verhielt sich abweisend. Die Kinder gaben nach und schickten monatlich ein bißchen Geld für ihren Unterhalt. Sie beruhigten sich mit dem Gedanken, daß der Buchdrucker ja im Städtchen sei.
>
> Dieser berichtete dann in Briefen über die Mutter. Er schien von Anfang an enttäuscht, weil er nicht in das große Haus ziehen durfte. Sie kam manchmal zu ihm zu Besuch und half auch seiner Frau beim Einmachen. Gelegentlich äußerte sie sich wohl auch etwas abfällig über die Enge seiner Wohnung. (Er teilte das mit einem Ausrufungszeichen mit.) Er schreibt, daß sie jetzt öfters ins Kino ginge. Das war nicht sehr respektabel. Er schreibt, daß sie in einer etwas verrufenen Werkstatt eines Flickschusters, der sehr weit gereist war, verkehrte. Dort fanden sich weniger gut beleumdete Menschen, stellenlose Kellnerinnen, Handwerksburschen zusammen.
>
> Seine Vorhaltungen beschied die Mutter mit: „Die haben etwas von der Welt gesehen". Sie, die immer für alle anderen gekocht hatte, begann im Gasthof zu essen.

> Als aber Brechts Vater zu Besuch kam, setzte sie ihm ein Glas Rotwein vor und
> erkundigte sich freundlich, aber nicht sehr eingehend nach dessen Familie. Vor allem
> wollte sie wissen, ob die Kinder Kirschen hätten. Den Vater zum Grab seines Vaters zu
> begleiten, hielt sie für nicht nötig. „Ich muß noch woanders hin." Der Buchdrucker
> meinte später: „Wohl zum Flickschuster."
> Als die Großmutter dann auch noch zum Pferderennen fuhr, zweifelte der Buchdrucker
> vollends an ihrem Verstand und wollte einen Arzt zu Rate ziehen, wogegen sich der ältere
> Bruder aussprach.

Brecht kommentierte:

> Genau betrachtet, lebt die Großmutter hintereinander zwei Leben. Das eine erste als
> Tochter, als Frau und als Mutter; das zweite einfach als Frau B., als eine alleinstehende
> Person ohne Verpflichtungen mit bescheidenen, aber ausreichenden Mitteln. Das erste
> Leben dauerte etwa sechs Jahrzehnte, das zweite nicht mehr als zwei Jahre.
> In dieser 2. Hälfte nahm sie sich gewisse Freiheiten heraus, wie beispielsweise diese, im
> Sommer frühmorgens schon um 3 Uhr aufzustehen und durch leere Straßen des
> Städtchens spazierenzugehen. Da hatte sie das Städtchen ganz für sich alleine.
> Sie starb unvermittelt an einem Herbstnachmittag in ihrem Schlafzimmer, aber nicht im
> Bett, sondern auf einem Holzstuhl sitzend am Fenster. Bei sich hatte sie ein
> verkrüppeltes Mädchen, um das sie sich in der letzten Zeit gekümmert hatte. Eine
> Fotografie, die sie auf dem Totenbett zeigt und die für die Kinder angefertigt worden
> war, zeigt ihr winziges Gesichtchen mit vielen Falten und einem schmallippigen, aber
> breiten Mund. Viel Kleines, aber nichts Kleinliches. Sie hatte die langen Jahre der
> Knechtschaft und die kurzen Jahre der Freiheit ausgekostet und das Brot des Lebens
> aufgezehrt bis auf den letzten Brosamen.

6.1 Krisensituationen der Lebensmitte

Im folgenden wollen wir einige typische Krisensituationen beim Überschreiten der Lebensmitte beschreiben. Wir wollen die Situationen der abnehmenden körperlichen Leistungsfähigkeit, der „Generationentrennung", der Beendigung der Berufstätigkeit und des „Rückblickes" näher untersuchen.

Abnehmende körperliche Leistungsfähigkeit

Nach der Lebensmitte macht jeder Mensch die Erfahrung, daß seine körperliche Leistungsfähigkeit abnimmt. Die Augen und das Gehör lassen nach, und der Ältergewordene merkt, daß er beim Treppensteigen und beim schnellen Gehen rascher kurzatmig wird als Jüngere. Männer machen oft Störungen der Potenz, Frauen klimakterische Beschwerden zu schaffen. Kurzum, man macht die Erfahrung, daß man zwar jetzt in der 2. Lebenshälfte vieles weiß, was man als junger Mensch noch nicht wußte, daß man aber umgekehrt jetzt auch manches nicht mehr oder zumindest nicht mehr so gut kann, wie man es früher konnte. Glich man früher Rückschläge und Frustrationen und die damit zwangsläufig verbundenen dysphorischen Stimmungen durch vermehrte Leistung und Aktivität aus, so merkt man jetzt, daß die eigene Leistungsfähigkeit und damit die Kompensationsmöglichkeit in zunehmendem Maße eingeschränkt werden. Da am Ende dieses Abbauprozesses irgendwo einmal der Tod steht, erhält die Antizipation des eigenen Todes wesentlich stärkeren Realitätsgehalt als in den vorangegangenen Lebensphasen.

Generationentrennung

Mit dem Altern brechen immer mehr Beziehungen ab. Die eigenen Kinder gehen aus dem Haus, Freunde und Verwandte sterben. Vor allem den Müttern fällt es oft schwer, im Verhältnis zu ihren Kindern auf ihre ehedem fürsorgende Aufgabe zu verzichten. Überhaupt muß der alternde Mensch Abschied nehmen von mancherlei Aufgaben der vorangegangenen Lebensabschnitte, er muß nach einem Wort v. Gebsattels (1954) „lebensimmanente Tode" sterben.

Sicher betont Kast (1982) mit Recht, daß Menschen, die sich nach dem Verlust des Partners, mit dem sie über Jahrzehnte zusammengelebt haben, wie halbiert und entzweigeschnitten fühlen, nicht etwa unreife Personen seien, die sich in einer symbiotischen Beziehung aufgegeben haben. Sie zitiert Augustin in seiner Verzweiflung nach dem Tod seines Freundes:

> Denn ich habe meine und seine Seele als eine einzige in zwei Körpern empfunden, und deshalb schaudert mich vor dem Leben, weil ich nicht als Halber leben wollte.

und sagt weiter:

> Es gehört zum menschlichen Leben, daß das Selbsterleben sich wesentlich aus den Beziehungen zu anderen Menschen ergibt, daß wir oft als unser Selbst erleben, was andere Menschen in uns hervorgerufen haben und immer wieder hervorrufen und daß unsere Beziehung zu unserer Tiefe, zu unserem Innersten selbst, durch die Beziehungen geprägt ist, die wir zu anderen Menschen haben, insbesondere durch die Liebesbeziehungen.

Willi (1985) spricht in diesem Zusammenhang davon, daß die Lebensgemeinschaft den Charakter eines Prozesses habe, mit dem Ziel, gemeinsame Geschichte zu stiften, welche Zeichen setzt und Spuren hinterläßt. Er spricht vom dyadischen Selbst (Paarselbst),

> ... da die Partner große Anteile ihres Selbst, also des eigentlichen Wesenskerns der Person, nicht mehr unabhängig voneinander wahrnehmen und erfahren, weshalb die gewaltsame Trennung zweier Liebender als Entzweigeschnittenwerden, als Zerstörung nicht nur der Beziehung, sondern des eigenen Selbst erlebt werden kann, welches ausblutet und seiner Kräfte und seiner Organisation verlustig geht.

Der Verlust von Aufgaben und Beziehungen führt oft zur Isolation und Einsamkeit des alternden Menschen und macht ihn hoffnungslos. Diese Hoffnungslosigkeit schafft ein günstiges Klima für das Auftreten psychosomatischer Erkrankungen (Engel u. Schmale 1967, 1969).

Unsere Gesellschaft macht den älteren Menschen die Suche nach neuen Aufgaben sehr schwer. Ihre Qualitäten will sie nicht anerkennen. Der Alternde, der sich plötzlich den Jungen gegenübersieht, die ihn und seine Wertorientierung nicht verstehen oder ablehnen, der Kontaktschwierigkeiten zur „jungen Generation" hat, zu der er doch vor kurzem noch selbst gehörte, steht vor einem der schwersten Lernprozesse im Leben: Er muß sein eigenes Altern in den Griff bekommen. Unter den gegebenen gesellschaftlichen Umständen heißt das auch, daß er sich abgrenzen muß von der Vorstellung, Altern sei ein „Abstieg von Wert zu Unwert" oder der „Beginn eines defizitären Prozesses" (Oestereich 1975).

Der Abnahme von Expansions- und Leistungsfähigkeit beim alternden Menschen steht die Zunahme von Lebenserfahrung und Individualität gegenüber. Diese Qualitäten gelten aber wenig in einer Gesellschaft, in der die Lebensbedingungen sich zunehmend schneller ändern, die dabei Dynamik, Elastizität und Anpassungsfähigkeit zu ihren Götzen erhoben hat und in der die Sucht nach immer Neuem ebenso zunimmt, wie die Lebenserfahrung an Wertschätzung verliert. Unter diesen Bedingungen kann die junge Generation ihre Alten nicht annehmen.

Alte scheinen zu stören und keinen Anspruch auf Leben mehr zu haben. Grubbe (o. J.) berichtet von einer 80jährigen Bewohnerin eines Altenheims, ehemals Bäuerin und Mutter von 14 Kindern. Er fragte sie, warum sie nicht bei ihren Kindern leben würde. Sie antwortete: „Man hat die Kinder großgezogen und möchte jetzt nicht mehr stören. Man geht seinen eigenen Weg. Ich habe gelebt, ich habe also keinen Anspruch mehr".

Beendigung der Berufstätigkeit

Vom Abschluß der Berufstätigkeit werden v. a. die Männer oft hart getroffen. Schultz (1970) spricht vom Pensionierungsbankrott, und Jores (1970) beschreibt in seinen Untersuchungen von pensionierten Hamburger Beamten den Pensionierungstod. Dabei konnte er feststellen, daß im 1. Jahr nach der Pensionierung der Ausgang verhältnismäßig leichter Erkrankungen, einer Bronchitis beispielsweise, häufig ein letaler war. Die eigentliche Todesursache sieht er dagegen im plötzlichen Aussetzen des routinemäßigen Alltags. Diesem „beruflichen Tod" folgt der physische Tod, wenn der Pensionär nicht die Hoffnung auf ein weiteres erfülltes Leben auch nach Abschluß der Berufstätigkeit haben kann.

Besonders gefährdet sind diejenigen, die sich mit Pflicht und Arbeit überidentifiziert haben. Diese Einstellung läßt der individuellen Reifung wenig Raum. Wenn die berufsfremden Interessen gering geblieben sind, kann der Rollen- und

Funktionsverlust auch zum Sinnverlust führen. Der berufslangen Ausbildung eines starken „Arbeits-Ich" entspricht der Identitätsverlust zum Zeitpunkt der Beendigung der Berufstätigkeit.

Dies gilt noch mehr für Patienten, die aus einem Gefühl der Gegenwartsleere die Flucht in die Überidentifikation mit der Arbeit bis hin zur Arbeitssucht angetreten haben. Von Gebsattel (1954) hat diese Einstellung, die gelegentlich auch als Persönlichkeit des „Don Juans der Leistung" bezeichnet wird, eindrücklich beschrieben. Die erzwungene Unterbrechung dieser Lebenseinstellungen kann zu Depressionen, zu psychosomatischen Beschwerden und wie Jores (1970) es dargestellt hat, zum psychosomatischen Tod 1–2 Jahre nach Beendigung der Berufstätigkeit führen.

Wenn mit Hilfe von Leistung und Arbeit Frustrationen und depressive Verstimmungen kompensiert werden, muß sich der Wegfall dieser Kompensationsmöglichkeiten nachteilig auswirken. Auch die abrupte Entlassung aus einer Dauerstreßsituation wird als Streß erlebt, der das Maß des Dauerstresses weit übersteigt. Der entscheidende Gesichtspunkt für den Kollaps mancher Patienten nach der Beendigung der Berufstätigkeit dürfte jedoch darin zu sehen sein, daß für sie mit dem Verlust der beruflichen Aufgabe der Verlust der Hoffnung auf ein sinnvolles und erfülltes Leben einhergeht.

In diesem Zusammenhang wollen wir an die Erfahrungen von Kriegsgefangenen und KZ-Insassen erinnern: Sie lebten unter unmenschlichen Verhältnissen, mitunter nur von der Hoffnung auf Befreiung und Heimkehr. Es sind Schicksale belegt, daß Gefangene jahrelang im Lager lebten, aber innerhalb von Tagen starben, wenn sie vom Tod der Frau oder dem Verlust der Familie erfahren hatten. Diese Schicksale machen besonders deutlich, wie pathogen der Zusammenbruch von Hoffnungen und die Ziellosigkeit des Lebens wirken können.

Rückblick

Das Altern nötigt zu einem Rückblick auf das bisher gelebte Leben. Dies fällt vielen alternden Menschen schwer. Schließlich ist das Alter gnadenlos, wir sind geworden, was wir sind, wie der Dichter Charles Peguy es ausgedrückt hat. Zu häufig zeigt der Rückblick, daß das Leben vielleicht ausgefüllt war, nicht aber Erfüllungen und greifbare Resultate gebracht hat; daß das Leben nicht gemeistert wurde, sondern man sich meistern ließ; daß man sich und viele seiner ursprünglichen Talente nicht hat entfalten können.

Deshalb weichen viele der leidvollen Auseinandersetzung mit dem gelebten und dem ungelebten Leben aus. Die Verdrängung regiert dann den Alltag, häufig breiten sich Resignation und Lähmung aus oder Betriebsamkeit und zielloser Aktivismus, die Kütemeyer (1956) als „emsige Apathie" bezeichnet hat. Die Flucht vor der Auseinandersetzung mit dem zurückgelegten Lebensweg kann sich auswirken in vermehrter Angst, dem Gefühl, nicht gelebt zu haben, oder in psychosomatischen Störungen. Das Gefühl, nicht gelebt zu haben, hält Fromm (1964) für die Ursache der irrationalen Angst vor dem Tode.

Schließlich betrügt der alternde Mensch sich auch um einen Schritt seiner Reifung, wenn er diesen Lebensrückblick und das Bemühen um ein Einverständnis mit dem Erreichten nicht leistet. Wir spüren die Spannung, die zwischen dieser Lebensaufgabe auf der einen Seite und der Verdrängung des Todes auf der anderen Seite entstehen kann. Wenn aber der Tod verdrängt werden muß, dann müssen auch die Alten, die uns ja stets an den Tod erinnern, aus dem Alltagsleben verdrängt werden.

6.2 Psychosomatische Störungen

Psychosomatische Krankheiten treten in der 2. Lebenshälfte häufiger auf als in der 1. Dies hat verschiedene Gründe. Zum einen nimmt im Alter die psychische Belastung zu bei gleichzeitiger Abnahme der Fähigkeit, inneren Streß durch Leistungsstreben und andere Abwehrformen zu kompensieren. Zum anderen neigen ältere Patienten dazu, anstelle neurotischer Symptome oder funktioneller Syndrome psychosomatische Krankheiten zu entwickeln.

Müller (1967) führt dies darauf zurück, daß im Alter „vermehrt abnutzungsbedingte körperliche Krankheiten und Gebrechen ‚zur Verfügung stehen', in welche die psychische Problematik sich einbetten" kann. Dadurch würden die psychosomatischen Krankheiten im Alter auch ihre relative Spezifität verlieren; denn es müsse nicht gewissermaßen aus dem Nichts ein neues, eben typisch psychosomatisches Krankheitsbild geschaffen werden.

Allgemein wird von einer Zunahme der Dermatosen im Alter berichtet. Chronische Gastritis, Darmkrämpfe und Obstipation sind bei alten Menschen häufig zu beobachten. Auch subjektiv beschäftigen alte Menschen sich vermehrt mit den Verdauungsfunktionen. Busse (zit. nach Müller 1967) hat dieses typische Altersphänomen als „oral-anale Regression" gedeutet.

Häufig wird über Kopf- und Kreuzschmerzen geklagt. Das obere, das psychosomatische Kreuz drückt dabei besonders. Diese Kranken haben es meist schwer, sich mit inneren Problemen auseinanderzusetzen. Angesichts frustrierender Situationen und narzißtischer Kränkungen reagieren sie mit einer nach innen gerichteten Aggressivität, die sich somatisch auswirken kann.

Männer leiden, besonders in Großstädten, viel an funktionellen Herzbeschwerden. Vieles spricht dafür, daß die im Alter oft gesehene Hypertonie und rheumatische Beschwerden nicht nur durch Abnutzungserscheinungen, sondern auch durch die nach innen gekehrte Aggressivität hervorgerufen werden.

Eßsucht – mit gelegentlicher Verbindung zum Altersdiabetes – und Alkoholmißbrauch gehören zu den selbstzerstörerischen Handlungen und Gewohnheiten vor dem scharfen Knick der Lebenslinie.

Solche vorwiegend psychisch bedingten Beschwerden korrelieren im Alter signifikant mit versteckten Angstgefühlen bei Anpassungsschwierigkeiten. Häufig sind die Organstörungen Ausdruck einer *larvierten Depression.* Auch das Depressionssyndrom im Klimakterium bietet sich nach Bierkmeyer (1970) meist in larvierter Form an.

Zur Symptomatik der Menopause schreibt Engel (1970), daß in der Regel Symptome auch schon vor der Menopause bestanden haben, sich diese zwar während der Menopause verstärkten, aber nicht erstmals aufträten.

Die bereits vor Altersbeginn bestehenden Symptome verschlimmern sich also nach dem Lebensknick entscheidend. Dies gilt insbesondere für Krisensituationen. Ein Beispiel gibt folgende Beobachtung:

Eine alte, verwitwete Dame, die schon seit mehreren Jahrzehnten in der Familie ihres Sohnes lebt, ist Gallensteinträgerin ohne besonders dramatische Symptomatik. Dies ändert sich, als über eine mögliche berufsbedingte Übersiedlung des Sohnes in eine andere Stadt diskutiert wird. Jetzt geraten die Gallensteine „in Bewegung" und führen nicht nur zu schweren Koliken, sondern auch zu einer lebensbedrohlichen Pankreatitis. Beides heilt überraschend schnell ab, nachdem sich die Übersiedlungspläne des Sohnes zerschlagen haben und in jeder Hinsicht der „status quo ante" wiederhergestellt wird.

Das gewichtigste Risiko in diesen sog. *Torschlußjahrzehnten* ist ein Mangel an kommunikativer Resonanz. Ehepartner drohen sich zu entfremden, wenn „die Polstergruppe angeschafft, der Fernsehaltar aufgebaut, das Einfamilienhäuschen geplant oder bezogen ist; es besteht kaum ein äußeres Ziel von einiger Relevanz, worauf das Paar hinlebt und wodurch es zusammengehalten und strukturiert wird" (Willi 1975).

Bei einander entfremdeten Ehepartnern werden kleine Beschwerden oft unverhältnismäßig wichtig, als ob die Patienten es nötig hätten, krank zu sein, um mit jemand in engeren Kontakt zu kommen. So leiden Frauen ausgesprochen häufig an allgemeiner Müdigkeit – auch ohne Eisen- und Kaliummangel.

Kann der Patient das Altern nicht in sein Leben integrieren, so wird sein Körper diese Tatsache offenbaren. Versucht ein Patient, seinem Leiden am Altern auszuweichen, verleugnet oder verdrängt er es, dann wird er um so lauter mit dem Körper leiden. Der Patient kann sich als Person ausschließen und spricht dann plastisch mit dem Körper: Es ist ein sprachloses Leiden. Sein Konflikt bleibt anonym: „Nicht ich, sondern mein Körper ist krank", sagt er zu seinem Arzt.

Zur Arzt-Patient-Beziehung

Welche Aufgaben und welche Möglichkeiten hat nun der Arzt? Ärzte haben ja wesentlich dazu beigetragen, daß die Menschen älter werden und einen ausgedehnten Lebensabend haben können. Lag die mittlere Lebenserwartung in der BRD 1950 bei 65 Jahren, so lag sie 1971 schon bei 70 Jahren. Kamen 1950 auf 1000

Tabelle 8. Entwicklung der mittleren Lebenserwartung der Neugeborenen und der 45jährigen während der letzten 3 Jahrzehnte in der Bundesrepublik Deutschland (D), den Vereinigten Staaten (USA), Schweden (S) und Japan (J). (Nach Junge 1988)

Mittlere Lebenserwartung [Jahre]	Männer				Frauen			
	D	USA	S	J	D	USA	S	J
Neugeborene								
1950/54	65,2	66,0	70,4	60,5	69,5	71,9	73,2	64,0
1965/69	67,5	66,8	71,8	68,8	73,6	74,1	76,6	74,1
1978	69,2	69,6	72,5	73,2	76,0	77,4	78,9	78,6
1984	71,3	71,1	73,9	74,8	78,1	78,3	80,1	80,7
Änderung von 1950/54 zu 1978 (in %)	6,1	5,5	3,0	21,0	9,4	7,6	7,8	22,8
Änderung von 1978 zu 1984 (in %)	3,0	2,2	1,9	2,2	2,8	1,2	1,5	2,7
45jährige								
1950/54	27,8	26,9	29,8	25,8	30,3	31,3	31,4	28,9
1965/69	27,2	27,0	30,2	28,1	31,9	32,8	33,8	32,2
1978	28,1	28,9	30,4	31,0	33,6	35,2	35,7	35,5
1984	29,2	29,8	31,3	32,1	35,0	35,9	36,6	37,3
Änderung von 1950/54 zu 1978 (in %)	1,1	7,4	2,0	20,2	10,9	12,5	13,7	22,8
Änderung von 1978 zu 1984 (in %)	3,9	3,1	3,0	3,5	4,2	2,0	2,5	5,1

Einwohner 94 Einwohner über 65 Jahre, waren es 1970 schon 128 und 1980 144 über 65jährige auf je 1000 Einwohner der BRD. Wie Tabelle 8 zeigt, ist diese Entwicklung ungebrochen, ein größerer Anteil unserer Bevölkerung lebt länger und die Zahl der beschwerdefreien Jahre steigt.

In der Praxis erhofft sich der Patient vom Arzt eine Hilfe. Seine Symptome geben dieser Erwartung und Hoffnung Ausdruck. Dem Arzt fällt nun die schwere Aufgabe zu, den Patienten mit sich selbst, d. h. mit seinem Altwerden zu versöhnen. *Er* muß sozusagen als Mittel gegen die Hoffnungslosigkeit wirken. Er selbst ist das wichtigste Medikament für den Patienten, wie bereits Balint (1957) festgestellt hat.

Der Arzt hat die wichtige Aufgabe, aus der Präsentation der Symptome die Lebensschwierigkeiten des Patienten herauszuhören und zu diagnostizieren, mithin die Klage des Patienten zu übersetzen. Nimmt er eine solchermaßen „humanistische Haltung" ein, kann es gelingen, einen Zugang auch zu vereinsamten Menschen zu finden.

Im einzelnen kann es Aufgabe des Arztes sein, sich für den Vollzug und die Verarbeitung des Rückblickes, von dem wir sprachen, zur Verfügung zu stellen.

Der Vollzug des Rückblickes, das Einbeziehen der Vergangenheit in die Gegenwart, kann dem Patienten eine Zukunft erschließen. Das Alter erfährt damit einen Sinn und kann wieder lebendig werden.

Erfährt der Patient in der Beziehung zum Arzt, daß er seinen Lebensabend beginnen darf, ist dies eine wichtige Hilfe für ihn. Diese Hilfe des Arztes braucht der Patient, weil Lebensabend – ein Wort, in dem Ruhe, Gelassenheit und ein wenig auch Weisheit mitschwingen – fast ein Fremdwort geworden und aus dem Sprachgebrauch verdrängt worden ist. Seine Stelle hat eine Art Kampf der Älteren um Wert und Ansehen eingenommen, verbunden mit der Hoffnung, noch nicht zum alten Eisen geworfen zu werden.

Es hilft nicht, wenn sich der Arzt mit Erklärungen und Ratschlägen begnügt. Der Patient ist darauf angewiesen, daß der Arzt sich mit ihm auf eine Arbeitsbeziehung einläßt, deren Gewichte gleich auf die Arbeit und die Beziehung verteilt sind. Erst unter dieser Voraussetzung kann er in seiner Beziehung zum Arzt eine kommunikative Resonanz spüren und vielleicht eine hoffnungsvolle Altersperspektive erarbeiten und erleben.

Die *„Alexithymie des Arztes"* (Luban-Plozza) ist also gefährlich, während seine Wärme, sein Einfühlungsvermögen und seine Fähigkeit zum Humor sich für den Patienten positiv auswirken.

Meerloo (1971) faßt die Aufgabe des Arztes treffend zusammen, wenn er schreibt: „Man soll diejenigen an die Vergangenheit verweisen, die jetzt glauben, keine Zukunft zu haben, um ihnen dadurch zu helfen, die Gegenwart anzunehmen."

6.3 Behandlung

Eine gründliche körperliche Untersuchung und Abklärung der Beschwerden ist selbstverständlich notwendig. Sie steht auch keineswegs im Gegensatz zur psychosomatischen Betrachtungsweise.

Einige andere Grundlagen der Therapie psychosomatischer Beschwerden in der 2. Lebenshälfte haben sich bis hierher schon ergeben: Der Arzt selbst ist ein wichtiges – vielleicht das wichtigste – Medikament für den Patienten. Er muß die Arbeitsbeziehung zusammen mit dem Patienten gestalten. Schon das wird ihm eine große Hilfe sein. Der Arzt muß sich – und den Patienten – fragen: In welcher Krise steht dieser alternde Mensch? Wie sieht sein Alltag aus? Was hat das Leben aus dem so gealterten Menschen gemacht? Dabei ist ein Hauptziel der Therapie, etwas zu finden, wobei der Patient sich nützlich und wertvoll fühlen kann. Es wird nicht leicht sein eine der Kraft des Patienten angemessene Tätigkeit zu finden. Aber warum sollen nur Schüler und Studenten Babysitter werden? Sollte nicht wieder die Märchenschallplatte durch die Märchen erzählende Großmutter und den

Geschichten erzählenden Großvater oder Urgroßvater ersetzt werden, um die Generationenkette auch emotional zu stärken? Auch scheinen uns viele Möglichkeiten im sozialen Bereich ungenutzt, was die Beschäftigung von älteren Menschen angeht. Den alternden Menschen hier phantasiereich zu ermutigen, ist eine wichtige Aufgabe des Arztes. Die „wohlverdiente Ruhe", die sich der ältere Mensch nehmen soll, bedeutet oft eigentlich, daß die Jüngeren in Ruhe gelassen werden wollen.

Der Arzt sollte nicht übersehen, daß Erschöpfung und Müdigkeit Folge der Ziel- und Zwecklosigkeit des Daseins sein können. Nichts ist anstrengender, als den ganzen Tag nichts zu tun zu haben. Wir lassen uns zu leicht von der biologischen Lebenskurve, die einen aufsteigenden und einen absteigenden Ast hat, blenden. Der Mensch als geistig-soziales Wesen hat eine stetig ansteigende Lebenskurve, indem er ständig Neues lernt, neue Erfahrungen sammelt und in immer neue Lebensabschnitte mit neuen Aufgaben eintritt. Oft beschäftigen religiös-philosophische Fragen den alternden Menschen. Ihnen darf auch der Arzt nicht ausweichen.

Wichtig sind Anregungen zur Freizeitgestaltung. Welche Möglichkeiten bieten Funkkolleg und Volkshochschule? „Wann waren Sie zum letzten Mal im Konzert, Theater oder Kino?", kann der Arzt den Patienten fragen. Beschäftigungs- und Arbeitstherapie, Altenclub und Kaffeefahrten sind dann – und nur dann – sinnvoll, wenn sie neue Beziehungen begünstigen, schöpferische Kräfte fördern und das Selbstwertgefühl heben.

Auch Kuraufenthalte können sich positiv auswirken, wenn sie zu neuen Beziehungen führen. Sie sind aber schädlich und führen zu depressiven Reaktionen, wenn der alternde Mensch sich der Kursituation nicht anpassen kann und sich durch sie noch isolierter fühlt. Ebenso wichtig ist die den Umständen entsprechende Erfüllung der erotisch-sexuellen Bedürfnisse, denn entgegen einem weitverbreiteten Vorurteil sind alte Menschen keine geschlechtlichen Neutren (s. S. 130 ff.).

Autogenes Training in besonderer didaktischer Form und leichtes körperliches Training bewirken eine vorsichtig dosierte, zunehmende Belastung des vegetativen Nervensystems. Infolge der Trainingsmaßnahmen kommt es zu einer Verschiebung des Ruhetonus in Richtung der vagotonen Senkung. Man kann auch aktivere Methoden der Atemgymnastik und der funktionellen Entspannung mit gutem Erfolg anwenden.

Auf die Möglichkeit der *Familienkonfrontation* sei auch bei psychosomatischen Erkrankungen in der 2. Lebenshälfte ausdrücklich hingewiesen (s. S. 219).

Bei einer Konfrontation zeigen oft gerade die Älteren ein starkes Redebedürfnis. Sie scheinen ausgesprochen dankbar, daß sie in den therapeutischen Prozeß einbezogen werden und damit eine Kompetenz für die Vergangenheit bestätigt bekommen, die sie sich nie zugetraut hätten. Vorsichtig können sie gewisse Irrtümer in Anwesenheit ihrer Familienangehörigen verstehen lernen und ganz besonders den psychischen Hintergrund ihrer Beschwerden mit den Familienmitgliedern besprechen. Es geht dabei in Anwesenheit des Arztes, der seine

Verfügbarkeit im Helfen und nicht im Beurteilen zeigt, um eine Klärung der gesamten Familiensituation und der sie bewirkenden Dynamik. Je erfahrener der Arzt in der Ausübung der Beziehungsdiagnostik und Beziehungstherapie ist, um so besser wird er auch den Alten und ihren Familien helfen können.

Insgesamt wird eine sinnvolle Therapie meist zweigleisig verlaufen. Gespräche und eine körperorientierte Therapie – sei es in Form von körperlichem Training oder der Gabe von Medikamenten – ergänzen einander. Dieses Vorgehen ist gerade bei larvierten Depressionen sinnvoll. Bei der Verordnung von Antidepressiva vermindern sich die psychosomatischen Beschwerden – wie z. B. muskulärer Rheumatismus – auffallend.

Prophylaxe: Abschließend noch ein Wort zur Prophylaxe. Das Altern läßt sich zwar nicht vermeiden. Es ist aber voraussehbar und deshalb einer Vorbereitung zugänglich. Diese Vorbereitung – und das wäre in diesem Fall dann Prophylaxe – kann wie jede Vorbeugung nicht früh genug beginnen. Schon im 1. Lebensdrittel und um die Lebensmitte müssen Ärzte bemüht sein, bei ihren Patienten Potenzen freizulegen, die später einmal zum Tragen kommen können, damit der in den Ruhestand Tretende dann sagen kann: „Endlich komme ich zu all den Tätigkeiten, die ich während meines Berufslebens so vernachlässigen mußte!" Dann kann das Alter zur schönen Erfüllung des Lebens werden.

7 Der Tumorpatient mit infauster Prognose

7.1 Grundsätzliches

Von Krebs betroffen zu sein, bedeutet für den Kranken, seine Angehörigen und häufig für den behandelnden Arzt, einbezogen zu werden in magische Krankheitsvorstellungen. Krebs wird dann als unheimlich, strafend – schicksalhaft und nach Siechtum und Schmerz unweigerlich zum Tode führend erlebt, und es besteht die Gefahr, daß die Erkrankten eher stigmatisiert und isoliert werden, als daß sie die notwendige und ihnen angemessene Zuwendung erhalten.

Mit der Zunahme der Erkrankungshäufigkeit an Aids ist in bezug auf das aktive und passive Krankheitserleben ein ganz ähnliches Phänomen zu beobachten.

Die emotionalen und vitalen Belastungen und Bedrohungen, welchen der Tumorpatient ausgesetzt ist, werden durch die Zahl und Vielfalt der Tumorerkrankungen, die Ungewißheit des Verlaufs, die eigene Persönlichkeit sowie die Vorurteile und das Fehlverhalten des Umfeldes bestimmt.

Im Mittelpunkt steht die Angst des Patienten vor Unheilbarkeit und Tod. Ihr gegenüber steht die Angst des Therapeuten vor der Hilflosigkeit, mit der er durch eine Erkrankung mit schlechter Prognose konfrontiert ist. Dazu kommen seine – häufig auch sehr hilflosen – Gedanken in bezug auf den eigenen Tod.

Angst besteht auch vor einer eingreifenden und risikoreichen Therapie. Angst macht der Gedanke an Schmerzen und ein vielleicht langsames und qualvolles Sterben. Um diesen Ängsten begegnen zu können, braucht der Kranke seine Angehörigen und einen Arzt, dem er vertrauen kann. Und oft genug benötigt auch der Arzt in seiner belastenden Aufgabe, den Kranken zu begleiten, einen klärenden und stützenden Hindergrund.

Im Krankenhaus befassen sich sehr viele (zu viele?) Personen mit dem Patienten. Er fühlt sich ihnen gegenüber allein. Ausführliche, vielleicht sogar in der Flüstersprache geführte Diskussionen am Krankenbett, deren Inhalt vom Patienten nicht oder nur bedingt verstanden wird, verunsichern ihn. Diese Verunsicherung kann zu ernsten Schwierigkeiten in der Kommunikation führen.

Wir sollten mit dem Kranken natürlich, „unbewaffnet" kommunizieren. „Bewaffnet", d. h. versehen mit einem Blutdruckapparat, Spritzen und Geräten, sind Arzt und Krankenschwester von vornherein „überlegen". Ihr Leistungsvermögen steigt aber nur im technischen Sinne. Die übergroße Aktivität oder

Polypragmasie dient dem Patienten nicht nur, sondern schafft auch eine Einbahnbeziehung vom Therapeuten zum Patienten.

Gefördert wird die Neigung zum „technischen" Umgang mit den Patienten v. a. dann, wenn sie sich nicht äußern können oder wollen. Das kann falsch verstanden werden, so daß Resignation, Hoffnungslosigkeit und Angst als Ablehnung erlebt werden und als Folge dem Kranken dann weniger persönliche Aufmerksamkeit geschenkt wird. Die Isolation vergrößert sich.

Bewußt oder unbewußt scheint die Umgebung häufig den Kontakt mit dem Tumorpatienten zu meiden. Die innere Haltung ist unsicher, der Arzt verschanzt sich hinter der Fassade der nüchternen Sachlichkeit. Es bestehen Befürchtungen des Arztes, sich mit dem Patienten und seinen Angehörigen zu sehr zu identifizieren. Die stets wiederkehrenden Fragen des Patienten nach der Prognose werden als Konfrontation mit der eigenen Ohnmacht und Sterblichkeit empfunden. Krebskranke werden in der Behandlung und Pflege auch deshalb oft „übersehen", weil sie für das Klinikpersonal meistens kein „Erfolgserlebnis" darstellen. Unter medizinischen Laien äußert sich die Angst vor dem Krebs häufig in einer tief verwurzelten Infektionsangst. Beginnt sich diese Vermeidungshaltung im sozialen Bereich des Patienten auszubreiten, kann sie schließlich zu seiner sozialen Isolierung und Ächtung führen.

Der hohe Anspruch zu heilen, kann dem Arzt zum Hindernis werden. Erleichterung läßt sich für den Patienten oft durch Medikamente, aber auch in der Begleitung bewirken.

Wir haben vielfach vergessen, daß schon allein unsere Anwesenheit am Bett des Schwerkranken und Sterbenden eine beruhigende Wirkung haben kann. Für diese Aufgabe hat der blinde englische Dichter Milton schöne Worte gefunden: „They also serve who only stand and wait."

Gerade die stumme Interaktion mit dem Patienten, die persönliche Hilfe auch in Kleinigkeiten, das „einfache" Dabeisein, die Bereitschaft, so lange Partner des Patienten zu bleiben, wie diese Partnerschaft bestehen kann, erlebt der Kranke als wertvoll und gibt ihm das Gefühl, fragen zu können, wenn er fragen will.

7.2 Mitteilen der Diagnose

„Wahrhaftigkeit" am Krankenbett ist ein allgemeines Anliegen. Es betrifft nicht nur die verschiedenen den Tumorkranken behandelnden oder begleitenden Ärzte, sondern darüber hinaus seine Angehörigen, die Pflegenden und auch die Seelsorger (Müller 1967).

Wir streben heute die Aufklärung des Patienten über seine Krankheit an. Sie muß allerdings behutsam und individuell geschehen und berücksichtigen, was der Patient wirklich wissen will (Müller 1967). Sie sollte möglichst durch den behandelnden Arzt selbst erfolgen. Gegen die behutsame, situationsbezogene Aufklärung, die nicht einmalig, sondern in einem Gesprächsprozeß vermittelt wird, werden immer noch Einwände geltend gemacht. Daß die Aufklärung zum Suizid führen könnte, haben Untersuchungen von Fox et al. (1983) widerlegen können: Zwar ist die Suizidrate von Tumorpatienten gegenüber der Normalbevölkerung erhöht, dies jedoch nicht abhängig vom Wissensstand um die Diagnose und Prognose. Häufig wird auch angeführt, daß die Patienten an einer Aufklärung gar nicht interessiert seien. Dies mag wohl nur in Einzelfällen zutreffen, wobei anzunehmen ist, daß sich hinter dem scheinbaren Desinteresse eine um so größere Angst verbirgt.

In zweifacher Hinsicht ist die Aufklärung des Patienten auch für den Arzt eine Notwendigkeit. Einmal bedeutet das Verheimlichen der Diagnose das Eingeständnis totaler Hoffnungslosigkeit und therapeutischer Ohnmacht. Zum anderen ist bei der heute in der Regel frühzeitigen Entdeckung der Krebserkrankung eine Zusammenarbeit mit dem Patienten bei Operationen, Strahlen- und Zytostatikatherapie anders nicht zu erreichen.

In einem in Helsinki psychoanalytisch betreuten Kollektiv von Karzinompatienten wurden 40% vom behandelnden Arzt spontan über ihre Diagnose informiert. Diese Tatsache wurde von allen Patienten akzeptiert. 17% von ihnen kritisierten aber die Art der gelegentlich raschen und als taktlos empfundenen Eröffnung dieser lebensbedrohlichen Krankheit ohne eine entsprechende psychische Vorbereitung (Achté u. Vankhonen 1970).

Die Diagnose Krebs ist für jeden Patienten ein Trauma, eine Kränkung; Rückzug aus den psychosozialen Beziehungen, Regression und Passivität können die Folge sein und das Erleben einer Ich-Bedrohung noch verstärken.

Gleichzeitig mit der Eröffnung der Diagnose muß also dem Patienten Hoffnung gegeben, nach Möglichkeit ein therapeutisches Angebot gemacht werden. Dadurch versprechen wir dem Patienten, daß wir ihn nicht allein lassen werden (Koch u. Schmeling 1978). Man sollte günstige Befunde im Gespräch betonen. Diese Befunde stärken das Selbstwertgefühl des Patienten. Ein Verlust des Selbstwertbewußtseins kann zu einer Verminderung von somatischen und psychischen Reserven, die evtl. mobilisierbar sind, führen. Parallel zu dieser Selbstaufgabe des Patienten kommt es zu einer Resignation beim Arzt. Jede noch so schlechte Prognose enthält jedoch für Patient und Arzt noch ein Fünkchen Hoffnung. Der sichere Blick in die Zukunft ist auch dem prognostisch erfahrenen Arzt verbaut, dies zeigt die reale Erfahrung der unwahrscheinlichsten Wendungen trotz infauster Prognose.

Dabei gibt die Zuflucht zu Halb- oder Unwahrheiten dem Kranken nur eine scheinbare Hilfe, er erlebt ja die Schwächung seines Körpers am „eigenen Leibe" und fühlt nach enttäuschter Hoffnung seine Einsamkeit doppelt stark. Der Patient kann sogar das Gefühl bekommen, die Therapie werde um ihrer selbst willen gemacht, was seine Angst vergrößert und sein Gefühl der Verlorenheit verstärkt. Hoffnung kann aber in der Bereitschaft des Arztes zu einer offenen, begleitenden

Partnerschaft entstehen und wachsen und sich schließlich sogar günstig auf den Verlauf auswirken.

Ein Beispiel dafür, wie Lebensbedingungen und therapeutisches Klima den Lebenswillen des Kranken beeinflussen, liefert die folgende Fallgeschichte:

Ein 58jähriger Landarzt erkrankte an einem Kolonkarzinom, er wurde operiert. Nach $1^1/_2$ Jahren kam es zum Rezidiv mit Metastasen und Aszites. Er wußte von der Diagnose, sprach jedoch mit niemandem darüber. Das heißt die Angehörigen schlossen aus der Art, wie er sich verhielt, daß er von der Diagnose wußte. Er wollte nicht ins Krankenhaus, sondern nur von einem befreundeten viel jüngeren Kollegen aus der Kleinstadt behandelt werden. Sein Sohn, ebenfalls Arzt, half bei der Behandlung, wurde aber vom Vater weniger akzeptiert als der behandelnde Kollege. Nun betonte dieser tumorkranke Arzt immer wieder, er wolle keine Schmerzmittel. Er erhielt sie auch nicht bis zum Schluß. Nach 3 Jahren wußte er, daß seine Schwiegertochter schwanger war, und wünschte unbedingt, den ersten Enkel zu sehen und zu erleben. Trotz ganz intensiver Beschwerden und Schmerzen sprach er immer wieder von seinem Enkel und bestimmte ganz genau, welche Transfusionen, Plasmainfusionen, Vitamine ihm zugeführt werden mußten. Bei Punktionen des Aszites führte er mit Bestimmtheit die Nadel des behandelnden Kollegen und sagte: „Hier mußt Du nicht punktieren, hier sind doch Tumormassen, sind doch Krebsmassen, sondern hier kann man noch punktieren!" und führte selbst die Nadel durch die Bauchdecke ein. Nun kam der Enkel und wurde ihm nach einer Woche gezeigt. Bei der Taufe im Zimmer wollte dieser Arzt das Porträt seines verstorbenen Vaters haben. So trafen sich eigentlich vier Generationen. Er war an den folgenden Tagen sehr aufgeräumt, ausstrahlend, sprach immer wieder vom Enkel und starb friedlich eine Woche später, also 14 Tage nachdem der Enkel zur Welt gekommen war.

Hinsichtlich des Zeitpunktes eines aufklärenden Gespräches ist man sich einig, daß es nicht schon anläßlich des ersten Verdachtes oder der ersten Konsultation erfolgen darf. Der Patient sollte bereits einen Verdacht empfunden und ausgesprochen haben (Koch u. Schmeling 1978). Darüber hinaus ist für ein Gespräch zu berücksichtigen, daß sich die Beziehung eines todkranken Patienten zu seiner Umwelt wesentlich durch die inneren Krisen bestimmt, die er gerade durchlebt.

Kübler-Ross (1974) beschrieb idealtypisch 5 Phasen eines Prozesses, die der Kranke durchschreiten kann:

1. Nichtwahrhabenwollen und Isolierung (der Patient weigert sich anscheinend, seine Erkrankung anzunehmen),
2. Zorn und Auflehnung,
3. Phase des Verhandelns (Bittgesuche v. a. an die Ärzte),
4. Depression,
5. Versöhnung mit dem Schicksal, Zustimmung „in Frieden und Würde".

Für den Arzt ist es wichtig, für sich zu klären, wo der Patient in seiner Krise gerade steht. Es ist einerseits sinnlos, den Patienten gerade dann aufzuklären, wenn er die Schwere seiner Krankheit zu ahnen beginnt, aber in der Verleugnungsphase steht. Andererseits kann einer direkten Frage des Patienten nicht ausgewichen werden. Mit der nackten medizinischen Diagnose kann der Kranke dann in der Regel nicht viel anfangen, sie muß ihm verständlich erläutert werden, sonst ist ein echtes Gespräch unmöglich. Mehr als die medizinische Diagnose interessieren den Patienten die Konsequenzen für sein Leben, seine Lebenserwartung, die auf ihn zukommenden Belastungen und therapeutischen Folgen. So kann es passieren, daß die Frage des Patienten: „Gibt es überhaupt noch Hoffnung für mich?" den Arzt in große Schwierigkeiten bringt, wenn er meint, mit ja oder nein antworten zu sollen. Das ist es aber gar nicht, was der Patient hören will; mit seiner Frage gibt er das Signal, einen Gesprächspartner zu brauchen.

Das aufklärende Gespräch wird oft mit der Begründung gescheut, den Patienten schonen zu wollen. Dahinter verbirgt sich nicht selten die Sorge des Arztes, daß es nach Konfrontation mit der Diagnose zu einem Bruch in der persönlichen Beziehung zwischen Patient und Arzt kommen kann. In diesem Gespräch muß man sich darüber klar sein, daß die Wahrheit nur relativ ist, daß durchschnittliche Überlebensdauern und Erfolgsquoten der Therapie für die einzelne Person recht wenig besagen. Es sollte nur eine „Wahrheit des Jetzt" mitgeteilt werden, vorsichtig dosiert und an den Fragen des Patienten orientiert.

Eine rücksichtslose Offenbarung eines Biopsiebefundes ist falsch, sie dient lediglich dem Selbstschutz des Arztes. Wenn wir beim Patienten das Bedürfnis nach einer Verleugnung des Tumorleidens entdecken, sollten wir dies respektieren. Die Verleugnung ist eine Schutzreaktion des Patienten. Man muß jedoch beachten, daß ein zu starkes Eingehen auf unrealistische Abwehrtendenzen des Patienten und gemeinsames Verleugnen von Arzt und Patient zu einem Abbruch der Kommunikation und damit zu weiterer Isolation und Vereinsamung des Patienten in seinem Verhältnis zu Arzt und Familie führen kann. Baltrusch (1969) empfiehlt deshalb, dem Patienten zu helfen, sich an den neuen Realitäten zu orientieren und ihn dabei zu unterstützen, pathologische Abwehr- und Verleugnungstendenzen abzubauen.

Viele Patienten geben im Verlauf der Erkrankung die Verleugnung auf und treten in die Phase des Haderns mit ihrem Schicksal ein. Sie suchen einen Sündenbock in ihrer Umgebung und finden diesen oft im Arzt, dem Pflegepersonal und in ihren Familienangehörigen (Billeter 1978). Diese Phase des Haderns kann für eine gute Betreuung des Patienten sehr belastend sein.

Psychologische Untersuchungen von Sapir (1975) zeigen, daß der Therapeut die Familienangehörigen (Ehepartner, Sohn, Vater) häufig beschuldigt, der Tragik der Krankheit nicht gewachsen zu sein. In dieser Angst und Unwissenheit gilt umgekehrt der Arzt in der Familie oft als Sündenbock.

Der Arzt als begleitender Partner erleichtert dem Patienten das Durchschreiten von Auflehnung, Hoffnung und Niedergeschlagenheit. Diese Gefühle wechseln für den Kranken häufig abrupt, können aber auch nebeneinanderstehen, in ihm große Unsicherheit auslösen und ihn nach einer Orientierung suchen lassen. Die Erfahrung einer offenen Partnerschaft kann hier eine große – vielleicht bisher tief vermißte – Lebenserfahrung sein, die gemeinsam mit einem unschärfer werdenden Körpergefühl und der Regression auf sich selbst, schließlich zur Aussöhnung mit der Todesdrohung führen kann.

Der Tod kann zur persönlichen Aufgabe werden, nicht nur zum „Endergebnis einer Krankheit", wie Rilke in seinen *Aufzeichnungen des Malte Laurids Brigge* schreibt:

> Heute sterben sie hier (im ältesten Pariser Krankenhaus) in 559 Betten, natürlich fabrikmäßig. Wo die Produktion enorm ist, wird ein individueller Tod nicht so nett ausgeführt; aber am Ende macht das nichts aus. Was zählt, ist die Quantität. Wer schert sich heute um einen schönen Tod? Niemand, sogar die Reichen, die sich schließlich den Luxus des Todes in feinster Ausführung leisten könnten, werden langsam achtlos und gleichgültig, der Wunsch nach dem eigenen Tod wird immer seltener... Man stirbt, wie's gerade kommt, man stirbt den Tod, der zur Krankheit gehört, die man hat (denn seit man alle Krankheiten kennengelernt hat, weiß man auch, daß die verschiedenen tödlichen Ausgänge zu den Krankheiten und nicht zu den Leuten gehören, und der kranke Mensch hat sozusagen nichts damit zu tun) (Rilke 1976).

7.3 Einbeziehung der Angehörigen

Patient, Familie und Behandlungsteam gehören zusammen. Sie schließen ein „Arbeitsbündnis", wobei das Dreieck Patient-Arzt-Familie als Stütze dient.

Der Therapeut muß das individuelle Familiensystem und die Familienbeziehungen berücksichtigen (Stierlin 1978). Er soll sich fragen, welche Bedeutung das Leiden für den Patienten und für die Familienmitglieder hat, welche Kräfte hier vorhanden sind, sowohl vor als auch ganz besonders während der Erkrankung und nach dem eventuellen Tod des Patienten. Werden diese Kräfte erkannt, lassen sie sich auch besser handhaben. Deshalb sollte es zur Regel gemacht werden, nicht nur den Patienten selbst, sondern den „Patient Familie" zu beobachten und zu betreuen (Gutter u. Luban-Plozza 1978).

Dabei besteht eine Tendenz zur Überinformation des Angehörigen und unzureichender Information des Patienten. Dadurch ist die Gefahr vorhanden, daß die Angehörigen ihre Trauerarbeit schon vor dem Tode des Patienten abschließen und ihn isolieren. Um dem Patienten beistehen zu können, sollten seine Angehörigen jedoch den gleichen Informationsstand wie er selbst haben (Baltrusch 1969).

Oft sind es die Angehörigen selbst, die den Arzt bitten, dem Patienten doch die Diagnose „Krebs" zu verschweigen. Meistens kommt es dann zu Situationen wie der folgenden, die unbedingt vermieden werden sollten:

Ein Arzt behandelt seine Schwiegermutter. Jeder in der Familie schweigt über die richtige Diagnose: Metastasen eines Mammakarzinoms. Die Mutter macht mit, sagt nie etwas, fragt nie nach der Möglichkeit von Metastasen. Alle haben den Eindruck, es ginge doch ziemlich friedlich. Doch die Mutter ist sehr depressiv, spricht praktisch mit niemandem, man deutet das als Ausdruck bereits vorhandener Hirnmetastasen. Drei Wochen nach dem Tod der Schwiegermutter entdeckt der Arzt selbst durch Zufall eine größere Anzahl von Briefen, die diese Frau ihrem verstorbenen Mann geschrieben hatte, weil sie, wie sie sich in den Briefen ausdrückte, sonst überhaupt keine echte Kommunikation in der Familie verspüre. In diesen Briefen beschreibt sie ganz genau, wie sie der Familie die Schande und die Traurigkeit einer Krebserkrankung ersparen wollte. In dieser Arztfamilie hat also die Patientin genau gewußt, um was es geht, und der Arzt hat nie etwas davon gemerkt. Deshalb mußten alle die Trauerarbeit von einem ganz unmöglichen Winkel aus beginnen.

Das „double bind" – die unterschiedliche Ebene der Information des Patienten und der Familienangehörigen – beeinträchtigt die Möglichkeiten der Mitarbeit der Familie. In dieser Situation kann niemand echt und natürlich handeln; alles wird reflektiert im Sinne einer Hemmung, während eine Öffnung erwünscht ist. Zu einer solchen Öffnung kann eine Familienkonfrontation (s. S. 219) oft wertvolle Hilfe leisten.

Im Kontakt mit der betroffenen Familie ist v. a. auf folgendes zu achten:

1. Vermeidung eines *„double bind"* im Sinne des Entstehens einer unterschiedlichen Informationsebene in der Familie.
2. Mobilisierung der Reserven der betroffenen Familiengruppe.
3. Einleitung der Trauerarbeit des Patienten und der Familienmitglieder.
4. Über den Tod hinausgehendes Begleitungsangebot für die Angehörigen.

Kübler-Ross (1974) wies darauf hin, daß auch die Angehörigen ähnliche Entwicklungsphasen wie der Patient im Krankheitsverlauf erleben können. Angehörige leiden häufig unter Gefühlen von Schuld und Versagen. Familiengespräche können entlastend wirken und der Chronifizierung dieser Gefühle vorbeugen.

Es ist ein therapeutischer Mißgriff, den Krebskranken aufgrund seiner seelischen Ausnahmesituation und ungewöhnlichen Belastung zum „psychotherapeutischen Fall" zu erklären. Der Patient erlebt in der Regel mitmenschlichen Kontakt als hilfreich, auf das Wort „Psychotherapie" indessen verhalten sich viele Kranke abweisend („Jetzt bin ich körperlich schon so schwer krank, nun soll ich auch noch verrückt sein").

Allerdings reagieren nicht wenige Krebskranke mit schlechter Prognose auf das einschneidende Ereignis der Erkrankung mit einer so starken Regression ihrer Vitalantriebe, daß es dem Bild einer Psychose ähnelt. Sie fühlen sich total leer und wie ausgebrannt. In dieser Situation kann die Indikation zur Psychotherapie bestehen. Parallel sollte aber auch hier in Kenntnis der somatopsychischen Gegebenheiten der Krebserkrankung eine Gestaltung der therapeutischen Gesamtsituation im Sinne einer patientbezogenen Medizin erfolgen.

Gleichzeitig kann folgendes therapeutisches Vorgehen im Sinne einer supportiven Psychotherapie zur Anwendung kommen (s. S. 217 f.):

1. Erarbeiten einer positiven Übertragung im Rahmen einer stabilen Objektbeziehung;
2. ständige potentielle Verfügbarkeit;

3. Vermittlung von Gelegenheiten zur Verbalisierung der sekundär-hypochondrischen Vorstellungen, der Gefühle und der Frustrationsaggression des Kranken;
4. ergänzende psychologische Unterstützung des somatischen Therapieprogamms. In diesen Bereich gehört auch die Auflösung eventueller Konflikte und Depressionen bzw. Kränkungen zwischen Patienten und Behandlungsteam;
5. Bemühen um die „3. Wirklichkeit" (Staehelin 1969), also das Irrationale, Religiöse und Unbedingte.

7.4 Soziopsychosomatische Überlegungen

Die Bedeutung psychosozialer Konflikte für die Krankheitsentstehung zeigt folgende Kette von Reaktionen, die im Organismus eine pathogenetische Wirkung ausüben können: Im Konflikt kommt es zu einer erhöhten Erregung des Hypothalamus und des limbischen Systems, der Sympathikus zeigt eine gesteigerte Aktivität; Nebennierenrinde und -mark werden aktiviert, und es werden vermehrt Katecholamine und Nebennierenrindenhormone ausgeschüttet. Die Katecholamine führen zu Pulsfrequenz- und Blutdrucksteigerung, Erhöhung des Stoffwechsels des Herzmuskels, Steigerung der Erregbarkeit des Herzens, Erhöhung des Blutfettgehaltes und Zunahme der Gerinnungsfähigkeit des Blutes. Gesteigerte Nebennierenrindenhormonausscheidung als Folge längerer psychosozialer Belastungen kann u. a. eine Hemmung des immunologischen Abwehrmechanismus bewirken (Blohmke 1976).

Von Bedeutung ist, daß das Ausmaß, mit dem der Mensch auf psychosoziale Stressoren in der beschriebenen Weise reagiert, von der Persönlichkeitsstruktur abhängt, d. h. davon, welche Bedeutung er dem Ereignis beimißt. Zu den psychosozialen Stressoren zählt Blohmke (1976) soziale Inkongruenz, sozialen Wandel, Urbanisation, geographische und soziale Mobilität, Arbeitsplatzsituation, Arbeitsunzufriedenheit und dramatische Lebensereignisse und Lebenskrisen wie den Verlust einer nahestehenden Person, Trauer, Verzweiflung, Depression und Hoffnungslosigkeit. Diese Stressoren können zum Auslöser von Erkrankungen werden. So hat sich gezeigt, daß immer dann eine Häufung von Erkrankungen auftritt, wenn sich das emotionale Gleichgewicht von untersuchten Personen veränderte und sie ihre Lebenssituation als unbefriedigend, bedrohlich, überfordernd und konfliktreich empfinden und sie nicht in der Lage sind, sich selbst aus dieser Situation zu befreien. Holmes u. Rahe (zit. nach Blohmke 1976) haben versucht, die Größe der Beanspruchung der einzelnen Person in einem Test zu erfassen. Als Ergebnis fanden sie, daß „geringgradige" Lebensveränderungen in 37% mit einer Veränderung des Gesundheitszustandes verbunden waren, „mittelschwere" Lebensveränderungen gingen in 51% und „schwere" in 79% mit einer Krankheit einher.

Insbesondere wurden diese Zusammenhänge für den Herzinfarkt (s. S. 42ff.) und für den Krebs untersucht. Geht man davon aus, daß ein Teil der bösartigen Tumoren durch endogene Viren ausgelöst wird, so könnte eine verschlechterte Immuntätigkeit als Folge der erhöhten Nebennierenrindenfunktion unter psychosozialem Streß die Vermehrung bösartiger Zellen im Körper fördern. Die Frage, ob Krebs mit psychischen und psychosozialen Fakten zusammenhängt, ist alt: Schon Hippokrates und Galen stellten sie. Die heutigen Theorien, die auf den Arbeiten von Bahnson (1967), Baltrusch et al. (1963, 1964a, b), Grossarth-Maticek (1976, 1978, 1979), Le Shan (1982), Kissen u. Le Shan (1964) und Schmale u. Iker (1966) – um nur einige zu nennen – beruhen, lassen sich nach Dillenz (zit. nach Blohmke 1976) folgendermaßen zusammenfassen:

Bei Krebspatienten finden sich besonders häufig:
1. Verlust einer früher wichtigen Bezugsperson des Patienten;
2. Unfähigkeit des Krebspatienten, feindliche Gefühle und Emotionen auszudrücken;
3. eine ungelöste Beziehung eines Krebspatienten zu einem Elternteil;
4. sexuelle Störungen

Diese Ergebnisse, die einen deutlichen Zusammenhang zwischen psychosozialen Faktoren und dem Auftreten von Krankheit erkennen lassen, bestätigen die Aussage von De Boor u. Künzler (1963), daß es bei einigen Krankheiten bisher nicht nur gelungen ist, „die Bedeutung psychosomatischer Faktoren nachzuweisen, sondern auch wesentliche Fragen der speziellen Dynamik aufzuklären. Daraus ist aber nicht der Schluß zu ziehen, daß wir über zahlreiche andere Krankheiten nichts wissen, weil ihre psychosomatischen Motivationszusammenhänge keine ätiologische Bedeutung haben, sondern wir können nur sagen, daß sie bisher nicht systematisch untersucht wurden."

8 Aspekte der Angst

8.1 Grundsätzliches

W. H. Auden (1958), der amerikanische Dichter englischer Abstammung, der den letzten Lebensabschnitt in Kirchstetten in Niederösterreich verbrachte, hat unsere Zeit in einem großen Gedichtzyklus programmatisch als das „Zeitalter der Angst" bezeichnet. Von vielen wurde diese Angst v. a. als die Angst vor der Atombombe, vor der Vernichtung also, aber auch als Angst vor der Entwurzelung, vor der Entwürdigung des Menschen aufgefaßt. Auch von den Ärzten wurde diese These programmatisch verstanden, als sie lernten, die Angst im Sinne der modernen Psychosomatik als eigentliche Ursache von immer mehr auffälligen Symptomen, Störungen und Krankheiten zu begreifen. Die zunehmende Flucht in Alkohol und Drogen sowie die steigenden Selbstmordziffern, besonders in den zivilisierten Staaten, wurden als Ausdruck einer wachsenden Weltangst aufgefaßt. Vielfache Verängstigung wurde aber auch an den Arbeitsplätzen der modernen, hochspezialisierten und auf Leistung ausgerichteten Industriegesellschaften festgestellt. Die immense Aufbauarbeit in den 50er Jahren wurde zu einem gewissen Teil durch die Angst begleitet, und zwar nicht etwa durch die Angst um den Verlust des Arbeitsplatzes – es gab ja damals zu wenig Arbeitskräfte –, sondern die Angst, in der Konsumgesellschaft nicht mithalten zu können, den Aufstieg nicht zu schaffen und sich nicht all das leisten zu können, was zu den Statussymbolen dieser Leistungs- und Konsumgesellschaft gehörte. Mit der einsetzenden Rezession gab es dann die Angst, auf viele Gewohnheiten verzichten zu müssen, und die Angst, den Arbeitsplatz zu verlieren.

Aber nicht nur in den praktischen Bereichen des sozialen Zusammenlebens manifestierte sich Angst in ihren verschiedensten Formen, auch die Philosophie befaßte sich mit diesem Thema, mit diesem Phänomen. Ausgehend von Kierkegaard entwickelte sich die moderne Existenzphilosophie, bei Sartre (1945) z. B. in einer atheistischen Ausprägung, bei Marcel (1955) in einer christlichen Aussage. Als erratischer Block steht Heidegger (1963) dazwischen, der es immer abgelehnt hat, sich als Existenzphilosophen zu bezeichnen. Allen diesen Richtungen ist gemeinsam, daß sie den Menschen als ein in die Welt gestelltes Einzelwesen erkennen, das, auf sich selbst angewiesen und bestenfalls mit der Hoffnung auf bessere Zustände danach ausgestattet, mit allen Ängsten und Anfechtungen des Lebens selbst fertig werden muß.

Dann finden wir das Thema Angst auch in der modernen Literatur und der modernen Kunst; nicht nur in den Werken der Existenzphilosophen, wenn wir an Sartre (1945) denken, sondern auch bei vielen anderen Dichtern, Schriftstellern und bildenden Künstlern. Bei all dieser modernen Angstthematik bemerkt man die Unterscheidung Kierkegaards (1960) zwischen frei flottierender Angst und zielgerichteter Furcht. Kierkegaard differenzierte als erster zwischen der Furcht vor etwas ganz Bestimmtem, vor etwas Zielgerichtetem, und der frei flottierenden Angst, die eigentlich kein Objekt hat. Diese Unterscheidung wurde dann von Jaspers (1965), dem Psychiater und späteren Philosophen, in die psychiatrische Literatur übernommen. Schulte (1961) hat aber mit Recht darauf hingewiesen, daß diese Unterscheidung eigentlich nur in der psychiatrischen Literatur, nicht aber in der Praxis heimisch geworden ist, denn mit Kierkegaard (1960) müßte man von „Todesfurcht", „Krebsfurcht" und „Verarmungsfurcht" sprechen, doch in der Alltagssprache wird von „Todesangst" und „Krebsangst" gesprochen.

In der ärztlichen Sprechstunde hören wir Patienten immer wieder von ihren Ängsten sprechen, aber der genannten Definition zufolge sprechen sie von ganz konkreter Furcht. Vielleicht meinen sie aber, wenn sie von Angst sprechen, auch einen Überbegriff für verschiedene Formen der Furcht, weil es ja bekanntlich einen Plural für Furcht nicht gibt.

Die Unterscheidung zwischen Angst und Furcht wurde dann durch Gaupp (1910) um die Fragestellung erweitert, ob etwa die Furcht den normalpsychologischen, die Angst aber prinzipiell den psychopathologischen Phänomenen zuzuordnen sei, eine Frage, die in jüngerer Zeit v. a. Thiele (1966) diskutiert hat. Vielleicht lassen sich alle diese Überlegungen besser verstehen und beantworten, wenn man in bezug auf die Angst auch noch eine phänomenologische Unterscheidung vornimmt, und zwar zwischen Angstgefühlen, ängstlichen Stimmungen bzw. Verstimmungen und Angstaffekten. Gefühle sind nach Rohracher (1965) Zustände, die vom übrigen gleichzeitigen Erleben nicht losgelöst werden können, aber an das Vorhandensein eines äußeren Reizes gebunden sind. Sie entstehen autonom und gleichen in dieser Hinsicht Trieben; sie treten ohne Wirkung des Bewußtseins auf. Es sind seelische Reaktionen auf innere und äußere Reize. Im Gegensatz dazu spricht Rohracher *dann* von Stimmungen, wenn ein Gefühlszustand über längere Zeit vorherrscht oder überhaupt die jeweilige Gefühlsskala dominiert, dann spricht man auch von „Grundstimmung". Ein Angstaffekt liegt nach Rohracher erst dann vor, wenn das Angstgefühl zu solcher Stärke anwächst, daß das Auftreten der Erregung und ihre körperlichen Begleiterscheinungen subjektiv spürbar werden. Dieser phänomenologischen Unterscheidung zufolge könnte man sagen, daß Angstgefühle und Angstaffekte sowohl im normalpsychologischen als auch im psychopathologischen Bereich vorkommen, längerdauernde ängstliche Verstimmungszustände indessen im Rahmen pathologischer Erlebnisreaktionen manifest werden. Damit ist aber die Frage noch nicht entschieden, ob wir in der Psychopathologie wirklich streng zwischen objektbezogener Furcht und frei flottierender Angst unterscheiden können: zwischen Furcht, die intentional auf ein Ziel gerichtet ist, und Angst, die man als nicht objektbezogen bezeichnen kann.

Während Binder (1949) an dieser Zweiteilung festhält, weist Schneider (1967) auf die Schwierigkeiten hin, die sich einer solchen Dichotomie entgegenstellen. Unter Hinweis auf die Alltagssprache, die ein „Angst vor" kennt, legt er dar, daß nur die Furcht stets motiviert ist, die Angst sowohl motivlos als auch motiviert sein kann. Schneider macht aber auch auf die Schwierigkeit aufmerksam, daß man motivlose Angst nicht einfach als Angst deuten kann, die ihr Motiv verloren hat, sondern daß es motivlose Angst als Urgefühl des Menschen gibt. Auch Schulte (1961) lehnt eine scharfe Trennung ab, wenn er bei einer Untersuchung der „Angstsyndrome" das „Wovor Angst?" hervorhebt und auf die unübersehbare Reihe von Möglichkeiten hindeutet. Demzufolge müßte richtigerweise von Ängsten und nicht von Angst gesprochen werden.

8.2 Psychopathologie der Angstsyndrome

In der Praxis treten uns sehr unterschiedliche ängstliche Patienten entgegen, wobei in manchen Fällen die psychopathologischen, in anderen jedoch die psychomotorischen und vegetativen Symptome überwiegen:

1. *Psychopathologische Symptome:*
   qualvolles Vitalgefühl der Beengung,
   Empfindung, an etwas unbestimmbar Drohendes hilflos ausgeliefert zu sein,
   innere Unruhe und Spannung.
2. *Psychomotorische Symptome:*
   mimische Ausdruckphänomene,
   psychomotorische Agitiertheit bis zum Raptus oder
   psychomotorische Hemmung bis zum Stupor.
3. *Vegetative Symptome:*
   Pupillenerweiterung, Tachypnoe, Schlaflosigkeit,
   Hautblässe im Gesicht, Mundtrockenheit, Reduktion von Libido und Potenz,
   Schweißausbrüche, Diarrhö, Blutdruckanstieg,
   Tachykardie, Appetitlosigkeit, Blutzuckeranstieg.

Die psychopathologischen Symptome sind schwer zu beschreiben, auch die Patienten haben oft Schwierigkeiten, sie zu verbalisieren. Nach Schulte (1961) könnte man v. a. ein qualvolles Vitalgefühl der Beengung und ein Gefühl, etwas unbekannt Drohendem ausgeliefert zu sein, als besonders charakteristisch ansehen.

In psychomotorischer Hinsicht können wir, abgesehen von den Ausdrucksphänomenen, 2 Möglichkeiten der Angstäußerung beobachten. Einerseits die psychomotorische Agitiertheit, die sich bis zum Raptus steigern kann, und andererseits die psychomotorische Hemmung, die in ihrer extremsten Form als Stupor auftritt. Mit diesen beiden Verhaltensweisen bzw. Ausdrucksphänomenen können wir Parallelen zur Verhaltensforschung bei Tieren herstellen. Ein Tier, das angegriffen wird, hat folgende Reaktionsmöglichkeiten:

1. Flucht
2. Aggression, wenn Flucht nicht möglich ist
3. Totstellreflex

In der sich bis zum Raptus steigernden agitierten Form beim Menschen könnte man eine Analogie zur aggressiven Verteidigung erkennen, bei der sich bis zum Stupor intensivierenden psychomotorischen Hemmung aber eine Analogie zum Totstellreflex. Schließlich sind die vegetativen Symptome von besonderer Bedeutung, die manchmal auffallend charakteristisch sein können, wenn die psychopathologischen Symptome fehlen bzw. von den Patienten nicht verbalisiert werden können. In solchen Fällen könnte man in Anlehnung an die „larvierte Depression" von „larvierter Angst" sprechen.

8.3 Angsterkrankung im Rahmen der internationalen Klassifikationssysteme

Im Rahmen der internationalen Klassifikation der Erkrankungen, wie sie durch die Weltgesundheitsorganisation durchgeführt wurde und derzeit in der 9. Fassung vorliegt, sind v. a. die *Angstneurosen* zu einem bekannten Begriff geworden. Im folgenden sind die Kriterien der Angstneurose wiedergegeben (International Classification of Diseases):

Definition (ICD-9):
Verschiedene Kombinationen körperlicher und psychischer Angstsymptome, die keiner realen Gefahr zuzuschreiben sind und entweder als Angstanfälle oder als Dauerzustand auftreten. Die Angst ist meistens diffus und kann sich bis zur Panik steigern. Andere neurotische Störungen wie Zwangsphänomene oder hysterische Symptome können vorhanden sein, aber beherrschen nicht das klinische Bild.

Dazugehörige Begriffe:
Angstreaktion,
neurotischer Angstzustand,
Panikanfall,
Panik,
Panikzustand.

Ausschlüsse:
Neurasthenie,
Körperliche Funktionsstörungen.

Erst im Verlauf der letzten 20 Jahre beschäftigten sich Psychiater intensiver mit den pathologischen Phänomenen der Angst, v. a. mit dem Paniksyndrom, obwohl die Panikattacke bereits von Sigmund Freud beschrieben wurde, wenn er in seiner Arbeit *Zwang und Phobie* schreibt: „Im Falle von Agoraphobie... finden wir oft die Erinnerung an eine Angstattacke; und was der Patient in Wirklichkeit fürchtet, ist das Auftreten einer solchen Attacke unter den besonderen Bedingungen, unter denen er entkommen zu können glaubt."

In dem 1980 publizierten *Diagnostischen und Statistischen Manual der Amerikanischen Gesellschaft für Psychiatrie* (DSM-III) wurde denn auch der Begriff der Angstneurose der ICD-9 in das Paniksyndrom einerseits und das generalisierte Angstsyndrom andererseits unterteilt. Dazu kommt, daß der wesentliche Unterschied zwischen diesen beiden Diagnoseklassifikationssystemen darin besteht, daß sich die ICD-9 an Gesichtspunkte hält, welche mit der Krankheitsentstehung zusammenhängen und sich daher auch auf das Kraepelin-Modell der psychischen Erkrankungen beziehen, während es im DSM-III lediglich Diagnosen gibt, die operationalisiert werden könnten. Der Vorteil des DSM-III ist seine genormte, operationalisierte Diagnosedefinition.

1989 erschien die revidierte Fassung des DSM-III, im folgenden sind die DSM-III-R Definitionen der generalisierten Angststörung und der Panikstörung wiedergegeben (DSM-III-R 1989):

Diagnostische Kriterien der Panikstörung

A) Irgendwann im Verlauf der Störung traten eine oder mehrere Panikattacken auf (abgrenzbare Perioden intensiver Angst oder Unbehagens), die (1) unerwartet waren, d. h. nicht unmittelbar vor oder in einer fast immer Angst auslösenden Situation auftraten und (2) nicht durch Situationen ausgelöst wurden, in denen die Person im Mittelpunkt der Aufmerksamkeit anderer stand

B) Entweder traten vier Panikattacken (gemäß A)-Kriterium) innerhalb eines Zeitraumes von vier Wochen auf oder nach einer bzw. mehreren Attacken bestand mindestens einen Monat lang anhaltende Angst vor einer erneuten Attacke.

C) Wenigstens vier der folgenden Symptome traten zusammen mit mindestens einer der Attacken auf:

(1) Atemnot (Dyspnoe) oder Beklemmungsgefühle;
(2) Benommenheit, Gefühl der Unsicherheit oder Ohnmachtsgefühl;
(3) Palpitationen oder beschleunigter Herzschlag (Tachykardie);
(4) Zittern oder Beben;
(5) Schwitzen;
(6) Erstickungsgefühle;
(7) Übelkeit oder abdominelle Beschwerden;
(8) Depersonalisation oder Derealisation;
(9) Taubheit oder Kribbelgefühle (Parästhesien);
(10) Hitzewallungen oder Kälteschauer;
(11) Schmerzen oder Unwohlsein in der Brust;
(12) Furcht zu sterben;
(13) Furcht, verrückt zu werden oder Angst vor Kontrollverlust.

Beachte: Attacken mit vier oder mehr Symptomen sind Panikattacken; Attacken mit weniger als vier Symptomen sind Attacken mit unvollständiger Symptomatik (vgl. Agoraphobie ohne Panikstörung in der Vorgeschichte).

D) Mindestens vier C)-Symptome entwickelten sich plötzlich und zeigten eine Intensitätssteigerung innerhalb von 10 Minuten nach Einsetzen des ersten C)-Symptoms. Dies trifft zumindest für einige der Attacken zu.

E) Es kann nicht nachgewiesen werden, daß ein organischer Faktor die Störung ausgelöst und aufrechterhalten hat, z. B. eine Amphetamin- oder Koffeinintoxikation oder ein Hyperthyreoidismus.

Beachte: Mitralklappenprolaps kann eine begleitende Erkrankung sein, schließt aber die Diagnose Panikstörung nicht aus.

Diagnostische Kriterien der generalisierten Angststörung (300.02)

A) Unrealistische oder übertriebene Angst und Besorgnis (Erwartungsangst) bezüglich zweier oder mehrerer Lebensumstände, z. B. Sorge darüber, dem eigenen Kind (das sich nicht in Gefahr befindet) könnte etwas zustoßen oder Geldsorgen (ohne triftigen Grund). Die Person beschäftigt sich damit sechs Monate lang oder länger die meiste Zeit über. Bei Kindern und Jugendlichen kann die Störung in Form von Angst und Besorgnis bezüglich der Schulleistung oder der Leistungsfähigkeit im sportlichen oder sozialen Bereich auftreten.

B) Wenn eine andere Achse I-Störung vorliegt, steht der Anlaß der Angst und Besorgnis in keiner Beziehung dazu, z. B. die Besorgnis bezieht sich nicht auf eine Panikattacke (wie bei der Panikstörung), und nicht darauf, in der Öffentlichkeit in Verlegenheit gebracht oder gedemütigt zu werden (wie bei der Sozialen Phobie), beschmutzt zu werden (wie bei der Zwangsstörung) oder zuzunehmen (wie bei Anorexia Nervosa).

C) Die Störung tritt nicht im Verlauf einer Affektiven Störung oder einer Psychotischen Störung auf.

D) Mindestens sechs der folgenden 18 Symptome treten oft im Zustand der Ängstlichkeit und Besorgnis auf (keine Symptome einschließen, die nur während Panikattacken auftreten):

Motorische Spannung
  (1) Zittern, Zucken oder Beben;
  (2) Muskelspannung, Schmerzen oder Empfindlichkeit;
  (3) Ruhelosigkeit;
  (4) leichte Ermüdbarkeit:

Vegetative Übererregbarkeit
  (5) Atemnot oder Beklemmungsgefühle;
  (6) Palpitationen oder beschleunigter Herzschlag (Tachykardie);
  (7) Schwitzen oder kalte, feuchte Hände;
  (8) Mundtrockenheit;
  (9) Benommenheit oder Schwindel;
  (10) Übelkeit, Durchfall oder andere abdominelle Beschwerden (Bauchschmerzen bzw. Unterleibschmerzen);
  (11) Hitzewallungen oder Kälteschauer;
  (12) häufiges Wasserlassen;
  (13) Schluckbeschwerden oder Kloßgefühl im Hals;

Hypervigilanz und erhöhte Aufmerksamkeit
  (14) sich angespannt fühlen oder ständig „auf dem Sprung sein";
  (15) übermäßige Schreckhaftigkeit;
  (16) Konzentrationsschwierigkeiten oder „Blackout" aus Angst;
  (17) Ein- oder Durchschlafstörungen;
  (18) Reizbarkeit.

E) Es kann nicht nachgewiesen werden, daß ein organischer Faktor die Störung hervorgerufen und ausgelöst hat, z. B. Hyperthyreoidismus, Koffeinintoxikation.

Die DSM-III-R unterscheidet dann – unter Aufspaltung der alten Konzeption der Angstneurose – neben der Panikstörung mit/ohne Agoraphobie die Agoraphobie ohne Panikstörung in der Vorgeschichte, die soziale Phobie, die einfache Phobie und die generalisierte Angststörung. Verbleibende Angstkategorien umfassen dann noch die Zwangsstörungen und die posttraumatische Belastungsstörung. Für die Praxis ist v. a. die Unterscheidung in Paniksyndrome und generalisierte Angstsyndrome wichtig, da sich gezeigt hat, daß bei den Paniksyndromen hauptsächlich Antidepressiva indiziert sind, während bei dem generalisierten Angstsyndrom vorwiegend Anxiolytika einzusetzen sind.

Da die Klassifikationskommissionen der Weltgesundheitsorganisation die ICD-10 vorbereiten, die 1992 Gültigkeit erlangen soll, während die Klassifikationskommission der Amerikanischen Gesellschaft für Psychiatrie bereits eine revidierte Fassung, nämlich die DSM-III R (1989), ausgearbeitet hat, wird es zwar zu einer Annäherung der Klassifikationssysteme, nicht aber zu einer Vereinheitlichung kommen. In der Praxis des deutschsprachigen Raumes hat sich bis jetzt gezeigt, daß die ICD-9 v. a. im klinisch-epidemiologischen Bereich verwendet wird, während sich des DSM-III-R vorwiegend jene psychiatrischen Institutionen bedienen, welche vorwiegend auf dem Gebiet der Forschung arbeiten.

Als Konsequenz für die Praxis ergibt sich die Notwendigkeit einer gewissen Differenzierung verschiedener Syndrome, und zwar in dem Ausmaß, wie dies therapeutische Konsequenzen hat. Wenn ein Mensch konstant unter den Symptomen leidet, die allgemein als Nervosität, Spannung und Angst bezeichnet werden, so ist an ein generalisiertes Angstsyndrom zu denken. Obwohl die Differenzierung von Angst und Depressivität prinzipiell schwierig ist, ist aber in diesem Fall zu klären, ob dieses generalisierte Angstsyndrom mehr oder weniger selbständig besteht oder ob es Teil eines depressiven Syndroms ist.

8.4 Genese der Angstsyndrome

Wenn wir von der Unterscheidung objektbezogener Furcht und frei flottierender Angst absehen, wie sie Jaspers (1965) von Kierkegaard (1960) für die Psychiatrie übernommen hat, können wir in bezug auf die Genese folgende Formen von Furcht bzw. Angst differenzieren:

1. Die Realangst hat ihren Ursprung in den aktuellen Bedrohungen der Umwelt; z. B. die Angst, die auftritt, wenn wir abends durch eine unbekannte, unbeleuchtete Hafenstraße gehen sollen. Dies ist eine Signalwirkung, die vor Gefahren schützen soll, es wird nicht sehr sinnvoll sein, diese Signalangst zu behandeln.

2. Die Vitalangst geht vom Körper aus und hat ebenfalls eine Signalfunktion, denn die Angst, die ein Patient mit einem frischen Herzinfarkt hat, führt ja dazu, daß er sich immobilisiert und ärztliche Hilfe verlangt. Es wäre sinnlos, diese Signalangst anstelle des ihr zugrunde liegenden Leidens zu behandeln. Erst dann, wenn die Signalfunktion erfüllt ist, und sich der Patient auf der Intensivstation befindet, hat die Angst ihre Signalfunktion verloren und kann den Heilungs- und Rekonvaleszenzprozeß eher negativ beeinflussen; erst dann drängt sich eine Indikation zur Bahndlung auf.

3. Die Gewissensangst tritt immer dann auf, wenn wir geneigt sind, Gebote zu verletzen, die nicht zu verletzen man uns durch vorbildliches Leben, aber auch durch Verbote gelehrt hat. Obwohl sich die modernen Pädagogen über den Wert dieser Gewissensangst sehr uneinig sind, muß man doch festhalten, daß gerade die Gewissensangst zu jenen enormen Sublimierungen geführt hat, die die Grundlage unserer abendländischen, aber auch anderer Kulturen darstellen.

4. Die neurotische Angst ist schwer von der Gewissensangst zu trennen, sie ist aber bereits eindeutig dem pathologischen Bereich zuzuordnen, selbst wenn sie aus frühkindlichen Konflikten entstanden ist. Sie entstammt realen Konflikten, die nicht adäquat gelöst, sondern verdrängt wurden; verdrängte Konflikte werden zu Komplexen und können zur Angst führen. Die neurotische Angst ist einer Behandlung zugänglich, wobei in erster Linie an psychotherapeutische Verfahren zu denken ist.

5. Die psychotische Angst tritt v. a. bei endogenen Depressionen oder auch schizophrenen oder organischen Psychosen auf; sie muß selbstverständlich behandelt werden, wobei der Psychopharmakotherapie eine entscheidende Rolle zukommt.

6. Die existentielle Angst verdankt ihre Bezeichnung eigentlich der Existenzphilosophie und der philosophisch orientierten Psychotherapie (Logotherapie und Daseinsanalyse). Die in jüngerer Zeit bekannt gewordene Angstdefininition entspricht am ehesten dem Angstbegriff Kierkegaards: Die allgemeine Angst, dieses Dasein nicht meistern zu können. Psychologisch gesprochen wäre es die Angst vor der Selbstverwirklichung. Riemann (1961) hat in einer Synthese psychoanalytische und philosophische Aspekte zusammengefaßt, er nennt 4 Grundformen der Angst:

- die Angst vor der Selbsthingabe, als Ich-Verlust und Abhängigkeit erlebt;
- die Angst vor der Selbstwerdung, als Ungeborgenheit und Isolierung erlebt;
- die Angst vor der Wandlung, als Vergänglichkeit und Unsicherheit erlebt;
- die Angst vor der Not, als Endgültigkeit und Unfreiheit erlebt.

8.5 Angstverarbeitung

Es gibt aber nicht nur verschiedene Ursachen für Angst, sondern auch verschiedene Reaktionen darauf (Abb. 7).

Normalerweise wird Angst rational bewältigt; durch die Lösung der Probleme und Konflikte, durch die Bewußtmachung der ängstigenden Situation verschwindet die Angst. Sie kann aber auch unbewußt verarbeitet werden. So können verschiedene Abwehrreaktionen des Ichs gegen die Angst auftreten, z. B. Phobien, so daß die frei flottierende Angst in eine Angst vor ganz bestimmten Dingen

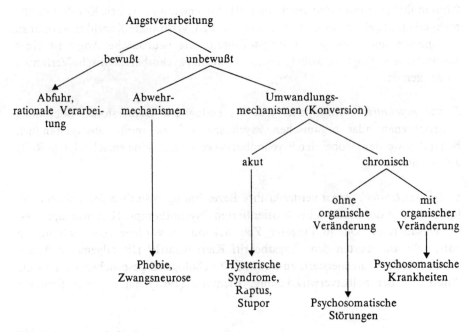

Abb. 7. Angstverarbeitung

umgewandelt wird: in die Angst vor spitzen Gegenständen, vor Bakterien, in die Angst, in einem Raum eingeschlossen zu sein (Klaustrophobie). Es können auch Zwangsmechanismen gegen die Angst mobilisiert werden, beispielsweise Zähl- oder Waschzwang. Beim Waschzwang ist es nicht primär die Furcht vor Schmutz oder Bakterien, die den Patienten immer wieder veranlaßt oder zwingt, sich zu waschen, sondern die dahinterstehende Angst, denn der Waschzwang ist ein Zeremoniell. Dadurch ist es möglich, die Angst abzuwehren; wird dies unterlassen, tritt die Angst massiv auf.

Angst kann aber auch ins Körperliche konvertiert werden, akut oder chronisch; akut v. a. über das willkürliche Nervensystem im Sinne der klassischen hysterischen Störungen, die heute selten geworden sind. Zu erwähnen wären die hysterische Lähmung, die hysterische Blindheit oder der hysterische Anfall. Wesentlich häufiger sehen wir heute die Konversion über das vegetative Nervensystem in chronischer Weise. Kommt es lediglich zu funktionellen Ausfällen, sprechen wir von psychosomatischen Störungen.

Unter „psychosomatischen Erkrankungen" versteht man indessen jene psychosomatischen Zusammenhänge, bei welchen das psychische Problem, vorwiegend die Angst, nicht nur zu einer funktionellen Störung, sondern auch zu einem körperlichen Defekt geführt hat (s. S. 27 ff.). Wir können aber psychosomatische Symptome nicht nur im Rahmen psychosomatischer Störungen und Erkrankungen sehen, sondern auch bei larvierten endogenen Depressionen. Es stellt sich die Frage, weshalb der eine bei einer längeren psychosomatischen Belastung mit einer larvierten Depression und der andere mit einer Psychosomatose reagiert, wobei zu betonen ist, daß die Differentialdiagnose ausschließlich von den psychosomatischen Phänomenen her in der Regel nicht möglich ist, sondern nur aufgrund der Psychopathologie und des Verlaufes gestellt werden kann. In Abb. 8 sind einige theoretische Überlegungen dargestellt.

Wenn wir davon ausgehen, daß ein Psychotrauma Angst auslöst, kann dies eine Persönlichkeit treffen, die hereditär mit der Bereitschaft, depressiv bzw. neurotisch zu reagieren, belastet ist. So kann im einen Fall eine Depression ausgelöst, im anderen Fall ein präformiertes neurotisches Geschehen in Gang gesetzt werden. Wir sehen da eine depressive Phase und dort ein neurotisches Geschehen, etwa unter der Phänomenologie einer Angstneurose. Besteht nun zusätzlich, aus welchen Gründen auch immer, bei der betreffenden Person eine Bereitschaft zur Somatisierung psychischer Vorgänge und Energien, kann sich im einen Fall eine larvierte Depression, im anderen eine Psychosomatose ausbilden.

Strotzka (1969) verdanken wir den kritischen Hinweis, daß derartige Prozesse auch ohne direkten Auslöser aus einer auf hereditäre Faktoren und frühkindliche Entwicklung zurückgehenden psychischen Labilität heraus spontan entstehen können.

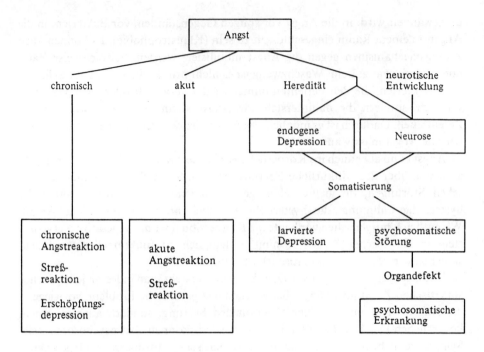

Abb. 8. Angst und Symptomentwicklung

8.6 Therapie der Angstsyndrome

In Abb. 9 sind die wichtigsten Behandlungsarten der Angstsyndrome schematisch dargestellt.

Psychotherapeutische Möglichkeiten

Unter den psychotherapeutischen Möglichkeiten kommt dem ärztlichen Gespräch die größte Bedeutung zu, da es bereits im Sinne einer Katharsis angstlösend wirkt. Für die Praxis ist das autogene Training als therapeutische Maßnahme wichtig. Wenn Angst in bestimmten Situationen auftritt, kann auch paradoxe Intention nach Frankl (1975) angewendet werden, z. B. bei der Angst, in bestimmten Situationen zu erröten. Meist genügt schon der Gedanke an die Möglichkeit, zu erröten, so daß sich Angst vor dem Ereignis manifestiert. Bei der paradoxen Intention muß man den Patienten anleiten, sich paradoxerweise auf das Erröten einzustellen, das dann vielfach überraschenderweise ausbleibt. Die psychoanalytischen oder aufdeckenden Verfahren im engeren Sinne sind v. a. bei schweren

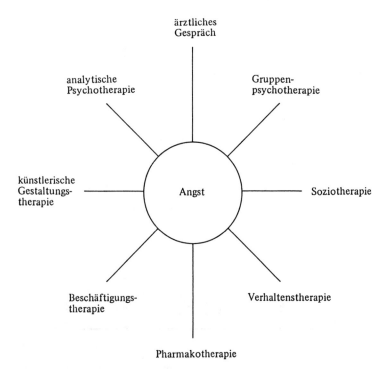

Abb. 9. Therapie der Angstsyndrome

neurotischen Fehlentwicklungen und psychosomatischen Krankheiten indiziert. Sie sind, wie auch die in letzter Zeit entwickelten gezielten psychoanalytischen Kurztherapien, den Spezialisten vorbehalten.

Besondere Bedeutung für die Praxis kommt auch den Balint-Gruppen zu, in welchen praktizierende Ärzte unter der Anleitung von Psychotherapeuten lernen, mit den psychischen Problemen ihrer Patienten besser fertig zu werden, indem sie auch mit ihrer eigenen Psychodynamik konfrontiert werden, die das Behandlungsergebnis bzw. bereits die Diagnostik oft nachteilig beeinflußt. Bei Angstzuständen, deren Ursache im sozialen Bereich, z. B. in der Vereinsamung, zu suchen sind, hat sich die Gruppenpsychotherapie bewährt.

Im Rahmen der psychotherapeutischen Maßnahmen ist auch auf die Verhaltenstherapie hinzuweisen. Bei der Desensibilisierung z. B. muß zunächst eine Skala der Reizsituationen erarbeitet werden, die Angst auslösen, um dann eine Hierarchie zu erstellen. In den folgenden Sitzungen wird eine Desensibilisierung in dem Sinne vorgenommen, daß nach Entspannungsübungen die Reize vorgestellt werden, die lediglich zu geringen Angstreaktionen führen. In den weiteren Sitzungen wird dann versucht, immer stärkere Reize zu verarbeiten, ohne daß es zu Angstreaktionen kommt.

Neben der Physiotherapie und der Beschäftigungstherapie kommt für die Beseitigung von Angstsyndromen auch der künstlerischen Gestaltungstherapie

182 Aspekte der Angst

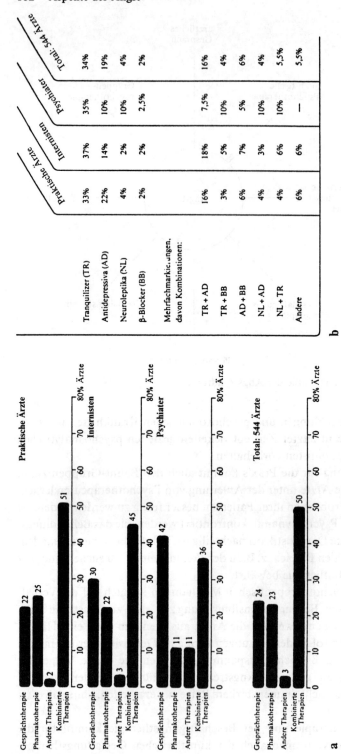

Abb. 10a, b. Beantwortung von Fragebögen durch praktische Ärzte, Internisten und Psychiater

besondere Bedeutung zu; da werden nicht nur Affekte freigesetzt, sondern aus der Deutung der Bilder, wie Jacobi (1965) zeigen konnte, kann der psychotherapeutische Prozeß in gleicher Weise weiter gefördert werden wie durch die Deutung von Träumen. Schließlich ist es dank der raschen Entwicklung der Psychopharmakotherapie möglich, auch mit verschiedenen Gruppen von Medikamenten Angstsyndrome zu beeinflussen.

Psychopharmakotherapie

In der Praxis werden Angst und somatisierte Angst vorwiegend durch eine Kombination von Pharmakotherapie und Gesprächstherapie behandelt. Lediglich bei den psychiatrischen Kollegen überwiegt die alleinige Gesprächstherapie (Abb. 10a). Die in der Praxis am häufigsten verwendeten Medikamentengruppen und Kombinationen zeigt Abb. 10b.

Bezüglich der Beeinflussung der Angstsyndrome ergibt sich heute aus der Differenzierung zwischen generalisiertem Angstsyndrom und Paniksyndrom eine Differenzierung auch in pharmakotherapeutischer Hinsicht. Während generalisierte Angstsyndrome gut auf Benzodiazepine ansprechen, ist es bei den Paniksyndromen so, daß zwar der panische Anfall durch höhere Dosen von Benzodiazepinen coupiert werden kann, daß aber die eigentliche Pharmakotherapie der Paniksyndrome in der Langzeitmedikation mit Antidepressiva besteht.

9 Larvierte oder maskierte Depressionen

Unter larvierten oder maskierten Depressionen versteht man depressive Zustände, bei denen die psychosomatischen Symptome derart ausgeprägt sind, daß es schwierig ist, die eigentlichen psychopathologischen Symptome zu erkennen.

Sie bilden keine neue Depressionsform. Die Bezeichnung larvierte Depression hat didaktische Bedeutung; es ist ein didaktisches Prinzip, bei körperlichen Beschwerden, v. a. Schmerz, der sich weder objektivieren läßt noch auf eine somatisch orientierte Therapie anspricht, auch an das Vorhandensein einer Depression zu denken. Damit die Depression erkannt werden kann, ist es wichtig, das in der folgenden Übersicht dargestellte depressive Syndrom mit seinen psychischen, psychomotorischen und psychosomatischen Symptomen zu kennen. Die psychosomatischen Symptome sind es, die, wenn sie dominieren, das Bild der larvierten Depression beherrschen. Diese Symptome waren schon immer bekannt, in alten Lehrbüchern sind sie lediglich als Fußnoten zu finden, während sie heute zu den bedeutenden Symptomen gehören (Pöldinger 1980).

Depressives Syndrom (geordnet nach gestörten Funktionsbereichen):

Psychische Symptome
Depressive Verstimmung, Entschlußunfähigkeit, Denkhemmung, Apathie oder innere Unruhe, Angst, depressive Gedankeninhalte, Gefühlsverlust, innere Leere

Psychomotorische Symptome
Psychomotorische Hemmung (Bewegungsarmut, Hypo- und Amimie, Entäußerungshemmung)
oder
psychomotorische Agitiertheit (äußere Unruhe, Getriebenheit, leerer Beschäftigungsdrang)

Psychosomatische Symptome
Störung der Vitalgefühle (Kraftlosigkeit, fehlende Frische)
Vegetative Störungen im engeren Sinn (Schwindel, Herzrhythmusstörungen, Mundtrockenheit, Obstipation, Atembeschwerden)
Vegetative Störungen im weiteren Sinn (Schlafstörungen, Schmerz-, Druck- und Kältegefühle, Appetit- und Gewichtsverlust, Menstruationsstörungen, Impotenz)

In Fällen von larvierten oder maskierten Depressionen ist es nicht nur wichtig, an eine Depression zu denken, man muß auch die entscheidenden Fragen stellen können. Es wurden einige Fragen zusammengestellt, deren Beantwortung das Erkennen einer Depression erleichtert; einige weitere Fragen und deren Beantwortung sollen es ermöglichen, die endogenen Depressionen wahrzunehmen:

Fragen an depressive Patienten

Bedrückung	Fühlen Sie sich bedrückt und niedergeschlagen? Möchten Sie manchmal weinen?
Genußunfähigkeit	Können Sie sich noch freuen?
Initiative- und Interessenverlust	Entfalten Sie in Beruf und Freizeit weniger Initiative als vor Wochen oder Monaten? Interessieren Sie sich für das Tagesgeschehen an Hand von Zeitungen, Radio und TV und frönen Sie Ihren Hobbys so wie früher?
Versagenszustände	Erleben Sie sich als Versager?
Schuldgefühle	Machen Sie sich häufig Selbstvorwürfe, und haben Sie Schuld- und Minderwertigkeitsgefühle?
Pessimismus	Sehen Sie pessimistischer in die Zukunft als früher, und haben Sie manchmal das Gefühl, daß alles sinnlos sei?
Grübelzwang	Müssen Sie, ob Sie wollen oder nicht, immer wieder über ihre pessimistischen Ideen nachdenken?
Entschlußunfähigkeit	Fällt es Ihnen schwer, sich zu etwas zu entschließen?
Verlust sozialer Kontakte	Haben Sie mit Ihren Verwandten, Freunden und Bekannten weniger Kontakte als früher, oder fühlen Sie sich von ihnen vernachlässigt?
Schlafstörungen	Schlafen Sie schlechter als früher? Haben Sie Schwierigkeiten einzuschlafen? Können Sie durchschlafen, und wachen Sie früh auf?
Appetitstörungen	Haben Sie weniger Appetit? Haben Sie an Gewicht verloren, und leiden Sie an Verstopfung?
Libidoverlust	Haben Sie Schwierigkeiten in sexueller Hinsicht?

Fragen nach Endogenität

Heredität	Gab es unter Ihren Blutsverwandten Fälle von Depressionen, gesteigerter Betriebsamkeit oder Selbstmord?
Frühere Phasen	Hatten Sie schon früher Perioden von Niedergeschlagenheit oder gesteigerter Betriebsamkeit?

Morgentief	Wann fühlen Sie sich am elendsten? Am Morgen oder am Abend?
Frühes Erwachen	Wann wachen Sie am Morgen auf?

Wenn die geschilderten Erscheinungsbilder endogene Depressionen betreffen, hat man es eindeutig mit larvierten oder maskierten Depressionen zu tun. Bei nichtendogenen Psychosen, z. B. bei neurotischen Depressionen, wird die Differentialdiagnose für psychosomatische Störungen und Erkrankungen schwierig. Man kann aber grundsätzlich sagen, daß unter larvierten oder maskierten Depressionen v. a. endogene Depressionen verstanden werden, die mit starken psychosomatischen Beschwerden einhergehen, während wir unter psychosomatischen Störungen oder Erkrankungen eher somatisierte Neurosen, d. h. somatisierte Angst begreifen (Pöldinger 1982).

Diagnose und Differentialdiagnose sind aber deshalb von Wichtigkeit, weil larvierte Depressionen sehr gut auf Antidepressiva ansprechen. Bei nichtendogenen larvierten Depressionen bzw. psychosomatischen Störungen und Erkrankungen hat sich eine Kombination von Pharmakotherapie und Psychotherapie bewährt. Unter den Psychopharmaka wiederum sind Antidepressiva besonders dann vorzuziehen, wenn auch depressive Symptome nachweisbar sind; sie bilden v. a. gegenüber Benzodiazepinderivaten keine Gefahr der Gewöhnung (Pöldinger 1984).

Unter den nichtendogenen Depressionen, die mit deutlichen psychosomatischen Beschwerden einhergehen, ist auch die von Kielholz (1973) beschriebene Erschöpfungsdepression zu erwähnen. Sie tritt nach einer monate- bis jahrelangen affektiven Dauerbelastung auf und äußert sich, wie Tabelle 9 zeigt, zunächst in einem hypästhetisch-asthenischen Stadium, das durch Reizbarkeit, Überempfindlichkeit und verringerte Leistungsfähigkeit gekennzeichnet ist. In einem 2. Stadium folgen dann psychosomatische Beschwerden, vorwiegend vegetativer Natur. Dies entspricht der alten diagnostischen Bezeichnung „Neurasthenie", mit deutlichem Erschöpftsein. Erst *nach* diesem psychosomatischen Stadium, in welchem die Erschöpfungsdepression schwer als Depression zu erkennen ist, kommt es nach längerer Zeit, aufgrund eines zusätzlichen Stresses oder einer plötzlich einsetzenden psychischen Entlastung, zum eigentlichen depressiven Zustand. Das 3. Stadium wird dann durch das volle Bild der Depression beherrscht. Die Erschöpfungsdepression ist aber keine neue Erkrankungseinheit, sondern „Prototyp" einer psychogenen Depression.

In Abb. 11 wurden die möglichen Reaktionen auf eine emotionale Belastung, die mit Angst verbunden ist, schematisch dargestellt. Bei der Beurteilung der Belastungsreaktionen ist zu berücksichtigen, ob es sich um eine akute oder chronische Belastung handelt, ob es sich um eine hereditär zur endogenen Depression disponierten Persönlichkeit oder um eine frühkindliche Entwicklungsstörung handelt. Entsprechend können eine Erschöpfungsdepression oder eine

Tabelle 9. Stadien der Erschöpfungsdepression. (Nach Kielholz 1971)

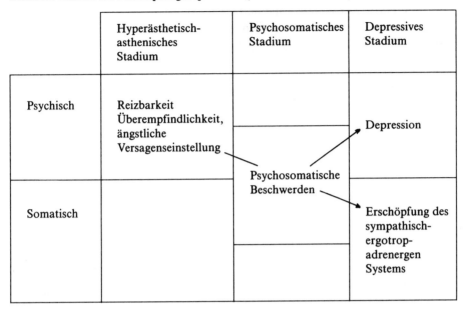

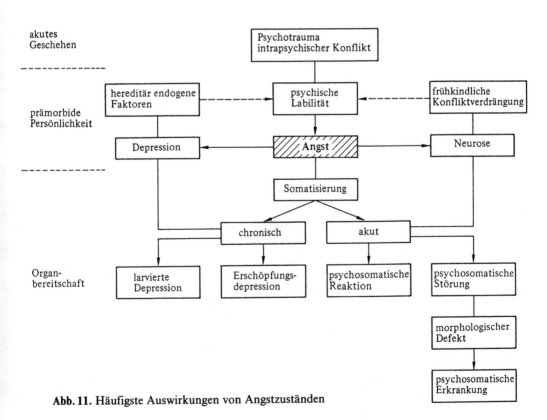

Abb. 11. Häufigste Auswirkungen von Angstzuständen

188 Larvierte oder maskierte Depressionen

akute Angst bei einer Streßreaktion auftreten, es kann sich eine endogene Depression oder eine Neurose manifestieren.

Kommt es zur Somatisierung, sehen wir larvierte Depressionen oder psychosomatische Störungen und Erkrankungen.

10 Der psychosomatische Zugang zum Patienten

Körperliches Geschehen und Psychodynamik des Kranken müssen als Einheit erkannt werden, wenn wir den psychosomatischen Zugang zum Patienten finden wollen. Dabei ist es hilfreich, dem Kranken möglichst frei von theoretischen Annahmen, erwartungs- und vorurteilslos zu begegnen, was dem sog. „guten Diagnostiker" mitunter besonders schwer fällt.

Obwohl wichtige Gründe bestehen, warum ein Krankheitsprozeß identifiziert und als Einheit verarbeitet werden muß, darf das letzte Ziel, den Vorgang als Teil des persönlichen Krankheitserlebens zu verstehen, nie verkannt werden.

Dies entspricht der offensichtlichen klinischen Tatsache, daß die Krankheitsgeschichten nie auf die säuberlich geordneten Krankheitskategorien unserer klinischen Lehrbücher beschränkt sind. Die Bezeichnung einer Krankheit eines Patienten als medizinisch, chirurgisch, orthopädisch, psychiatrisch entspricht einzig administrativen Bedürfnissen und medizinisch-soziologischen Konventionen, wofür v. a. technische Gründe der Diagnostik und der Behandlung sprechen, nicht aber der wahre Zustand des Patienten (Engel 1970).

Eine psychosomatische Medizin beschränkt sich nicht nur auf die Krankheit des Patienten. Organische Läsionen, funktionelle Störungen und subjektive Klagen des Kranken lassen sich mit der Geschichte, der Existenz und den Lebenskrisen seiner Persönlichkeit verbinden.

Ein Krankheitssymptom kann als einfaches Signal, als Hinweis aufgefaßt werden, aber auch als eine Art Organsprache, welche die tiefliegenden Tendenzen der Persönlichkeit widerspiegelt. Daraus ergibt sich, daß der Arzt sich nicht mit der Beobachtung und dem Studium „neutraler Zeichen" beim Patienten begnügen kann. Er muß bis zu der vitalen, krankheits- und lebensgestaltenden Bedeutung der Krankheit vordringen. Dies setzt voraus, daß er sich mit dem Patienten einläßt. Die Begegnung Arzt-Patient ist aber kein rationales Zwiegespräch, kein diagnostisches Interview und nicht bloß biographische Anamneseerhebung zu lediglich informativen Zwecken. Sie ist vielmehr eine gemeinsame Expedition in unbekannte Bereiche. Das Zuhören spielt dabei eine besondere Rolle. Was unter „Zuhören" in diesem Zusammenhang gemeint ist, wird aber oft mißverstanden. Der wesentliche Punkt solchen Zuhörens besteht nicht darin, nichts zu sagen oder den Patienten ausreden zu lassen, etwa weil es jedermann gut tue, sich einmal aussprechen zu dürfen, oder weil jeder Arzt auch so etwas wie ein Beichtvater sei.

Nach Meerwein (1960, 1969) „bedarf es dazu gewissermaßen eines *,dritten Ohres'* des Arztes. Mit diesem dritten Ohr bemüht er sich, noch während der Patient spricht, auf wichtige Fragen eine Antwort zu erhalten".

Im Zuhören liegt auch Hinwendung und die Bereitschaft, den Patienten ernstzunehmen. Die psychosomatische Medizin ist mehr als eine Theorie, auch etwas anderes als eine geistig-humanistische Betrachtungsweise. Sie hat sich von der Ätiologiepsychosomatik weitgehend entfernt und sich zu einer Beziehungspsychosomatik entwickelt. Schüffel (1978, 1988) hat den psychosomatischen Zugang als eine ärztliche Haltung beschrieben.

Der Begriff „psychosomatischer Zugang" benennt das Bemühen, ursprüngliches ärztliches Verhalten in einer Zeit wiederzuentdecken und aufzuwerten, in der hochentwickelte Technologie und Spezialisierung die Beziehung zwischen Arzt und Patient weitgehend beherrschen. Der psychosomatische Zugang ist die eigentliche Aufgabe des Arztes in der Praxis, des Hausarztes, der die psychosoziale Situation und die Probleme in den Familien seiner Patienten aus nächster Nähe beobachten kann. Dies bedeutet einen zusätzlichen Vorteil des Familienarztes gegenüber seinen spezialisierten Kollegen, besonders gegenüber den Krankenhausärzten.

10.1 Probleme des psychosomatischen Zuganges

Die Schwierigkeiten und Widerstände, auf die die psychosomatische Medizin trifft, sind zahlreich und vielfältig. Sie haben ihren Grund teilweise in den Kranken, teilweise bei Ärzten und sind teilweise auch allgemein gesellschaftlicher Natur.

Es wurde schon mehrfach darauf hingewiesen, daß psychosomatisch Kranke mit Hilfe der Krankheit versuchen, sich in einer Art von labilem und schmerzvollem Gleichgewicht zu halten. Das körperliche Symptom dient ihnen dazu, sich von unbewußten Konflikten zu entlasten, indem sie einen Teil ihrer psychischen Energie in den physischen Bereich übertragen.

> Die Forderung, in einer Psychotherapie andere und – wie wir meinen – bessere Lösungen der Konflikte zu erarbeiten, mobilisiert Angst und verstärkt die Abwehr, die sich nicht selten in Form von Rationalisierungen das gängige Konzept der somatischen Medizin zunutze macht, wenn z. B. ein Ulkuskranker sagt: „Herr Doktor, mir fehlt's im Magen und nicht im Kopf" (de Boor 1959).

Ein Bergbauer sagte uns einmal in der Praxis: „Meine Drüsen sind krank, ich ertrage nicht einmal mehr die Erdumdrehung."

Der Kranke, der schon seit langer Zeit an seine Symptome gebunden ist, läßt sich nicht im ersten Anlauf davon überzeugen, daß seine Beschwerden mit

Schwierigkeiten affektiver Natur in Zusammenhang stehen können. Viel häufiger will er davon überzeugt werden, daß sein Leiden organischer Natur ist.

Solche Widerstände finden sich besonders ausgeprägt bei Patienten mit funktionellen Schmerzzuständen. Ihre innere Unsicherheit und Labilität, die Seemann (zit. nach Staehelin 1963) treffend als ein „Dazwischen-Sein" bezeichnet hat, läßt sie nach einem Arzt suchen, der ihnen ein organisches Leiden bestätigt und sie davon befreit. Dabei wechseln sie den Arzt häufig.

Empfindet man körperliche Schmerzen, so stehen die Türen der ärztlichen Sprechzimmer und Spitäler offen; oft jedoch ist man nicht sicher – oder möchte es auch gar nicht wissen –, wo man anklopfen soll, wenn man seelischen Schmerz verspürt.

Dem Nichtspezialisten wird gewöhnlich nur über die unangenehmen körperlichen Spannungen und nicht über die hintergründigen Emotionen berichtet. Besonders deutlich wird dies, wenn die Patienten über Müdigkeit und Erschöpfung klagen. Sie führen dies meist auf Überarbeitung oder andere exogene Einflüsse zurück, auch wenn sie deutliche neurotische und depressive Züge tragen.

Oft benutzen die Patienten das Wort „Müdigkeit", wenn sie etwas ganz anderes meinen, beispielsweise das unbestimmte Gefühl, einen Arzt zu brauchen, oder die Furcht vor einer schweren Krankheit, z. B. Krebs. Häufig versuchen sie, sich vom Arzt die vergleichsweise harmlose Müdigkeit bestätigen und ein Medikament verschreiben zu lassen. Gelegentlich wird die Müdigkeit auch als Stichwort angeboten, um mit dem Arzt ins Gespräch zu kommen.

Erschöpfte Patienten gelangen nicht selten erst nach vielen ärztlichen und paramedizinischen Versuchen sowie allerlei Selbstmedikation in stationäre Behandlung, dorthin, wo man Platz, Zeit und Interesse für sie hat. Dort kann die Odyssee, die den „erschöpften" Kranken von Arzt zu Arzt führt, zwar dem Arztkollektiv, aber nicht dem einzelnen Arzt treu bleibend, ein Ende finden.

Das Unvermögen vieler psychosomatisch Kranker, emotionale Probleme zu artikulieren, und die dementsprechende Neigung, somatische Beschwerden überzubewerten, sind oft auch ein Ausdruck der Angst vor einer Stigmatisierung. Denn die Einteilung in „anständige" (sprich organische) und „unanständige" (sprich psychische) Leiden ist nicht nur unter Patienten weit verbreitet. Auch Ärzte scheuen sich häufig, ein psychisches Krankheitsbild in ihrer Diagnose klar hervorzuheben.

Hinzu kommt, daß diese Krankheitsbilder bei psychosomatischen Krankheiten oft schwer zu erkennen sind. Anders als bei der Neurose, deren Symptome deutlich in der psychischen Sphäre fixiert sind, ist bei den psychosomatischen Störungen, die primär an Organfunktionen gebunden sind, der Zusammenhang mit psychischen Vorgängen für Arzt und Patient meist nicht ohne weiteres ersichtlich.

Gerade beim erschöpften Patienten ist eine exakte diagnostische Bemühung sowohl in somatischer als auch in psychischer Hinsicht vor Beginn der Therapie unbedingt erforderlich. Zum Beispiel kann sich ein M. Addison oder ein Hyperthyreoidismus, eine Unterernährung oder ein beginnendes Karzinom unter dem Bild einer Asthenie verbergen. So steht der psychosomatisch arbeitende Arzt vor der Aufgabe, seinen Patienten unvoreingenommen gegenüberzutreten, sich aber wachsam zu halten für Entwicklungen, die Maßnahmen höchster Dringlichkeit erfordern, z. B. bei einer schweren asthmatischen Krise oder bei einer intestinalen Blutung eines Colitis-ulcerosa-Patienten.

Die selbstverständlich stets gebotene sorgfältige somatische Abklärung soll jedoch nicht daran hindern, von Anfang an psychotherapeutisch auf den Patienten einzuwirken. Dies jedoch fällt dem Arzt in der Praxis oft schwer, denn auf diese Aufgabe ist er im Laufe seiner Ausbildung meist nicht vorbereitet worden. Trotz aller Bemühung weiß er kaum, mit welchen Worten oder Handlungen er eingreifen kann. Der Umgang mit Problempatienten bereitet ihm deshalb meist Unbehagen.

Der Arzt mag auch fürchten, daß der Patient ihm zuviel Zeit stiehlt, oder sich überfordert fühlen von der Herausforderung zu emotionaler Mitbeteiligung. Vielleicht ahnt er auch, daß – läßt er sich auf den Patienten ein – er auf Verwicklungen im Leben des Patienten stoßen wird, denen er sich nicht gewachsen fühlt, weil sie ihn an die Grenze dessen bringen, was er als seine ärztliche Aufgabe zu verstehen gelernt hat. Denn ebenso häufig, wie die Patienten dem Arzt ein sog. Präsentiersymptom bringen, sind die Patienten ihrerseits oft gleichsam das Präsentiersymptom eines kranken Beziehungsgefüges, meist der Familie.

Die Versuchung, sich dieser Schwierigkeiten auf eine Weise zu entledigen die Bleuler (1961) als „forcierte körperliche Etikettierung" bezeichnet hat, ist für den Arzt groß. Man muß nur eine hochtönende Etikette finden, die möglichst wenig aussagt, um am wahren Wesen der emotionellen Störungen vorbeizusehen. Eine beliebte Etikette ist die „vegetative Dystonie". Man weiß heute, wie sehr die vegetativen Funktionen einerseits von körperlichen Krankheiten aus gestört werden, andererseits aber auch von aufgewühlten und zwiespältigen Emotionen. Daß aber das vegetative Nervensystem isoliert aus dem Gleichgewicht geraten könnte, wie der Begriff der „vegetativen Dystonie" nagelegt, dürfte kaum eine wissenschaftlich begründbare Annahme sein.

Die Angst des Arztes, dem eigenen emotionalen Engagement nicht gewachsen zu sein, kann zur Flucht in die Polypragmasie führen. Patienten, die über Müdigkeit klagen, werden kurzerhand mit Vitaminen, Anabolika und tonisierenden Medikamenten behandelt, obwohl deren Wirkung häufig nur auf dem Plazeboeffekt beruht, wie schon Bugard (zit. nach Maeder 1953) in Doppelblindversuchen nachweisen konnte. Oft wird ein Psychopharmakon verschrieben, mehr um sich selbst als um den Patienten zu beruhigen.

Diese Tendenz wird zu Recht beklagt, denn die Tranquilizer beseitigen wohl innere Spannungen als Folge ungelöster Konflikte und Probleme. Die Probleme selbst aber lösen sie natürlich nicht. Die Medikamente nehmen vielmehr den Menschen die Möglichkeit, durch innere Spannung zu wachsen, und berauben ihn so einer der wichtigsten Bedingungen und Voraussetzungen für eine echte Persönlichkeitsentwicklung und Reifung. So kann es schließlich durch die regelmäßige Einnahme hoher Dosen von Psychopharmaka dazu kommen, daß das, was den normalen, gesunden Menschen ausmacht, nämlich die persönliche Freiheit, fehlt.

Aus Italien wurde uns einmal eine 48jährige „erschöpfte" Patientin zugewiesen, die innerhalb von $2^1/_2$ Jahren bei 18 Ärzten in Behandlung war. Als sie in die Klinik kam, brachte sie 2,4 kg ärztlich verschriebene Medikamente mit; die Packungen waren z. T. nicht einmal angebrochen; sie bedeckten den ganzen Zimmertisch. Bevor der Arzt seinem Patienten ein Rezept schreibt, besonders wenn es sich um ein Wiederholungsrezept handelt, sollte er also daran denken, daß hinter unklaren Beschwerden der Wunsch des Patienten stehen kann, eine sehr persönliche Beziehung zu seinem Arzt zu finden.

Bleibt das psychosoziale Befinden des Patienten unberücksichtigt und bekommen die naturwissenschaftlich faßbaren Aspekte der Erkrankung einen Ausschließlichkeitswert, hat das zur Folge, daß der Patient in eine vereinfachende „Ursache-Wirkung"-Kette gestellt und zum passiven *Behandlungsobjekt* gemacht wird. Er soll dann von der *„wiederherstellenden"* Medizin gesund *„gemacht"* werden. Selbstordnungs- und Selbstheilungsbemühungen als Ausdruck einer aktiven Beziehung zur Krankheit müssen verkümmern, weil sie nicht gepflegt und gefördert werden, sondern einer „reibungslosen" Therapie eher im Wege zu stehen scheinen. Viele Kranke stehen heute auf dem Standpunkt, ihre Krankheit sei Sache der Krankenkasse und ihrer Ärzte. Diese hätten für die Beseitigung des kostspieligen Übels zu sorgen, nicht aber der Kranke selbst. Er bleibt der objektive Zuschauer.

Die *subjektive Einstellung des Kranken* zu seiner Krankheit ist aber ein nicht unwesentlicher Faktor für Beginn, Verlauf und Ausgang der Krankheit.

Bleuler (1961) hat darauf hingewiesen, daß ein verfehltes Krankheitsverständnis und falsch konzipierte Begriffe schwere gesundheitliche Folgen haben können:

> Wir erwähnen gerne, daß wir mit medizinischer Begriffsbildung nur Tatsachen erfassen, und wir vergessen, daß wir oft schiefe und falsche Behauptungen in sie hineinlegen, die Schaden stiften. Das klassische Beispiel dafür ist der Hysteriebegriff von Charcot. Dem großen Neurologen und genialen Lehrer schwebte die Vorstellung als Dogma vor, die Hysterie müsse sich durch eine charakteristische Summe von Symptomen kennzeichnen, wie er sie für multiple Sklerose entdeckt hatte. Sein heißes Bestreben, ein einheitliches Krankheitsbild ‚Hysterie' zu erfassen, schuf ein solches Krankheitsbild. Unter seinem Einfluß wurden die jungen Mädchen in der Salpêtrière zu ‚grandes hystériques', verkrampften sich in schweren Anfällen, wurden hemialgetisch und zeigten sich der Hypnose erstaunlich zugänglich. Der Vorstellung des Meisters von der Hysterie gemäß bildete sich die Hysterie unter seinen Augen aus. Es entstand ein dramatisches Krankheitsbild, wie er es sich nicht besser für seine weltberühmten klinischen Vorlesungen wünschen konnte.

Auch das Versicherungssystem ist einseitig am organischen Krankheitsbegriff orientiert. Es prämiert technische Leistungen, läßt aber den Zeitaufwand, den persönlicher Einsatz und das ärztliche Gespräch mit sich bringen, unberücksichtigt. Der amerikanische Hausarzt Greco (Greco u. Pittenger 1968) berichtet, daß sein Einkommen sank, nachdem er sich in Balint-Gruppen zum psychosomatisch arbeitenden Allgemeinarzt hatte ausbilden lassen. Er war danach mit seiner Arbeit sehr viel zufriedener, die Aussicht auf eine Einkommenseinbuße ist aber wenig geeignet, den Arzt zu ermutigen, sich auf ein Gebiet zu wagen, für dessen Ausbildung er selber Sorge tragen muß und auf dem er sich in der Anfangszeit zwangsläufig unsicher fühlen muß.

Die psychosomatische Arbeit des niedergelassenen Arztes wurde in der BRD in jüngster Zeit durch die Neu- und Höherbewertung der entsprechenden Leistungsziffern der ärztlichen Gebührenordnung aufgewertet, auch um einen zusätzlichen Ausbildungsanreiz und ein Gegengewicht zur überwiegend apparativen Versorgung der Kranken zu schaffen (Petzold et al. 1987; Zappe et al. 1988). Die Bedingungen für eine „Psychosomatische Grundversorgung" sollen geschaffen werden (Bergmann 1989). Sie sind nach Hahn (1988) erfüllt, wenn der Arzt im Rahmen seines ärztlichen Gespräches

a) auf die Bedingungen der Auslösesituationen in einem biopsychosozialen Zusammenhang eingeht,
b) Hypothesen zur vorläufigen Bewertung dieser Zusammenhänge entwickelt und
c) die Reflektion der interaktionellen Elemente der Arzt-Patienten-Beziehung in das diagnostische und therapeutische Konzept einbezieht.

10.2 Verschiedene Formen des ärztlichen Gespräches

Den Dialog zwischen Arzt und Patient pflegt man die medizinische Anamnese zu nennen, und sie wird „erhoben". Immer haben Ärzte die große Bedeutung dieses Gespräches betont und auch gewußt, daß, wenn man mit einem Patienten nicht recht weiterkommt, es notwendig und nützlich ist, sich mit dem Patienten zu unterhalten und sich noch einmal mit Beschwerdebild und Vorgeschichte zu beschäftigen.

Aber wenn wir die Struktur und den Charakter dieses Gespräches näher betrachten, dann können wir es eigentlich nicht in einem strengen Sinne dialogisch nennen. Es spielt sich so ab, daß der Patient seine Beschwerden schildert, die beim Arzt sofort ein gewisses Bild wachrufen, um welche Krankheit es sich bei dem Kranken handeln könnte. Dieses Bild veranlaßt dann den Arzt, weitere Fragen zu stellen, um dieses Bild zu stützen oder um zu erkennen, daß der erste Eindruck falsch war. Der Patient bemüht sich, seine Beschwerden, sein subjektives Erleben zu schildern, aber die Gedanken werden in bestimmte Richtungen gelenkt, der Arzt hat die Führung. Der Patient vertraut sich ihm an. Der Arzt, der nicht sensibilisiert ist, „nimmt immer gleich an die Hand" (Jung 1950).

Man sieht, es ist kein wirklicher Dialog. Es ist ein Ausfragen des Patienten durch den Arzt, denn der Sinn der Unterhaltung ist ja dem Patienten meist verborgen, und der andere, der Arzt, hat die ihm bekannten Leitbilder der

Krankheiten vor sich und versucht, die Geschichte des Patienten mit einem Leitbild in Deckung zu bringen. Auf diese Weise macht man erst spät die großartige Entdeckung, daß man viel mehr von all den Dingen erfährt, die einen Menschen wirklich bewegen und die Motive seines Handelns sind, wenn man den Kranken nicht fragt, sondern ihn erzählen läßt, was ihm durch den Sinn geht, ohne ihn zu unterbrechen, und einfach zuhört. In diesen Gesprächen interessiert den Arzt nicht nur das Beschwerdebild, sondern vor allen Dingen auch die Lebensgeschichte eines Menschen.

Im Gespräch mit dem Patienten kommt es nicht auf „Quantität", sondern auf „Qualität" an.

Condrau (1969) beschreibt folgende Formen des ärztlichen Gespräches:

1. *Das banale ärztliche Gespräch.* Dieses allzu häufig im ärztlichen Sprechzimmer vorkommende Gespräch ist nichtssagend, da es sich der sog. Killerphrasen bedient. Es handelt sich dabei um „Wahrheiten", die höchstens der Verdunkelung einer anderen Wahrheit dienen („wir sind auch nur Menschen" oder „alle Menschen sind krank"). Dahin gehört auch die Identifikation des Arztes mit dem Patienten („wie geht es uns heute?", „auch ich merke den Föhn") sowie die Bagatellisierung der Beschwerden („es wird nicht so schlimm sein", „das werden Sie wohl aushalten").

2. *Das psychagogische Gespräch.* Vom Arzt werden direkte Fragen in bezug auf das Verhalten gestellt. Ehe- und Berufsberatung, Fragen der Kindererziehung, aber auch soziale und weltanschauliche Probleme kommen zur Sprache. Diese Art des Gespräches gibt dem Bedürfnis des Arztes nach aktivem Einsatz den Raum und bietet ihm dementsprechend eine große Befriedigung. Sie ist in gewissen Situationen durchaus angebracht. Trotzdem muß auch davor gewarnt werden, da eine Beratung immer von der persönlichen Struktur des Therapeuten gekennzeichnet ist und daher nicht unbedingt den Bedürfnissen des Patienten entspricht. So etwa, wenn ein Arzt einem sexuell gehemmten Erythrophoben den erotischen Kontakt mit einer Dirne empfiehlt oder einem offensichtlich schuldbeladenen, an seiner Masturbation leidenden Patienten empfiehlt, in sich zu gehen und Buße zu tun.

3. *Das autoritäre ärztliche Gespräch.* Nicht selten gelangen Ärzte zu großem Ansehen und großer Berühmtheit, weil sie durch ihr forsches, selbstsicheres Auftreten sehr autoritär auf die Patienten wirken. In der Autorität fühlt sich der Kranke sicher und geborgen. Die autoritäre Gesprächsführung findet sich v. a. bei Ärzten, die ihre Anweisungen nicht gerne zur Diskussion stellen. Die psychologische Wirkung autoritärer Anordnungen beruht auf deren Suggestivcharakter und ist so gut oder so schlecht wie die angeordnete Maßnahme.

4. *Das verstehende ärztliche Gespräch.* Dieses kann gezielt (Fokaltherapie) oder offen sein. Es ist konfliktbezogen, d. h. die Sorgen und Nöte des Patienten ansprechend. Anamnese (Leidensgeschichte) und Biographie (Lebensgeschichte) werden mit dem Kranken durchgesprochen, wobei demselben nach Mög-

lichkeit die Führung des Gesprächs überlassen bleibt. Eine solche Zwiesprache kann psychotherapeutisch wirken oder psychotherapievorbereitend sein. Eine Überweisung an den Psychiater oder Psychotherapeuten sollte eigentlich nie erfolgen, ohne daß ihr ein verstehendes, empathisches Gespräch vorausgegangen wäre.
5. *Das „sinnerhellende", analytische Gespräch.* Dieses ist dem Fachpsychotherapeuten vorbehalten. Die Technik dieses Gespräches kann nicht aus Büchern oder in Kursen erlernt werden. Es ist ein offenes Gespräch, das neben freien Assoziationen auch die Auslegung der Träume und Phantasien umfaßt. Meistens dauert ein solches Gespräch über Monate und Jahre, es ist v. a. bei schweren neurotischen Störungen, aber auch bei chronischen psychosomatischen Krankheiten indiziert.

Jede Begegnung mit dem Arzt hat eine Wirkung auf den Patienten. Er spürt den Unterschied zwischen einem Gespräch, in dem seine Person, seine Hoffnungen, Erwartungen und Enttäuschungen Bedeutung haben und dem Verlangen nach möglichst lückenloser Auskunft über vorangegangene Erkrankungen und Unfälle. Eine *kommunikative Resonanz,* die der Patient auf seiten des Arztes fühlt, kann für den psychosomatisch Kranken eine erstaunlich heilsame Wirkung entfalten. Die klärende Kraft, die in einem Gespräch liegt, hilft dem Patienten mehr als schnelle Erklärungen und Ratschläge des Arztes – selbst dann, wenn diese „richtig" sind.

10.3 Funktion und Verlauf des Gespräches

Die somatische Störung, welcher Genese sie auch sei, stellt ein Reservoir voller emotionaler Spannung dar. Jeder praktizierende Arzt weiß, wie wichtig und wünschenswert es ist, die psychische Stabilität des Patienten einzuschätzen, bevor er therapeutische Maßnahmen einleitet.

„Der Arzt nähere sich dem Patienten ohne Vorwitz und Geräusch", schrieb der deutsche Allgemeinpraktiker Wehring im Jahre 1818. Wenige Patienten schütten ihr Herz unmittelbar aus, doch warten sie – auch wenn dies ein Eingriff in ihre Privatsphäre ist – meist brennend darauf, daß ihnen jemand sozusagen ein Zeichen gibt, damit sie über ihre wirklichen Probleme sprechen können und die befreiende Macht der Aussprache erleben. Ihre menschliche Not, durch Krankheitssymptome angemeldet, wird nach einer solchen Begegnung besser ertragen.

Man darf einem Patienten gegenüber nicht leichtfertig urteilen, er sei nicht eigentlich krank, es fehle ihm „eigentlich nichts", er sei „nur nervös". Sein Leiden ist unvoreingenommen und ohne Vorbehalt ernstzunehmen, auch wenn wir die körperliche Ursache nicht erfassen können. Das Symptom soll während der diagnostischen Phase respektiert werden. Es wird ja nicht allein auf organischer, sondern gerade auf der affektiven Ebene erlebt. Oft dient es der Entlastung des mit Spannung beladenen Patienten.

Mit dem Wunsch nach einer gezielten Therapie müssen Arzt und Patient ein Arbeitsbündnis eingehen. Gleichwertig sollten darin die Schwerpunkte auf die Arbeit und die Beziehung verteilt sein. Die Chirurgen sagen: Wir müssen den Patienten zum Kampfgenossen unserer Therapie machen. Es ist begreiflich, daß Medikamente, die nach einer derartigen Untersuchung verordnet werden, in anderer Weise wirksam sind als nach einer summarischen Konsultation. Die erste Konsultation mit der Möglichkeit eines Gespräches braucht nicht länger als gewöhnlich zu dauern. Sie kann schon den Beginn einer Therapie darstellen und damit ausschlaggebend für Patient und Arzt sein.

„Eröffnungszüge"

Viele Autoren haben über die Wichtigkeit einer Einstimmung gesprochen, bei der dem Patienten Zeit gegeben wird, sich auf die Atmosphäre des ersten Gespräches einzustellen. Balint (1968) nennt diese Einstimmung mit einem Ausdruck aus der Sprache der Schachspieler „Eröffnungszüge". Im Gespräch bedeuten sie ein neutrales Vorspiel, einige unpersönliche Fragen über die Anfahrt beispielsweise, eine kleine Konversation über das Wetter oder die Jahreszeit oder ähnliches. Auch der Patient hat einen ersten Eindruck von uns, der sich in einem neutralen Vorspiel zunächst einmal zwanglos und ruhig ergibt. Die Frage nach dem überweisenden Arzt oder wie der Patient sonst den Weg zu uns gefunden hat, läßt sich gut in die Eröffnungszüge einbauen. Hierzu sind nur wenige Minuten erforderlich.

Dann folgt im 2. Abschnitt die direkte Frage nach dem Grund seines Kommens. Die Frage kann z. B. lauten: „Nun, was hat's denn?" „Was führt Sie zu mir?" oder einfach „Bitte?". Die Formulierung sollte landläufiger Eigenart angepaßt sein. Ungerichteten, nichtsuggestiven Fragen ist der Vorzug zu geben, und es ist zu vermeiden, schon von Leiden, Schmerzen, Klagen und Krankheiten zu sprechen. Die Frage richtet sich allgemein an den ganzen Menschen.

Der Arzt muß beim Patienten verbale und averbale Äußerungen berücksichtigen, er muß also hören und sehen. Folgende Fakten und Eigenheiten können schon anfänglich aufschlußreich sein: die Haltung des Patienten bei der Konsultationsvereinbarung; früheres oder späteres Erscheinen zur Sprechstunde; kritische oder passive Haltung während der Wartezeit; überschwengliche Mitteilsamkeit dem Personal gegenüber; Eröffnungskommentare; Kleidung; alleiniges Erscheinen oder in Begleitung von Beschützern oder Familienmitgliedern; Haartracht, Gesichtsausdruck, Mimik, Gestik, Händedruck; wo und wie der Patient Platz nimmt; Klang seiner Stimme und Wortwahl; ob der Patient gesprächig, schweigsam, seufzend, aufreizend, feindlich, rebellisch oder zugänglich ist.

Der Kranke soll zuerst die Initiative ergreifen. Während der Gesprächspausen, von Moser (1964) als *affektive Knotenpunkte* bezeichnet, findet die Untersuchung des Arztes durch den Patienten statt. Ist der Arzt ein Mensch, der zuhören und auch ein Geheimnis wahren kann? Der Arzt mag denken: „Langweilige Geschichte, schon oft gehört", oder „Komische Sache, schwierig". Der Kranke beobachtet ihn, ob sein Gesicht Strenge oder Wärme ausstrahlt. Es findet eine gegenseitige Situationsanalyse noch vor dem eigentlichen Gespräch statt.

Die Menschen, die zu uns kommen, sind meistens unruhig und gespannt, weil sie über etwas reden sollen, worüber sie entweder überhaupt noch nicht oder nur selten gesprochen haben. Ihre Erwartungen sind unterschiedlich. Teilweise betrachten sie den Arzt als einen Organtechniker, teilweise sehen sie in ihm einen Magier und Zauberkünstler oder auch einen verschrobenen Gelehrten. Auf alle Fälle erwartet der Patient etwas von seiner Weisheit und seiner Kompetenz.

Im Verlaufe der ersten Minuten pflegen sich die Patienten zu entspannen. Sie bemerken fast verwundert, wie sich über natürliche Probleme reden läßt: daß man auch über sehr persönliche Fragen sprechen kann, ohne aus dem Rahmen zu fallen, ohne verlegen zu werden.

Es ist besonders wertvoll, wenn im Verlaufe eines Gespräches eine für den Patienten meist verblüffende Wendung vollzogen wird. Dies kann nach Meerwein (1960) so geschehen,

> daß dem Patienten nach der Schilderung seiner körperlichen Beschwerden die Frage vorgelegt wird, worin seiner Auffassung nach die Ursache seiner Beschwerden bestehe. Diese Frage kommt für die meisten Patienten überraschend und ist gerade darum, wie jede Überraschung, geeignet, im Patienten Emotionen zu lockern, die ohne diese Frage verborgen geblieben wären. Der Patient wird ja im allgemeinen annehmen, daß sich der Arzt bezüglich dieser Frage allein als kompetent betrachtet, und er wird ihm diese Kompetenz um so lieber überlassen, als eine derartige Verteilung der Kompetenzen die Aufrechterhaltung der Verdeckung des Konfliktes durch das Symptom garantiert.

Das konzentrierte Gespräch

Das *Erstinterview* hat für den weiteren Verlauf der Arzt-Patient-Beziehung entscheidende Bedeutung. Es empfiehlt sich, schon von der ersten Begegnung an die eigenen Gefühlsreaktionen als diagnostisch-therapeutische Hilfe einzusetzen. Wichtige Hinweise auf seinen Konflikt gibt der Kranke oft dadurch, daß er in der Beziehung zum Arzt sein gewohntes System der Übertragung und Abwehr anwendet.

Der Kranke soll als „Subjekt", nicht als „Objekt" betrachtet werden. Je ausgeprägter die Emotionalität der Patienten am Krankheitsgeschehen mitwirkt, desto stärker wird in der Regel auch der Arzt emotional mitgegriffen sein, sei es, daß er sich zu besonderem Mitleid bestimmen läßt oder umgekehrt sich über den Patienten ärgert und ihn „unsympathisch" findet. Doch muß er diese persönliche Regung erkennen und sich durch erhöhte Selbstwahrnehmung unter Kontrolle halten. Er muß immer wissen, was zwischen ihm und dem Patienten geschieht. Er soll „frech" denken und „verrückte" Ideen haben, aber vorsichtig handeln.

Nach Kind (1966) ist,

> vor allem der vielbeschäftigte Arzt in Gefahr, zu früh und zu rasch im Gespräch Ratschläge zu erteilen und deshalb nur aus halber oder voreingenommener Kenntnis des

Kranken heraus zu handeln. Die Verantwortung zeigt sich im Bestreben, erst einmal zuzuhören, den Kranken zu Wort kommen zu lassen, damit er sein Anliegen vor dem Arzt und auch vor sich selbst überhaupt formulieren kann. Sehr oft werden dem Kranken seine Zweifel und Widerstände erst im Laufe des Gesprächs bewußt, wenn er sein Vorhaben oder sein Problem, das ihn zum Arzt bringt, begründen muß.

Das Gespräch soll von vornherein auch therapeutische Absichten enthalten. Dies muß der Patient spüren, denn oft möchte er schon beim Betreten des Sprechzimmers behandelt werden.

Der Arzt, der zuhören kann, gestattet dem Patienten nicht nur, seine Symptome auszubreiten, sondern auch, sich zu äußern über die Art, wie er zur Welt steht, über seine bevorzugten Beziehungen, seine verborgenen Aggressionen und heimlichen Wünsche.

Der Kranke soll spüren, daß er reden darf, ohne ein Urteil – oder eine Verurteilung – fürchten zu müssen. Er soll ruhig etwas aggressiv werden dürfen, ohne daß wir zwischen ihm und uns eine Wand aufrichten. Er will sich uns ja anvertrauen. Vielleicht erfährt er erstmals seine tiefsten Empfindungen, wenn er das Interesse des Arztes fühlt und dessen Ziel ahnt, das Symptom als einen aus der Sicht des Patienten sinnvollen Bestandteil seines Lebens zu begreifen.

Die Initiative des Gespräches soll dem Patienten überlassen werden, indem man z. B. die von Deutsch (1939, 1964) beschriebene Technik der „assoziativen Anamnese" anwendet, die dem Patienten ein ständiges Hin- und Herpendeln zwischen den beiden Polen des psychischen und des physischen Bereiches gestattet. Zunächst gibt der Patient nur über seine organischen Störungen Auskunft, hält dann meist inne und erwartet, daß man ihm Fragen stellt. Man muß aufmerksam sein, um den Augenblick nicht zu verpassen, in welchem man ein Schlüsselwort in die Diskussion werfen kann. Der Untersucher wird an dieser Stelle einen der letzten Sätze des Patienten als Frage wiederholen. Der Patient macht dann in der Regel weitere Angaben über seine Beschwerden und mischt Dinge in das Gespräch, die sowohl über sein Affektleben als auch über seinen organischen Zustand Aufschluß geben. So bringt er oft selbst seine somatischen Symptome mit seinen Affekten, seiner Umgebung und den zwischenmenschlichen Beziehungen in Verbindung.

Sehr wichtig ist die Art und Weise, in welcher eine *Frage* durch den Arzt formuliert wird. Eine weniger bestimmte Frage gibt den Assoziationen größeren Spielraum und ist deshalb vorzuziehen. Eine zu präzise Frage dagegen schränkt die Antwortmöglichkeiten ein und bringt die Spontanität des Gespräches in Gefahr. Sie kann allerdings auch dem Patienten wieder weiterhelfen, wenn er über ein Problem stolpert, das er nicht anzugreifen wagt, und man kann damit u. U. zu einer Antwort „à travers" kommen, die immer interessante Aufschlüsse über die unbewußten Assoziationen des befragten Patienten gibt.

So wichtig es auch sein mag, was der Arzt sagt, noch wichtiger ist, wie er es sagt. Den Ausschlag aber gibt, wann er etwas sagt. Nach Wiesenhütter (1965) wird der

Psychotherapeut sogar „weitgehend zum Anwalt und Methodiker des Schweigens". Die Alltagssprache lehrt uns bereits die verschiedenen Möglichkeiten des Schweigens, das in positivem Sinn staunend, andächtig, ergriffen, ehrfurchtsvoll ist, negativ bedrückend, betreten, peinlich, verletzend, eisig oder tödlich sein kann. Betroffenheit und Überraschtsein, Verlegenheit und Ratlosigkeit äußern sich im Schweigen, aber auch das unaussprechbare Gefühl der Freundschaft. Jeder Versuch des Arztes, den Patienten ungeduldig zum Sprechen zu bringen, bewirkt meist das Gegenteil, nämlich die Verstärkung der Abwehrhaltung. Es gibt ein sprechendes Schweigen, wie es ein nichtssagendes Sprechen gibt. So wie die Sprache Reden, Hören und Schweigen umfaßt und beinhaltet, kann man sagen, das ärztliche Gespräch ereignet sich im Zueinandersprechen, im Aufeinanderhören und im Miteinanderschweigen.

10.4 Dialogische Leidenshilfe

Verfügt der niedergelassene Arzt überhaupt über genügend Zeit für ein intensiveres Gespräch mit seinem Patienten? „Wie macht man aber Zeit, wo scheinbar keine ist?" fragt Meier (1968) und fährt fort:

> Sie können sich vorstellen, daß der entspannte Dialog mit dem Kranken nicht vor sich gehen kann, wenn im Wartezimmer nebenan zwanzig Leute warten, reden und erwartungsvoll husten. Unsere Werktage müssen so eingerichtet sein, daß der Tagesablauf eingeteilt ist in eine Zeitspanne für unsere Krankenbesuche, in eine Zeitspanne für die tägliche Routinesprechstunde und in eine Zeit für unsere psychisch Kranken, mit denen wir eine halbe oder eine ganze Stunde zusammensitzen müssen, damit sie warm werden können, auftauen und gewahr werden, daß der Arzt ihre Problematik nicht nur erkennt, sondern auch voller Verständnis zur Kenntnis nimmt.

Häufig leiden die Patienten an psychosozialen Konflikten, die vom Arzt nicht gelöst werden können, sondern nur vom Patienten selbst. Der Arzt kann allerdings wertvolle Hilfe anbieten, indem er als verständnisvoller Partner zur Verfügung steht. Im Verlauf einer Gesprächstherapie erfährt man immer wieder, daß auch ohne direkte Ratschläge oder rationales Verstehen die Probleme und Konflikte ihre Intensität verlieren, oft dadurch, daß der Patient sie akzeptiert.

Das ärztliche Gespräch in der Sprechstunde ist keine einfache Form des Dialoges und keine einfache Medizin: Wir müssen uns gerade bei dieser Art von Annäherung mit besonders persönlichem Akzent engagieren.

Schlegel (1963) erzählt:

> Innerlich muß man den weißen Mantel ausziehen. Der Federhalter wurde weggelegt, die Krankengeschichte weggeschoben, die Beine wurden übereinandergelegt, die Arme verschränkt – und als Ergebnis meiner Experimente ergab sich: Aus Fällen wurden

Bekannte. Ich könnte auch sagen: „Aus Exemplaren wurden Individuen", „aus Homines sapientes wurden meinesgleichen", oder auf die Situation bezogen: Aus einer Konsultation wurde eine Begegnung. Ich wußte nun vom Schicksal der betreffenden Patienten etwas und von ihrem Charakter, von der Art und Weise, wie sie auf dieses ihr Schicksal reagierten. – Genau damit aber hörten sie auf, Exemplare zu sein, denn Schicksal und Charakter stempeln jeden zu einem einmaligen Individuum. Vielleicht ließe sich sagen, daß ich diesen Patienten teilnehmend begegnete. „Teilnahme" heißt aber nicht Mitleid, wie oft oberflächlicherweise angenommen wird; „Teilnahme" ist „Miterleben". In Vielem waren Schicksal und Charakter mir ähnlich, in anderem gegensätzlich. Ich erkannte Mitmenschen als Verwirklichung anderer menschlicher Möglichkeiten. Es ist, wie wenn ich mir gesagt hätte: „Von denselben Eltern abstammend, demselben Schicksal ausgesetzt, wäre ich jetzt so wie dieser Patient."

Aus einem Fall wurde ein Bekannter. Was ist denn nun aber ein Bekannter? Wir Ärzte sollten das wissen, unterscheiden doch die meisten von uns genau, ob wir Patienten oder Verwandte und Bekannte behandeln.

Sehr wichtig ist, daß der Arzt sich keinen Illusionen hingibt, wenn er die Behandlungsziele festlegt. Ein Übermaß an Optimismus und Vertrauen kann zur Wurzel einer Frustration und der daraus sich ergebenden Spannung werden, sowohl für den Arzt als auch für den Patienten. Diese kann das Verhältnis, das zwischen beiden aufgebaut wurde, wieder zerstören.

Die Behandlungsziele können sich von einer symptomatischen und affektiven unterstützenden Therapie bis zur vollständigen Wiederherstellung des psychophysischen Gleichgewichtes erstrecken. In den meisten Fällen, besonders bei neurotischen Fehlentwicklungen, ist es allerdings klüger, sich mit einem zwischen diesen beiden Extremen liegenden Ergebnis zu begnügen: Man erhofft etwas mehr als nur das Abschwächen der Symptome, erwartet aber nicht die vollständige Heilung.

Viele Fragen bleiben offen. Wie läßt sich innerhalb der Arzt-Patient-Beziehung der Fixierung von Symptomen vorbeugen? Wo ist die eigentliche Eingangspforte in die fachgerechte Psychotherapie? Welche Formen der Psychotherapie müssen sich anschließen?

Für den Arzt, der sich anschickt, die sog. kleine oder kurze Psychotherapie durchzuführen, ist es notwendig, die hauptsächlichsten Voraussetzungen der verschiedenen Behandlungsweisen zu kennen. Der Arzt muß, abgesehen natürlich von einer entsprechenden allgemeinen Bildung und den erforderlichen Spezialkenntnissen, die Fähigkeit haben, die „Flüstersprache des Unbewußten" zu vernehmen, und dazu über eine geistige Beweglichkeit verfügen, die es ihm erlaubt, gleichzeitig mit mehreren therapeutischen Techniken zu operieren. Dazu kommen die persönliche Qualität und die innere Bereitschaft, der echte Wunsch zu helfen und die vorbehaltlose Anerkennung der möglicherweise beschränkten Möglichkeiten und Bedürfnisse des Patienten.

An den Schluß dieses Abschnittes möchten wir eine Betrachtung von Bleuler (1970) aus dem Aufsatz *Bleiben wir am Kranken* stellen:

> Es macht traurig zu wissen, daß wir Ängste und Sorgen vieler Kranken mildern könnten, wenn wir mehr Zeit für sie hätten. Wir brauchten dann weniger Schmerz-, Schlaf- und

Beruhigungsmittel, wahrscheinlich auch weniger Abführ- und Stärkungsmittel und vielleicht sogar bei einem Diabetiker etwas weniger Insulin, oder wir könnten einer Gebärenden eine Dammriß ersparen. Wir könnten den Kranken, wenn wir sie trösten und entspannen, vieles erleichtern, zum Beispiel den Schlaf fördern, Appetit und Verdauung anregen. Wir wissen auch darum, daß bei allermindestens einem Viertel unserer Kranken die körperliche Diagnostik nur dazu dient, körperliche therapeutische Indikationen auszuschließen, und daß man diesen Kranken entweder gar nicht oder dann nur psychotherapeutisch helfen kann. Die Frage ist bedrückend: wie vielen von denen, welchen man psychotherapeutisch helfen könnte, helfen wir wirklich?

Wir wissen heute, was die persönliche ärztliche Betreuung Großes für den Kranken bedeutet, wir reden und schreiben beständig darüber.

Die Arzt-Patient-Beziehung im Vordergrund des therapeutischen Geschehens hat in sich selbst elementare therapeutische Bedeutung, und in ihrem Rahmen wirken zudem suggestive und psychokathartische Kräfte. Sie ermöglicht eine bessere Beratung. Sie schafft gute Bedingungen zur Entspannung, zur Läuterung, zur Selbstfindung und zur Reifung der Persönlichkeit. Schon deshalb ist es nicht ganz abwegig, wenn man das, was während einer körperlichen Behandlung von der Persönlichkeit des Arztes auf den Kranken ausstrahlt, zur Psychotherapie rechnet.

Was hat der einzelne Arzt gegen die Vereinsamung des Kranken zu unternehmen? Was ist seine Psychotherapie im weiten Sinne des Begriffs? In allererster Linie muß er gern um seinen Kranken sein. Er muß bei ihm etwas länger verweilen, etwas mehr mit ihm sprechen und manchmal einen persönlicheren und wärmeren Ton anschlagen, als es aus körperlicher Indikation unbedingt notwendig ist. Schon damit kann er Leid mildern; indem er Verzweiflung und emotionelle Erregung dämpft, beruhigt er oft auch vegetative Erregung und Spannung, wirkt er heilsam auf die Muskelspannung, die Atmung, den Blutdruck, den Schlaf. Kommt er dem Kranken persönlich nahe, so gewinnt er ihn für seine körperliche Diagnostik und Therapie und findet gleichzeitig Mittel und Wege, um seine Ratschläge wirksam zu machen. Er wird dann imstande sein, die richtige Sprache und den richtigen Ton bei Gebildeten wie beim Ungebildeten, beim Intelligenten wie beim Primitiven, beim Verängstigten wie beim Gefaßten zu finden. Er wird einem Familienangehörigen nicht eine Diät empfehlen, die die Hausfrau unfähig ist zu bereiten; er wird nicht kostspielige Maßnahmen empfehlen, die sich bei den finanziellen Verhältnissen des Kranken gar nicht durchführen lassen; er wird das kranke Kind eher hospitalisieren, wenn er weiß, daß die Mutter es schlecht pflegt, und umgekehrt; er wird eher den richtigen Ton im Gespräch mit dem Partner der Kranken finden, wenn er weiß, wie das eheliche Verhältnis ist; er kann sogar in Zeugnissen zu Händen der Arbeitgeber dem Leiden und den Bedürfnissen des Kranken eher gerecht werden, wenn er das Arbeitsklima am Arbeitsort des Kranken und sein Verhältnis zum Arbeitgeber kennt. All diese (und viele ähnliche) Hilfeleistungen sind aber nur möglich, wenn man den Kranken persönlich kennengelernt hat und wenn er weiß, daß man sich nicht nur für seine Krankheit, sondern für ihn selbst interessiert. Erlebt er dann, daß der Arzt seine persönlichen Belange berücksichtigt, so wird die Gemeinschaft zwischen Arzt und Kranken noch enger und therapeutisch hilfreicher.

10.5 Balint-Gruppen

Verfügt der niedergelassene Arzt überhaupt über genügend Zeit für ein intensiveres Gespräch mit seinen Patienten? Verfügt er weiter über das dazugehörige Können? Es gibt in der Medizin ein gleichsam vorwissenschaftliches Wissen über psychosomatische Zusammenhänge. Es gehört zum Erfahrungsschatz des Hausarztes, der seine „Pappenheimer" kennt. Die „Psychologie des gesunden Menschenverstandes" ist zudem von Ärzten schon immer angewandt worden, wenn sie ihren Patienten etwa raten, einmal auszuspannen, den Beruf zu wechseln, sich zusammenzunehmen oder von zu Hause wegzuziehen.

Balint (1957) betonte, daß diese Empfehlungen durchaus nicht falsch sein müssen, hält es aber für einen Trugschluß zu meinen, ein erfahrener Arzt verfüge über genügend Alltagspsychologie, „um mit den seelischen oder Persönlichkeitsproblemen seiner Patienten fertig zu werden. Auch ein Chirurg z. B. wird für die ‚kleine Chirurgie' nicht etwa ein erprobtes Bratenmesser oder ein vernünftiges Schreinerwerkzeug nehmen, um damit zu operieren".

Der Arzt braucht vielmehr eine Anleitung und Kontrolle, unter der sich allerdings häufig zeigt, daß er bereits mehr weiß, als er zu wissen meint. Sein Wissen steht ihm nur nicht zur Verfügung, es ist gleichsam vorbewußt (Knoepfel 1961, 1968/69, 1970).

Balint entwickelte deshalb ein Verfahren zur Ausbildung v. a. von praktischen Ärzten – die nach ihm benannten Balint-Gruppen. Sein Ausgangspunkt war die Erkenntnis, daß der Arzt selbst mit seinen Gefühlen und Reaktionen auf den Patienten ein wichtiges diagnostisches Instrument und darüber hinaus eine Arznei darstellt. Dem Umgang mit diesem diagnostischen Instrument und der therapeutisch sehr wichtigen, schwer zu dosierenden „Droge-Arzt" zu üben, ist das Anliegen der Balint-Gruppen.

Eine Balint-Gruppe besteht aus 10–12 Ärzten und einem Leiter. In den letzten Jahren sind Balint-Gruppen auch für Nichtärzte eingeführt worden, besonders für Krankenpfleger, Sozialarbeiter, Physiotherapeuten und klinische Psychologen, aber auch für Theologen und Angehörige anderer Berufssparten. Der Leiter ist Psychotherapeut, gelegentlich aber auch ein einschlägig sehr erfahrener praktischer Arzt. Voraussetzung für die Teilnahme von Ärzten ist, daß diese im Beruf stehen und regelmäßigen Umgang mit Patienten haben. Die Sitzungen finden über einen Zeitraum von mehreren Jahren wöchentlich oder 2wöchentlich statt und dauern 2 Stunden. In den Gruppen, deren Teilnehmer nach Möglichkeit nicht wechseln sollen, besteht meist eine emotional freie und freundschaftlich-solidarische Atmosphäre, in der es möglich ist, den „Mut zur eigenen Dummheit" zu haben.

Von einem Kenntnisse vermittelnden Unterricht unterscheiden sich die Balint-Gruppen dadurch, daß das Erleben der Teilnehmer im Vordergrund steht. Sie sind deshalb aber keine Selbsterfahrungsgruppen im üblichen Sinne. Denn die Selbsterfahrung ist geknüpft an und bezogen auf den Umgang mit Patienten.

Das zu erwerbende Können besteht weitgehend darin, eine Zweipersonenbeziehung, die Arzt-Patient-Beziehung, zu entwickeln und zu verstehen. Darüber hinaus werden auch familiäre Konstellationen und psychosoziale Probleme berücksichtigt (Petzold 1984a, b, 1988a). Dazu berichten die Teilnehmer im Wechsel von Fällen aus ihrer Praxis. Es soll sich um möglichst nah zurückliegende Fälle handeln, weil die emotionale Beteiligung des Arztes dann besonders stark ist. Balint hat einmal angeregt, jeweils den 3. Patienten des letzten Tages vorzustellen, um zu verhindern, daß stets ausgesucht schwierige Patienten vorgestellt werden. Im Anschluß an die Fallschilderung werden die Fälle in der Gruppe besprochen.

„Der Arzt muß in sich selbst die Fähigkeit entdecken, bei seinen Patienten auf das zu horchen, was sich mit Worten kaum sagen läßt, und muß infolgedessen den Anfang damit machen, zunächst derselben Sprache in sich selbst zu lauschen" (Balint 1955). Durch das Nacherleben bei der Fallschilderung wird er sich bereits mancher seiner Gefühle und Reaktionen in bezug auf den Patienten bewußt, die ihm in der Praxissituation nicht zugänglich waren.

Regelmäßig wird deutlich, „daß jeder Arzt eine vage, aber fast unerschütterlich feste Vorstellung davon hat, wie ein Mensch sich verhalten soll, wenn er krank ist. Obwohl diese Vorstellung keineswegs klar und konkret ist, ist sie unglaublich zäh und durchdringt, wie wir festgestellt haben, praktisch jede Einzelheit der Arbeit des Arztes mit seinem Patienten" (Balint 1957a). Präferenzen und Ambitionen, unbewußte Sympathie und Antipathie, Vorurteile und psychische Abwehrmechanismen des Arztes treten zutage.

Um besser mit einem Patienten umgehen zu können, muß der Arzt sich seiner die Arzt-Patient-Beziehung beeinflussenden und eingefleischten Verhaltensprägungen („patterns") bewußt werden und allmählich wenigstens ein Mindestmaß an Freiheit von ihnen erreichen. Dies macht ihn offener für den Patienten. Es verschafft ihm gleichzeitig Distanz vom Patienten und ermöglicht ihm jene vorurteilsfreie, einfühlende Teilnahme, deren der Kranke bedarf, um sich öffnen zu können.

Mit zunehmender Kenntnis der eigenen Persönlichkeit lernt der „Doktor" seine Haupt- und Nebenwirkungen kennen – *der Arzt* lernt, sich auf einer bewußteren Ebene einzusetzen und das ärztliche Wort individuell zu wählen und zu dosieren. Von den Patienten, die ihn ganz beanspruchen möchten, wird er sich nicht mehr so leicht manipulieren lassen. Schließlich wird er auch das Risiko befreiender emotionaler Entladungen des Patienten auf sich nehmen und mit der Aggressivität mancher Patienten besser umgehen können.

In Balint-Gruppen wird nicht bis in die letzten Tiefen der beteiligten Ärzte gebohrt, sondern in erster Linie werden Praxisbeobachtungen und alltägliche Feststellungen ausgewertet, die der Arzt zwar laufend macht, die ihm aber nichts sagen. Das Nacherleben bei der Fallschilderung kann dem Arzt helfen, sich an Einzelheiten zu erinnern, die er in der Praxissituation übersehen hat. Der Gruppenleiter und die anderen Teilnehmer weisen auf Informationen des Patienten hin, die beim Arzt keine Resonanz fanden, oder auf Eigenheiten in Sprache, Mimik und Gestik, die der Ungeübte nicht bemerkt oder fehlgedeutet hat.

Durch die Fallbesprechungen wird die Aufmerksamkeit des Arztes geschärft für die die Arzt-Patient-Beziehung störenden Verhaltensmuster des Patienten. Er lernt, die Widerstände des Patienten als solche zu erkennen und darauf zu achten, in welcher sozialen, insbesondere familiären und beruflichen Situation der Patient zum Zeitpunkt der Erkrankung stand. Häufig zeigt sich dann, daß der Patient in einer Konfliktsituation steht. Durch die Fallbesprechungen fällt es dem Arzt auch leichter einzuschätzen, inwiefern es sich bei dem Krankheitsangebot des Patienten um ein sog. *Präsentiersymptom* handelt, und zu erfühlen, was der Patient eigentlich von ihm will.

Eine wichtige Erfahrung der Gruppenbesprechungen ist auch zu erleben, wie sich eine gewisse Grundstimmung oder Ambivalenzen des Patienten in der Diskussion eines Falles offenbaren. Bestehen seitens der Teilnehmer extrem unterschiedliche Stellungnahmen zu einem Patienten, ist das meist ein Zeichen für starke Ambivalenzen des Patienten. Durch jahrelange Übung lernt der Arzt, seine unterschiedlichen Reaktionen auf einen Patienten zur Erfassung von dessen Persönlichkeit und als diagnostisches Instrument einzusetzen.

Auch die Diskussion über verschiedene Arten des Verhaltens zum Patienten und die Möglichkeit mitzuerleben, wie die anderen Teilnehmer mit ihren Patienten umgehen, erschließt dem Arzt neue Verhaltensmöglichkeiten.

Entscheidende Bedeutung hat Balint dem Verhalten des Gruppenleiters beigemessen:

> Es ist kaum eine Übertreibung zu sagen, daß er, wenn er die richtige Haltung findet, durch sein Beispiel mehr lehren kann als durch alles andere zusammengenommen. Schließlich beruht die von uns vertretene Technik ja eben auf der Art des Zuhörens, die die Ärzte von ihm erlernen sollen. Wenn der Leiter jedem erlaubt, er selbst zu sein und auf seine Weise und im selbstgewählten Zeitpunkt zu sprechen; wenn er den richtigen Zeitpunkt abwarten kann, d. h. nur dann spricht, wenn wirklich etwas von ihm erwartet wird; und wenn er seine Hinweise in einer Form gibt, die, anstatt *den* richtigen Weg vorzuschreiben, den Ärzten die Möglichkeit eröffnet, selbst *einen* richtigen Weg zur Behandlung der Probleme des Patienten zu entdecken; dann kann der Leiter in der „Jetzt- und hier‘-Situation veranschaulichen, was er lehren möchte (Balint 1955).

Gegen die Balint-Gruppen wird oft eingewandt, sie verlangten einem praktizierenden Arzt zuviel Zeit ab. Daran ist richtig, daß der Besuch der Gruppensitzungen in der Tat ein Zeitopfer verlangt. Allerdings resultiert aus der Balint-Arbeit auch eine Zeitersparnis. Ein entsprechend ausgebildeter Arzt erkennt sehr viel schneller, warum ein Patient zu ihm kommt, und kann viel unnötiges und zeitraubendes Mitagieren vermeiden. Es kommt weniger häufig zu dem, was Balint *Sprachverwirrung* nannte, nämlich dem die Arzt-Patient-Beziehung störenden Aufeinandertreffen von automatischen Verhaltensweisen des Arztes und des Patienten.

Balint (1957a, b, 1968) hat dies am Beispiel der *Diagnose* veranschaulicht. Er unterscheidet 3 Stufen der Diagnose:

1. die „traditionelle, herkömmliche Diagnose", welche auf dem Studium der Krankheit beruht (z. B. essentielle Hypertonie, chronische Polyarthritis);
2. die Berücksichtigung der Umstände, weshalb uns ein Patient gerade jetzt aufsucht oder um einen Hausbesuch bittet, d. h. der aktuellen Ursachen seines „Angebotes" dem Arzt gegenüber;
3. schließlich die Gesamtdiagnose („overall diagnosis"), welche neben der Krankheit den ganzen Patienten in Betracht zieht, mitsamt seinen psychischen sozialen und durch den Charakter bedingten Konflikten.

Die „traditionelle, herkömmliche Diagnose" kennzeichnet die heutige naturwissenschaftliche Medizin, deren vordringliches Bemühen es ja ist, diagnostische und therapeutische Methoden auszuarbeiten, durch die Erkrankungen des Organismus erkannt und behandelt werden können.

Patienten mit Erkrankungen, die ausschließlich mit Hilfe der naturwissenschaftlichen Methoden erkannt und behandelt werden können, rechnet Balint (1965) zu den Kranken mit „Klasse-I-Krankheiten". Diese Patienten unterscheidet er von denjenigen Kranken, „die selber krank sind" und deren Leiden er zu den „Klasse-II-Krankheiten" zählt. Natürlich gibt es auch „gemischte Fälle".

Die Klinik einer Krankheit ist alles das, was der Arzt am Patienten beobachten kann, für die Therapie wirksam wird aber nur das, was der Arzt für bedeutsam genug erachtet, um es als Teil der Erkrankung des Patienten zu werten.

Es geschieht also eine Wertung, die Anteile des Beobachtbaren – und des tatsächlich Beobachteten – skotomisieren kann. Beobachtung und Wertung sind bedingt durch die Art und Weise der Ausbildung des Arztes, d. h. dadurch, „was für ihn Medizin ist".

Das kann unter den gegebenen Ausbildungsbedingungen bedeuten, daß Krankheiten, die der „Klasse II" angehören, nicht diagnostiziert werden können bzw. daß die gestellte Diagnose den wirklichen Krankheitszustand des Patienten nicht trifft.

Folge der Fehldiagnose ist ein „Wechselspiel" zwischen Arzt und Patient: Untersuchungen, Medikamente, Diätvorschriften auf der einen Seite, die verschiedensten Symptome auf der anderen. Nach Balint (1965) geht das „Wechselspiel" so lange weiter, bis sich Arzt und Patient auf ein „Übereinkommen" einigen können. Für „Klasse-I-Krankheiten" bedeutet dies Übereinkommen, daß eine Diagnose gestellt und eine dem Patienten entsprechende Therapie gefunden wurde. Schließen Arzt und Patient in bezug auf eine „Klasse-II-Krankheit" das Übereinkommen, es handle sich um eine Krankheit der Klasse I, führt dies zu einer Scheindiagnose und einer Scheintherapie. Balint prägte den Satz: „In diesem Zustand, da keine echte Diagnose möglich ist, wird keine Krankheit, sondern das ‚Übereinkommen' behandelt."

Diese Entwicklung läßt sich nur vermeiden, wenn der Arzt in der Lage ist, die Gesamtdiagnose zu stellen, wenn er also nicht nur die Krankheit, die der Patient zu ihm bringt, beachtet, sondern seine Aufmerksamkeit dem ganzen Menschen schenkt.

Die Erfahrung zeigt, daß dies keine theoretische Überlegung ist. Berichte wie der folgende sind keine Seltenheit:

Die Patientin kam (über einen Zeitraum von mehreren Jahren und nach der diagnostischen Abklärung durch einen Internisten, einen Lungenfacharzt, einen Gynäkologen und einer vom Chirurgen empfohlenen Appendektomie) praktisch jede Woche in meine Sprechstunde mit den verschiedensten Schmerzen, zeitweise im rechten Unterbauch, zeitweise im Rücken und machte mich wahnsinnig mit ihrem anscheinend belanglosen Geschwätz und dadurch, daß sie kein Ende finden konnte, wenn ich alle Hände voll zu tun hatte. Ich schickte sie aufgrund der hartnäckigen Rückenschmerzen zu einem recht bekannten Orthopäden. Er sagte: ‚Der Rücken ist frei beweglich, obwohl in der Lumbalmuskulatur eine leichte Empfindlichkeit besteht. Ich werde dafür sorgen, daß sie in der Physiotherapeutischen Abteilung etwas behandelt wird.'

Jede Woche erschien sie pünktlich in meiner Sprechstunde, hatte nach wie vor dieselben Beschwerden und fing zu meinem Mißbehagen an, ziemlich aggressiv mit mir zu flirten. Ich sagte ihr dann eines Tages recht abrupt, daß meine Möglichkeiten, etwas für sie zu tun, nun ziemlich erschöpft seien und daß es das Beste wäre, wenn sie ihre Arbeit als Verkäuferin wieder aufnähme und für eine Weile nicht in meine Sprechstunde käme. Ich sah sie erst zwei Jahre später wieder. Da kam sie wiederum mit ihren alten Klagen und in der Haltung eines reumütigen Kindes. (‚Haben Sie mich nicht vermißt? Ich hoffe, Sie sind nicht mehr böse mit mir.') Sie kam nach wie vor jede Woche, begann wieder zu flirten, versuchte, mit ihrem Fuß meinen zu berühren und legte eines Tages ihre Hand auf meine Hand. Ich wies sie zurecht, und sie weinte. Sie erschien in der nächsten und in den darauffolgenden Wochen und bekam jedesmal 5–10 min Unterhaltung und eine Flasche Medizin.

Inzwischen hat sie, dank meines größeren Verständnisses für Persönlichkeitsstörungen, eine einstündige Aussprache erhalten, in der sie, inter alia, von ihrer Kindheit erzählte; von einem Vater, der bei der Marine und meist nicht zu Hause war; von einem inniggeliebten jüngeren Bruder, der in der Zeit starb, als ihre Symptome begannen; von ihrer Dyspareunie seit Beginn ihrer Ehe und von ihrer völligen Unfähigkeit zum Sexualverkehr seit dem Tode des Bruders. Weitere Nachforschungen sind im Gange. Ihre Haltung mir gegenüber hat sich seit dieser Aussprache sehr verändert. Sie versucht nicht mehr zu flirten, und es zeigt sich eine Besserung der Symptome. Aber es waren vier Jahre und eine Appendektomie nötig, um Zeit für diese Stunde zu finden. Mea culpa! (Balint 1955).

Manche Patienten bitten ihren Arzt auch – oft des Nachts – zu einem Hausbesuch, wenn er das Symptomangebot des Kranken nicht richtig einschätzen kann. In Abwandlung eines gebräuchlichen Sprichwortes läßt sich sagen: „Wer nicht hören kann, muß rennen." Es ist darüber hinaus eine allgemeine Erfahrung, daß der in der Balint-Arbeit geschulte Arzt nicht nur Zeit spart, er erlebt auch eine atmosphärische Beruhigung in seiner Praxis.

Greco (Greco u. Pittenger 1968), ein amerikanischer Hausarzt, der sich einer eingehenden psychotherapeutischen Schulung in Balint-Gruppen unterzog, berichtet ebenfalls von einem Zeitgewinn in der täglichen Praxis. Er wurde befähigt, auf seine Patienten zu hören und damit die Sprechstundenzeit produktiver zu nutzen, obschon er nun mehr Zeit für jeden einzelnen Patienten aufwenden mußte. Das Einkommen verminderte sich zunächst um $1/3$, weil sich die Zahl der ihn in der

Sprechstundendauer konsultierenden Patienten auf die Hälfte reduzierte. „There is more time. I don't make quite so much money. It's worth it." (Ich habe mehr Zeit. Ich verdiene zwar nicht so viel Geld, aber es lohnt sich.) Seinen persönlichen Gewinn sieht Greco darin, daß er nun auch mit seinen „Problempatienten" auf ähnliche Weise verfahren kann wie bei der Behandlung organisch Kranker und ihm emotionale Probleme im Gegensatz zu früher kein Unbehagen mehr bereiten. Er hat das Gefühl, etwas zu leisten, das seiner früheren Wunschvorstellung entspricht, die ihn bewogen hat, praktischer Arzt zu werden. Sein vertieftes Verständnis für die Kranken hat auch zu seiner persönlichen Reifung beigetragen, was sich im Umgang mit Familienangehörigen und Freunden niedergeschlagen hat.

Zusammenfassend läßt sich sagen, daß der praktische Arzt im Verlaufe einer etwa 3jährigen regelmäßigen Teilnahme an einer Balint-Gruppe ein gediegenes Basiswissen erwerben kann, das ihn befähigt:

- eine problematische, konfliktgeladene Arzt-Patient-Beziehung als solche zu erkennen und zu bereinigen (sei es durch Erneuerung oder durch Auflösung) (Luban-Plozza u. Loch 1979);
- unbewältigte psychogene, psychosomatische und psychosoziale Konflikte bei seinen Patienten rechtzeitig zu diagnostizieren und die Krankheitsdynamik im Einzelfall unter diesem Aspekt zu verstehen (Giesecke et al. 1983);
- in bestimmtem, individuell stets unterschiedlichem Rahmen entsprechend zu behandeln (Stucke 1986);
- und die eigene Einstellung und die eigenen Probleme im Griff zu behalten.

Seit einigen Jahren werden an verschiedenen Universitäten auch Balint-Gruppen *für Medizinstudenten* angeboten, die von uns so genannten *Junior-Balint-Gruppen* (Luban-Plozza 1974; Luban-Plozza u. Balint 1978). Die ersten Erfahrungen damit haben wir 1969 in Mailand gesammelt. An den Gruppen nehmen Studenten der höheren Semester teil. Persönliche Erfahrungen mit Patienten machen Studenten schon sehr früh in Pflegepraktika oder bei Nachtwachen, die sie aus finanziellen Gründen, aber auch mit dem Wunsch, die Patientenferne des Studiums zu durchbrechen, übernehmen. Wir sind während der Sitzungen nicht auf besondere Schwierigkeiten gestoßen, einen freiwilligen Referenten für den zu diskutierenden Fall zu gewinnen. Ziel der *Studenten-Balint-Gruppen* ist es, dem Studenten durch das gemeinsame Erstellen einer umfassenden Diagnose ein Verständnis für die Krankheit des Patienten und ihre Begleitumstände zu vermitteln und darüber hinaus dem Studenten zu helfen, sich einer zwischenmenschlichen Beziehung zu dem Kranken zu stellen (Kröger u. Luban-Plozza 1982). Die Besonderheiten, die sich aus der studentischen Situation ergeben, können durch eine vermehrt didaktische Funktion des Leiters bewältigt werden. „Anamnese"-Gruppen können diese Ausbildungsart ergänzen (Schüffel 1978; Bregulla-Beyer 1988).

Studenten, Ärzte aus Klinik und Praxis sowie Universitätsdozenten treffen in Balint-Gruppen zusammen, die beim sog. Asconeser Modell durch die jährlichen

Internationalen Balint-Treffen in Ascona entstanden sind. Die unterschiedlichen Erlebniswelten der Gruppenteilnehmer ermöglichen eine sonst seltene Fülle von Anregungen und Erfahrungen, welche durch die partielle Einbeziehung von Patienten, die dort Gelegenheit finden, ihre Sicht der Krankheit und ihrer Krankengeschichte zu schildern, noch erweitert werden (Luban-Plozza 1989).

11 Therapeutische Ansätze

11.1 Zur Schwierigkeit der Integration psychotherapeutischer Ansätze

Der praktizierende Arzt befindet sich seinen Patienten gegenüber in einer immer wiederkehrenden Schwierigkeit: Einerseits hat er gelernt, seine Aufgabe in der Interpretation der am Patienten erhobenen körperlichen, physikalischen und chemischen Befunde zu sehen. Zur Befunderhebung und dessen Interpretation steht ihm ein breites Spektrum differenzierter Möglichkeiten an Wissen und Apparaten zur Verfügung. Andererseits muß er feststellen: Mit dieser Art der Diagnostik bekommt er allzu häufig keine das von dem Patienten beklagte Befinden erklärende Antwort.

Die Ursache dieser Situation liegt im Entwicklungsprozeß der Medizin selbst, der sich getrennt zu dem der wissenschaftlichen Psychologie vollzog. Während sich die Medizin zu einer experimentellen Wissenschaft entwickelte, blieb die Psychologie, indem sie die Bedeutung der suggestiven Möglichkeiten erkannte und sich an ihre Eigengesetzlichkeiten hielt, länger an magische Vorbilder gebunden. Dies erklärt die Widerstände gegen die Einführung psychodynamischer Aspekte in die Medizin, die als Fremdkörper und als Hindernis für den wissenschaftlichen Fortschritt erscheinen mußte, und andererseits auch die zweitrangige Rolle, welche Psychosomatik und Psychotherapie bisher im Ausbildungsprogramm des Arztes spielte. Die medizinische Ausbildung war entsprechend dem Selbstverständnis der Medizin als reiner Naturwissenschaft zwangsläufig antipsychologisch eingestellt.

Diese Einstellung ist bis heute nicht ganz überwunden. Die Notwendigkeit einer patientenbezogenen Medizin, die den Menschen als somatopsychische Einheit behandelt und die Zusammenhänge zwischen körperlichen und psychischen Erscheinungen auch wissenschaftlich reflektiert, ist zwar heute weitgehend anerkannt. Realität bleibt aber eine Ausbildung in Spezialdisziplinen; psychologische Gesichtspunkte gehören dazu, ihnen wird aber oft nur eine zweitrangige Bedeutung beigemessen.

Im überwiegend patientenfern verlaufenden Medizinstudium gehört es nicht zu den Lernzielen, im Rahmen der Möglichkeiten der Studenten, persönliche Beziehungen zu Patienten aufzubauen und zu gestalten. Dem Studenten wird so während des Studiums immer noch die Krankheit als Objekt der Medizin vermittelt. Aber Krankheiten haben Kranke, und Kranke sind Subjekte. Der Student und der spätere Arzt stehen also vor der Schwierigkeit, eine Verbindung zwischen Objekt und Subjekt zu schaffen. Dabei sind Student und Arzt aber weitgehend alleingelassen.

Schon aufgrund dieser Weichenstellung während der Ausbildung werden es psychotherapeutische Methoden schwer haben, in einer ärztlichen Praxis Fuß zu fassen.

Eine Konsequenz der beschriebenen Voraussetzungen stellt die zunehmende Spezialisierung dar, die sich in der Praxis auf die Verteilung der Aufgaben unter Spezialisten stützt, um dann die Elemente zu einer abschließenden Synthese zusammenzusuchen. Ein solches Vorgehen hat seine unbestreitbaren Vorteile. Jede Untersuchung liegt in den Händen wissenschaftlich kompetenter Spezialisten. Es kommt jedoch zu einer fragmentarischen Vorstellung von der Medizin und zu einer Betrachtungsweise des Patienten, als ob dieser nur eine Gesamtheit von Organen darstellen würde. Besonders ausgeprägt findet sich eine solche medizinische Praxis im klinischen Alltag. Der Patient ist mit sehr verschiedenen Ärzten konfrontiert, er kann zu keinem bestimmten Arzt eine nähere Beziehung aufbauen, so daß die Gefahr besteht, daß die Arzt-Patient-Beziehung zu einem unpersönlichen Formalismus wird.

Das zunehmende Bedürfnis nach einer ganzheitlichen Medizin entspringt nicht aus einem theoretischen Anspruch, sondern entwickelt sich aufgrund eines von Arzt und Patient vermehrt gespürten Mangels.

Die Bemühungen des Arztes um den kranken Menschen führen ihn zwangsläufig in den somatischen Bereich *und* in die Zusammenhänge psychosozialer Wirkungen und Gegenwirkungen. Nur eine *multifaktorielle* Betrachtungsweise einer soziopsychosomatischen Medizin kann die Aufgabe bewältigen, die pathogenen Ursachen einer Krankheit innerhalb der dynamischen Interferenzen zu lokalisieren, die unablässig zwischen organischen, subjektiven und sozialen Kräften wirksam sind.

Auf diese Aufgabe ist der angehende Arzt, besonders der angehende Allgemeinpraktiker, in der Regel unzureichend vorbereitet. Aber auch mit zunehmender Praxis stellt sich das nötige Rüstzeug nicht von allein ein. Cooper (1964) nannte in seinen Untersuchungen 3 Hauptschwierigkeiten des Allgemeinpraktikers, der sich vor psychische Probleme seiner Patienten gestellt sieht:

- den Zeitmangel,
- die pessimistische Einstellung gegenüber den Lösungsmöglichkeiten solcher Probleme,
- Verkennung der eigenen Rolle in der Beziehung zu den psychiatrischen Instanzen.

11.2 Beziehungsdiagnostik und -therapie

Auch der Allgemeinpraktiker hat meist mehr psychotherapeutische Wirkungsmöglichkeiten, als er sich selbst zutraut. Nur ist sein Wissen in der Regel vorbewußt und unsystematisch, und seine Möglichkeiten bleiben unentwickelt. Dabei bietet die Stellung des Allgemeinpraktikers durch den unmittelbaren Kontakt zum Patienten und oft auch zu dessen Familienangehörigen gute Voraussetzungen, die psychosoziale Situation des Patienten zu erkennen und zu beeinflussen. Er sollte diese Chance nutzen können. Es wurde schon mehrfach darauf hingewiesen, daß ein gewisser „bon sens" nicht ausreicht. Es bedarf der Aneignung von Kenntnissen, der Einübung einer Technik und der Entwicklung des Arztes zu einer therapeutischen Persönlichkeit.

Kenntnisse sind erforderlich, um die psychodynamischen Eigenheiten des Patienten richtig einschätzen und seine Symptomsprache verstehen zu können. Dabei muß sich der Arzt über die wechselseitigen Beeinflussungen von Arzt und Patient klar werden. Jede zwischenmenschliche Beziehung entwickelt sich auf der Basis des emotionalen Befindens der Beteiligten. Für den Arzt ist es deshalb von größter Bedeutung, auch das eigene Gefühlsleben und dessen Voraussetzungen zu kennen. Nur auf diese Weise läßt sich vermeiden, daß sich eigene Probleme und Verstrickungen nicht im Sinne einer negativen Gegenübertragung behindernd auf die Beziehung auswirken.

Eine besondere Bedeutung kommt auch den unbewußten Erwartungen zu, welche der Patient an den Arzt heranträgt, und den Reaktionen des Arztes auf diese Erwartungen. Ziel einer Beziehungsdiagnostik ist es, Erwartungen und Reaktionen zu erkennen und in eine Beziehungstherapie umzusetzen.

Die psychologische Ausbildung des Allgemeinarztes hat ihren Schwerpunkt daher bei der Beziehungsdiagnostik im Sinne einer Analyse des Interaktions- und Kooperationsverhaltens. Diese geschieht mit dem Ziel, den Arzt zu befähigen, die Arzt-Patienten-Beziehung und das soziale Netzwerk des Patienten für eine ganzheitliche Diagnose berücksichtigen zu können, die dann Ausgangspunkt für die therapeutische psychosomatische Maßnahme im Sinne einer Beziehungstherapie ist. Dabei können die Reaktionen des Arztes auf den Patienten ihm selbst wesentliche Aufschlüsse über die Befindlichkeit des Patienten geben, wenn der behandelnde Arzt in der Lage ist, seine eigenen Gefühle und Reaktionen auf den Patienten wahrzunehmen und zu deuten.

Die fallbezogene Selbsterfahrung in Balint-Gruppen oder eine Einzelsupervision im Rahmen psychotherapeutischer Zusatzausbildungen sind für den psychosomatisch arbeitenden Arzt notwendige Voraussetzung und ergänzen sein theoretisches psychodynamisches Basiswissen.

Aspekte des Arztverhaltens

Die Probleme psychologischer Art, die in der Praxis auftauchen, sind sehr vielgestaltig. Schon der erste Kontakt mit dem Kranken, die Aufnahme der Anamnese, verlangt vom Arzt eine scharfe Beobachtungsgabe und große Umsicht, vereint mit der Fähigkeit, ein tragfähiges Vertrauensverhältnis zwischen dem Patienten und sich aufzubauen, damit der Kranke sich frei und ohne Vorbehalte äußern kann. Unbeabsichtigte Auslassungen oder nicht wahrheitsgetreue Darstellungen sind mitunter durch tiefenpsychologische Motive begründet, die zu erkennen der Arzt in der Lage sein muß (Luban-Plozza et al. 1987).

Für das Vertrauen des Patienten hat jede Äußerung des Arztes ihre Bedeutung: sei es bei Angaben über die Krankheit selbst, über eine evtl. notwendige Operation, über die zu befolgenden Diäten oder die medikamentöse Behandlung. So ist auch die Art und Weise, wie dem Patienten ein Medikament dargeboten wird, mindestens so bedeutungsvoll wie das, was auf dem Rezept steht. Wenn unsere *Angina temporis*, ausgelöst durch den Anblick eines überfüllten Wartezimmers, akut zu werden droht, dann mögen wir uns daran erinnern, daß die Worte, welche wir an die Patienten oder an ihre Angehörigen richten, wie Dynamit wirken können.

Ein weiteres Problem für die Arzt-Patient-Beziehung kann das gewohnheitsmäßig aktive Vorgehen des Arztes sein. Das passive Verhalten fällt dem Arzt besonders schwer, denn es paßt schlecht zu seinem gewohnten aktiven Vorgehen bei der Aufnahme der Anamnese und den klinischen Untersuchungen auf somatischem Gebiet. Hier muß man in der Anamneseerhebung den Patienten aussprechen lassen, was er von seinem subjektiven Standpunkt aus als wichtig betrachtet. Im weiteren Verlauf des Gespräches können einzelne Fragen über die Entwicklung der Krankheit und ihre Beziehungen zur Biographie (Auslösesituation) des Patienten von Nutzen sein.

Die bis hierher beschriebenen Aspekte machen deutlich, wie Beziehungen und gegenseitige Reaktionen zwischen Arzt und Patient in hohem Maße durch das ärztliche Verhalten beeinflußt werden. Dieses bildet den einen Angelpunkt für eine Beziehungsdiagnostik und Beziehungstherapie. Und hier beendet auch jede Routine – die sich sehr schnell auch aus großer Erfahrung ergeben kann – die Möglichkeit einer Arzt-Patient-Beziehung, bevor sie noch eine Basis gefunden hat. Der Arzt sollte deshalb versuchen, sich seine Entdeckerfreude und seine Neugier zu erhalten.

Befindet sich der nichtspezialisierte Arzt angesichts unklarer psychischer Symptome in Schwierigkeiten oder besteht sonstwie eine diagnostisch oder therapeutisch ungewohnte Situation, so sollte er nicht zögern, den Patienten an einen Spezialisten zu überweisen. Wichtig ist aber dabei die Vorbereitung des Kranken auf eine solche Konsultation, damit die Begegnung mit dem Spezialisten – besonders wenn es ein Psychiater ist – möglichst wenig von Angstgefühlen, Abwehr und Vorurteilen begleitet wird. Der Facharzt kann dann seine therapeutischen Vorschläge formulieren und die Bemühungen des praktischen Arztes nach Möglichkeit unterstützen bzw. bei einer Indikation die Behandlung selbst übernehmen.

Aspekte des Patientenverhaltens

Ebenso vielgestaltig sind die Aspekte des Patientenverhaltens. Es bildet den 2. Angelpunkt der Beziehungsdiagnostik und -therapie. Nach einem allgemeinen Prinzip versucht der Patient, beim Arzt diejenige Reaktion hervorzurufen, die seinen Wünschen entspricht. Oft besteht ein Bedürfnis nach Abhängigkeit, eine häufige Folge der psychischen Regression, die jede Krankheit begleitet. Manche Patienten zeigen ihre Abhängigkeitswünsche offen und leben sie nach Möglichkeit aus, andere projizieren sie auf ihre Mitmenschen. Gelegentlich äußern sich Abhängigkeitswünsche auch in übertrieben aggressivem Verhalten.

Der Arzt muß nicht selten ungünstige, ablehnende oder sogar feindliche Reaktionen von seiten des Patienten erleben. Nur in Kenntnis der Natur solcher Reaktionen kann der Arzt dem Patienten eine verständnisvolle und tolerante Haltung entgegenbringen. Vertrauenseinbrüche beim Patienten sind häufig auf dessen Abwehr zurückzuführen, die als Reaktion auf eine ungeschickt gestellte Frage, auf die Unregelmäßigkeit der Behandlung oder sonst eine ungewollte – oder notwendige – Enttäuschung durch den Arzt die Beziehung plötzlich wieder dominieren kann. Wenn der Arzt in der Lage ist, Abwehrhaltungen zu erkennen und in Frage zu stellen, so kann es ihm gelingen, den Patienten von einem Abbruch der Therapie abzuhalten und, wenn nötig, vorübergehend eine „Erhaltungsbehandlung" durchzuführen.

Die grundsätzliche Bereitschaft des Patienten zur Mitarbeit ist allerdings unerläßlich. Die Bereitschaft, sich auch persönlichen Problemen zu stellen, ist jedoch nichts, was der Arzt einfach Kraft seines Amtes fordern und sofort erreichen könnte. Es geht hier um etwas, das sich Arzt und Patient von Gespräch zu Gespräch erarbeiten müssen und das ganz von dem Vertrauensverhältnis abhängt, welches sich entwickeln kann.

Mehrpersonenanordnungen

Neben den beschriebenen Anforderungen der Zweipersonenanordnung in der Arzt-Patient-Beziehung stellt aber immer häufiger auch die Mehrpersonensituation, d. h. eine Situation, in der sich mehrere Menschen teils direkt, teils indirekt um den Arzt bemühen, diesen vor zusätzliche Schwierigkeiten (Argelander 1963/64, 1966; Ritschl u. Luban-Plozza 1987).

Auch hier ist wieder der Hausarzt besonders gefordert. Als Familienarzt muß er häufig mit mehreren Familienmitgliedern sprechen, kennt die Familie gut und kann sich ein Bild von ihrer Gesamtheit, von der Art ihrer psychischen und physischen Kräfte und Schwächen machen. Eine seiner hervorragendsten und wichtigsten Möglichkeiten ist seine Ausstrahlung in die Familie.

Oft stellt sich bei psychosomatischen Störungen die Frage: Welche Rolle spielt die Erkrankung des einzelnen im Gesamtbild seiner Familie? Soll die Familie insgesamt als Patient behandelt werden? Der Arzt ist gewohnt, sich auf den einzelnen Patienten zu konzentrieren. Er übersieht leicht, daß dieser nur das „Präsentiersymptom" einer Familienverhaltensstörung verkörpern kann.

Battegay (1967–69, 1970) zeigt, wie die psychosomatische Krankheit des Patienten, der den Arzt aufsucht, oft nicht nur Symptom eines einzelnen ist, sondern ein Krankheitsphänomen der gesamten *Gruppe* darstellt, in die er miteinbezogen ist. Der sich dem Arzt als manifest krank bekennende ist oft nur derjenige, der sich seines Leidens bewußt ist. Dahinter stehen häufig weitere kranke Familienmitglieder – Ehepartner, Geschwister, Kinder, Eltern – oder eine kranke Familiengruppe, deren Mitglieder nicht selten ihr Kranksein nicht – bewußt – erkennen, es von sich weisen und auf ihnen Nahestehende projizieren.

In der Familie oder einer entsprechenden Ersatzgruppe, in der ein psychosomatisch Kranker lebt, besteht oft eine Struktur, die sich auf das Leiden des Erkrankten stützt. Es wird ein pathologisches Familiengleichgewicht, eine Norm errichtet, die auf Kosten des Patienten geht und eine – oft zunehmende – Tendenz zeigt, sich von der gesellschaftlichen Norm zu entfernen. Bei der Psychotherapie psychosomatisch Kranker kann der einzelne deshalb nicht losgelöst von der Gruppe, in der er lebt, betrachtet werden. Es muß die ihn umgebende Beziehungswelt mit in den Behandlungsplan des Arztes einbezogen werden.

Man muß überdies die Möglichkeit im Auge behalten, daß die bei einem psychosomatischen Patienten zum Verschwinden gebrachten Symptome bei einem anderen Mitglied seiner Familie wieder erscheinen können. Dieses Phänomen erklärt sich dadurch, daß der Kranke mit seinen Beschwerden oft eine wichtige Stütze des morbiden Gleichgewichtes darstellt, das in seiner Familie besteht. Jede Änderung des Zustandes des Kranken wirkt sich erfahrungsgemäß auf das Gleichgewicht des Kollektivs aus, und dessen Mitglieder müssen neue Formen der Adaptation finden, um wieder zu einer gewissen Stabilität zu gelangen.

Auch der nichtspezialisierte Arzt kann im Rahmen der *Familienkonfrontation* (s. S. 219) heilsam in die Familie hineinwirken, indem er etwa für ein psychisch auffälliges Mitglied die Hilfe der anderen mobilisiert oder hilft, Konfliktstoffe abzubauen, die eine Familie belasten. Der Arzt sollte jedoch keine Vorschriften zur Regelung des gesamten Familienlebens erteilen, nicht zureden oder zudecken. Er muß geduldig abwarten, bis der Patient oder die anderen Familienmitglieder sprechen, weinen oder böse werden können. Denn es ist das Ziel, den Menschen zu helfen, Entdeckungen über *ihre* Gefühle zu machen.

Hilfreich zur Erhellung der Problemstellung, insbesondere bei Patienten mit *Eheschwierigkeiten*, sind die folgenden 5 Fragegruppen, die Enid Balint (persönliche Mitteilung) vorschlägt:

1. Wie sieht der Patient sich selbst? Wie sieht er den Einfluß der wichtigsten Beziehungspersonen in seinem Leben (Vater, Mutter, Geschwister, Lehrer, Vorgesetzte)?
2. Wie sieht der Patient seine Probleme? Parallel dazu stellt sich der Therapeut die Frage, wie er selbst sie sieht.
3. Warum haben diese Ehepartner geheiratet? Diese Frage zielt auf die bewußten und unbewußten Vorteile, die sich beide Ehepartner ursprünglich versprachen.
4. Was ging schief in dieser Ehe? Wurden die Wünsche, die sie stiftete, befriedigt? Welche Enttäuschungen traten an ihre Stelle?
5. Was veranlaßte den Patienten, Hilfe zu suchen? Meist hat die Krise, die ihn zum Arzt führte, eine lange Geschichte; warum kommt der Patient gerade jetzt?

Findet der behandelnde Arzt durch eine Familienkonfrontation seine Vermutung bestätigt, daß die Symptomatik des Patienten in engem Zusammenhang mit einem Familien- oder Paarkonflikt steht, und kommt es im Rahmen seiner stützend-beratenden Möglichkeit zu keiner Symptomentlastung, ist die Indikation zur Überweisung an einen familien- bzw. paartherapeutisch arbeitenden Kollegen oder eine entsprechende Institution gegeben.

11.3 Behandlungsmethoden

Bei der Indikationsstellung zu einer geeigneten psychotherapeutischen Behandlungsform für den psychosomatischen Patienten sollte ein *patientenbezogener Methodenpluralismus* gelten. Unter den zahlreichen Therapiemöglichkeiten sollte diejenige zur Anwendung kommen, die der jeweiligen Struktur des Patienten, seiner Krankheit, aber auch den Möglichkeiten und Fähigkeiten des Therapeuten am besten angepaßt ist. So scheint es für den Erfolg eines psychotherapeutischen Bemühens weniger wichtig, welche Technik angewandt wird, sondern entscheidend ist, ob der Therapeut mit den auftauchenden Problemen umgehen kann oder nicht.

Wir wollen hier einen Überblick über einige psychotherapeutische Methoden geben, die bei der Behandlung psychosomatischer Patienten Anwendung finden können.

Das ärztliche Gespräch (Meerwein 1969)

Dieses Vorgehen ist die Domäne des Haus- und Familienarztes. Das nötige Rüstzeug, d. h. die nötigen Erkenntnisse und Erfahrungen kann er sich z. B. im Rahmen von Balint-Gruppen erarbeiten. Es genügt nicht, einfach freundlich helfen zu wollen, um auch helfen zu können. Erst die Kenntnis der typischen Probleme, die im Rahmen einer Erkrankung auftreten können, verbunden mit dem Verständnis für die persönliche Art der Verarbeitung beim individuellen Patienten, ermöglichen gezielte und wirksame Hilfe.

Die Erfahrung zeigt, daß jedes Gespräch bei emotional gespannten und bewegten Patienten eine kathartische Wirkung hat. Für viele Patienten ist es ein erstmaliges Erlebnis, wenn sie einmal Gelegenheit haben, über ihre Probleme, Sorgen, Nöte und Ängste zu sprechen. Schon allein durch das Gespräch kommt es zu einer gewissen Affektentladung, die unmittelbar sehr wohltuend empfunden wird und es dem Betreffenden ermöglicht, gewisse Dinge in einem eher affektfreien Raum rational zu überdenken. Neben dieser kathartischen Wirkung gewinnt der Patient u. a. vielleicht auch erstmals das Gefühl, verstanden zu werden, und damit ist ihm eine Möglichkeit gegeben, auf die Lösung seiner Probleme hinzuarbeiten.

Die Patienten haben sehr oft bei ihrem Hausarzt zum ersten Mal die Möglichkeit, ihre Probleme zu verbalisieren. Vorher grübelten sie vielfach tage- und nächtelang über ihre Probleme nach und wurden unfähig sie objektiv zu betrachten. Durch das Verbalisieren im Gespräch und durch Zwischenfragen von seiten des Arztes kann es wiederum möglich werden, die allzu einseitige Sicht der Probleme mehr zu objektivieren. Gewisse Zusammenhänge können so erstmals bewußt erlebt werden.

Das Gespräch geht nicht an die Wurzeln des eigentlichen Konfliktes. Es kann dem Patienten aber helfen, sich seinen Konflikt zu vergegenwärtigen und zu verdeutlichen. Im Gespräch können dem Patienten Lösungsmöglichkeiten nähergebracht werden, so daß die Gesamtwirkung des ärztlichen Gespräches durchaus zu einer Entlastung vom psychosomatischen Symptomdruck führen kann.

Das beratende ärztliche Gespräch hat nicht zuletzt großen Einfluß auf die Zuverlässigkeit der Einnahme verordneter Medikamente. Eine Verbesserung der sog. *Compliance* scheint möglich und notwendig, da etwa $1/3$ aller Patienten die Verordnungen ihrer Ärzte nicht einhalten.

Supportive Psychotherapie (Freyberger 1976)

In dieser Therapie steht der Aufbau einer stabilen Objektbeziehung im Sinne einer stützenden Ich-Stärkung, Gewährung und Ermutigung als beherrschendes therapeutisches Element im Vordergrund.

Diese Therapieform gilt besonders den körperlich und seelisch schwer gestörten Patienten. Hier ist das Ziel nicht das Aufdecken und Bearbeiten von Konflikten, sondern die stützende Begleitung sowie das Fördern autonomer Strebungen des Patienten, für den der Therapeut zu einer verläßlichen und verfügbaren Person wird.

Psychotherapeutische Einzeltherapie

Ihre Anwendung setzt beim Patienten Motivation, seelischen Leidensdruck und die Fähigkeit zur Selbstreflexion voraus.

Die psychoanalytische Einzeltherapie mit ihrem festen Setting des Liegens auf der Couch und der freien Assoziation 3–4 Mal 1 Stunde/Woche setzt bei den Patienten eine große Frustrations-, Spannungs- und Angsttoleranz voraus. Die Anforderungen in bezug auf diese Fähigkeiten sind in der tiefenpsychologisch orientierten Psychotherapie, die sich durch die stärkere Verfügbarkeit des Therapeuten (aktiveres Vorgehen, Blickkontakt) charakterisiert, weniger hoch, bei psychosomatischen Patienten also meist eher zu empfehlen. Die Auseinandersetzung mit den zentralen Beziehungspersonen der Kindheit und den Beziehungskonflikten mit Bearbeitung der Übertragung stehen im Mittelpunkt.

Gruppenpsychotherapie

Die Vielpersonenanordnung in der therapeutischen Gruppensituation eröffnet dem Patienten Lernerfahrungen des Sich-Mitteilens in einem sozialen Feld. In der Gruppe bietet sich die Möglichkeit einer korrigierenden emotionalen Erfahrung im „Hier und Jetzt", indem sie den Patienten Schutz vor ihrer inneren Angst und Verständnis für ihre Bedürfnisse bietet. Gleichzeitig kann sie ihnen als Stütze dienen, um sich in der Realität orientieren zu können.

Die in der Gruppe mögliche Aufsplitterung der Übertragung mildert beim Patienten die auftretenden Ängste vor Nähe. Gelingt es im therapeutischen Prozeß, die aufgespaltenen Übertragungen in der Gesamtheit der Gruppe wieder zusammenzufügen, kommt dies dem Bedürfnis des Patienten nach eigener Identität entgegen.

Dieser Prozeß findet häufig in der Form statt, daß sich in „Szenen" typische unbewußte Konflikte und Interaktionsschemata darstellen, die dann im Rahmen der Gruppenarbeit deutlich gemacht werden können und dem Patienten seine „verlorenen" Gefühlsanteile wieder eröffnen.

Neben der analytisch orientierten Gruppentherapie, bei der die freie Assoziation, Übertragungs- und Widerstandsarbeit sowie die teilnehmend-beobachtende Haltung des Therapeuten zur Bearbeitung des Gruppenprozesses als Methode eingesetzt werden, gibt es auch andere Techniken der Gruppenpsychotherapie; die bekanntesten seien hier genannt: themenzentrierte Interaktion (TZI), Transaktionsanalyse, Psychodrama, Gestalttherapie.

Familienkonfrontation

Der psychosomatisch Leidende wird von seiner Umgebung meist entweder als schwer organisch Kranker oder als Bagatellfall, Hypochonder oder Simulant angesehen (mitunter schwankt das Urteil der Angehörigen wie das Wesen und die Beurteilung des labilen Blutdrucks). Als Folge derartiger Fehleinschätzungen vertieft sich beim Patienten oft die Symptomatik; er fühlt sich verlassen und allein. Ein „Kränkungsschutz" wird noch immer in erster Linie dem Organkranken offeriert, weniger dem funktionell Gestörten, am geringsten dem seelisch und eben auch dem psychosomatisch Leidenden. Dieser ist sogar verstärkter Kränkungstendenz ausgesetzt; seinerseits hat er, der sozial und gesundheitlich Schwächste unter seines gleichen, sich der Patientenrolle zu unterwerfen, die ihm von der Gesellschaft angeboten wird. Der manifest Kranke spielt dann für die Familie eine ähnliche Rolle wie die neurotische Situation für das betroffene Individuum (Pakesch 1974). Psychosomatische Störungen eines einzelnen signalisieren oft nach außen hin, daß in der Familie etwas nicht stimmt. Wir können von *Familienpsychosomatik* sprechen.

Bei Erkrankungen mit einer psychosomatischen Symptomatik haben wir daher die *Familienkonfrontation als therapeutische Hilfe* (Gutter u. Luban-Plozza 1978) eingeführt. Das familienpsychosomatische Konzept hat nicht nur die Veränderung des erkrankten Familienmitgliedes, sondern v. a. die Verbesserung der intrafamiliären Beziehungen zum Ziel. Gerade der Familienarzt hat den großen Vorteil, daß er meist, viel mehr als der Spezialist, nicht nur den Patienten und dessen Anamnese, sondern auch dessen Familie bereits kennt, oft sogar seit Generationen. Ihm sind vielleicht deshalb auch die in der Familie gängigen Familienmythen bekannt, welche die Aufgabe haben, die schmerzliche Realität einer Familiengeschichte zu rechtfertigen oder zu verstecken. Diese Tatsache erleichtert ihm den „Einstieg".

Eine Familienkonfrontation ist nicht identisch mit einer Familientherapie, obschon sie u. U. den Weg für eine solche ebnen kann. Die Familienkonfrontation ist meist eine einmalige, konzentrierte Intervention des Arztes innerhalb der ganzen Familie des psychosomatischen Symptomträgers. Dieses Gespräch muß nicht länger als 30–60 min dauern und findet entweder im Haushalt der Familie, in der Praxis oder in der Klinik, in welcher der Arzt arbeitet, statt.

Von Vorteil ist, wenn der Arzt das Vertrauen des Symptomträgers schon gewonnen hat. In dem Gespräch sollten der Familie dann keine Zusammenhänge zwischen der Erkrankung und der Familienkonstellation interpretiert werden. Dies würde bei allen Familienmitgliedern nur Schuldgefühle vertiefen und zu einer weiteren Polarisation von kranken und gesunden Familienmitgliedern führen. Für den Arzt gilt es, diesen Fokus zu erfassen, die Familie aber auf ihre positiven Anteile zu verweisen und ihr zu helfen, ein verändertes Verhalten zu entwickeln. Die Anregung zu einem konstruktiven Gespräch darüber, was erleichtern, verändern und helfen kann, hat langfristig das Ziel, eine Umstrukturierung der Familienkonstellation zu erreichen.

Familientherapie

Die Indikationen für eine Familientherapie ergeben sich nach Wirsching (1979) bei stark gebundenen, wechselseitig untereinander abhängigen Familienmitgliedern, bei schweren psychosomatischen Krisen und bei geringer Motivation des Indexpatienten (IP).

Der psychosomatisch Erkrankte ist häufig der „Problemträger" der Familie. Damit hat der Kranke für die Familie einerseits eine Entlastungsfunktion, denn die „Sorge" um ihn läßt die schwelenden innerfamiliären Konflikte nicht aufbrechen. Allerdings wirkt das kranke Familienmitglied langfristig doch als zusätzliche Belastung und Verunsicherung, auch unter dem Gesichtspunkt, daß er Kränkungen und krankmachende Konflikte nach außen präsentiert (Präsentiersymptom).

Es besteht häufig die Schwierigkeit, die ganze Familie zu einem Gespräch mit dem Therapeuten zu motivieren. Das für den gesamten Familienverband scheinbar entlastend wirkende Symptom des „Problemträgers" ist von ihm als „permanent" gedacht. Die Familie wehrt sich unbewußt gegen eine Veränderung. Die Entlastung des „Problemträgers" würde das auf seine Kosten mühsam aufrechterhaltene Familiengleichgewicht stören und zum Ausbruch der tatsächlichen Konflikte führen.

„Psychosomatische Familien" werden als abhängige, gebundene, unter starkem emotionalen Druck stehende, geschlossene Systeme beschrieben (Wirsching 1979). Drei in diesen Familien vorherrschende Beziehungsmodi nennt Stierlin (1978): Die *Bindung,* die eine altersentsprechende Entwicklung des Gebundenen verzögern oder blockieren kann; die *Ausstoßung,* die beim Ausgestoßenen zur Vernachlässigung der eigenen Person im Sinne von Verwahrlosungserscheinungen, zur Vernachlässigung der Mitmenschen im Sinne eines autistischen Rückzuges auf die eigene Person sowie zu übermäßigem Autonomiebestreben führen kann und die *Delegation.* Als Ausdruck einer pathologischen Delegation ist eine Familienkonstellation zu verstehen, in der z. B. Eltern die tatsächlichen Fähigkeiten der Kinder unbeachtet lassen und sie statt dessen drängen, ihre eigenen unerreichten Wünsche zu realisieren.

Nach Minuchin et al. (1983) ist das Interaktionsverhalten von Familien, in denen psychosomatische Störungen vorkommen durch Verstrickung, Überfürsorglichkeit, Konfliktvermeidung, Starrheit und Überschreiten von Generationsgrenzen charakterisiert.

Textor (1985) unterscheidet die folgenden familientherapeutischen Schulen u. a. nach der jeweiligen Behandlungstechnik, dem theoretischen Schwerpunkt und den Therapiezielen:

Strategische Familientherapie
Haley (1977, 1978), Jackson (1980), Watzlawick u. Weakland (1980), Watzlawick et al. (1972) und die „Mailänder Schule" (Selvini-Palazzoli et al. 1977) repräsentieren diese Richtung. Sie legt ihren Schwerpunkt auf die Untersuchung von

Systemprozessen, die sich in Interaktionsmustern, Regeln und beobachtbaren Verhaltensweisen äußern. Sie beschreibt pathologische Familien als geschlossene Systeme mit einem starren Gleichgewicht, undefinierten Beziehungen, Machtkämpfen und Kommunikationsstörungen. In der nur wenige Sitzungen umfassenden Behandlung werden v. a. der Abbau von Symptomen und die Lösung von Konflikten angestrebt, wobei ein Problem nach dem anderen angegangen und für jedes eine neue Behandlungsstrategie entworfen wird. Dabei verwenden die Therapeuten eine Vielzahl paradoxer Techniken (wie Umdefinition und Symptomverschreibung), verändern das kommunikative Verhalten und geben Hausaufgaben.

Strukturelle Familientherapie
Hauptvertreter dieser Richtung sind Minuchin et al. (1983). Die Beziehung zwischen Familie und Umwelt, die Anordnung familiärer Subsysteme (z. B. Großeltern-Eltern-Kinder-Generation), deren Grenzen und die Art der Rollenausübung werden untersucht. Nach dieser Auffassung gibt es in pathologischen Familien intensive Ehekonflikte und eine gestörte Struktur (generationenübergreifende Koalitionen, Verstrickung, Überfürsorglichkeit). Therapeutisch wird eine Veränderung von Familienstruktur und Rollenausübung angestrebt, wobei Techniken wie Modellernen, angeleitete Beobachtung, interpersonale Aufgaben, Bewußtmachung und Interpretation verwendet werden.

Wachstumorientierte Familientherapie
Satir (1975), Whitaker (1973) und Kempler (1975) seien hier als Vertreter dieser Richtung genannt. Der therapeutische Prozeß konzentriert sich auf das Erleben und den Gefühlsausdruck, auf die Emotionen und Bedürfnisse der einzelnen Familienmitglieder. Die Symptomatik wird durch negative Erfahrungen und Kommunikationsstörungen erklärt. In der wachstumsorientierten Behandlung sollen die Familienmitglieder neue Erfahrungen mit sich selbst und anderen machen, die eigene Person und die Individualität ihrer Angehörigen akzeptieren sowie spontaner und autonomer werden. Die Therapeuten teilen ihre eigenen Gefühle und Erlebnisse mit, verhalten sich natürlich und wirken als Modell. Erlebnisbezogene therapeutische Techniken wie Psychodrama und Familienskulptur kommen zur Anwendung.

Psychodynamische Familientherapie
Ackerman (1970), Boszormenyi-Nagy u. Sparke (1981), Framo (1972, 1975) und Wynne (1975) gelten als die Vertreter dieser Richtung. Sie beschäftigen sich in der Therapie v. a. mit unbewußten intrapsychischen und interpersonalen Prozessen, mit der Persönlichkeitsentwicklung und Rollenausübung. Pathologische Erscheinungen entstehen ihrer Meinung nach aufgrund von Treuebindungen, Übertragungsverschränkungen, Rollenzuschreibungen, Projektionen, Mythen und unbewußten Konflikten. In der Behandlung sollen die Entwicklungsgeschichten der

Familie und der Lebensweg der einzelnen Mitglieder untersucht, die Ursachen von Konflikten aufgedeckt, Übertragungen und Widerstände analysiert sowie familien- und psychodynamische Prozesse verändert werden. Die Therapeuten arbeiten mit Interpretation, Bewußtmachung und Konfrontation. Sie streben Individuation und Autonomie, stärkere Zusammengehörigkeitsgefühle und eine bessere wechselseitige Bedürfnisbefriedigung an.

Petzold (1979) entwickelte im internistisch-psychosomatischen Bereich die *Familienkonfrontationstherapie* (FKTH) zur Behandlung von Anorexia-nervosa-Patienten aus der Erfahrung heraus, daß eine strikte Trennung zwischen Eltern und Patienten therapeutisch wenig erfolgreich blieb und es so schien, als müsse „die Hilfswilligkeit der Familie" anders ausgerichtet werden.

Da ein familiäres Problem kein einzelner lösen könne, sei es notwendig in der FKTH intrafamiliär alle Störungen so anzusprechen, daß die Beteiligten einen gangbaren Weg aus ihrer Kommunikationsstörung finden können. Aufgabe und Ziel der Familienkonfrontationstherapie ist damit die Einleitung der Familientherapie über die umfassende Diagnostik und die Entwicklung von Lösungsmöglichkeiten.

In der Weiterentwicklung des Konzeptes der FKTH wurden Elemente der „signifikanten emotionalen Erfahrung" (Farrelly u. Brandsma 1986; Whitacker 1973) in die Familiengespräche integriert.

Flankiert wird das familientherapeutische Vorgehen bei Anorexia nervosa durch die Bildung von *Elterngruppen*. Sie stellen für die betroffenen Eltern eine Möglichkeit dar, Rückhalt zu finden in Phasen von Verzweiflung und Rückschlägen. Eine wichtige Aufgabe für die Eltern besteht aber auch darin, die eigene Beteiligung am Krankheitsgeschehen zu erkennen und zu bearbeiten sowie Alternativen zu rigiden Einstellungen zu entwickeln.

Die Elterngruppen können Ausdruck der zunehmend vollzogenen Individuation des Indexpatienten sein. In der Gruppenarbeit kann eine Entlastung des Familiensystems erreicht werden, die auch zu einer Erweiterung des Lebensraumes des identifizierten Patienten führt. Die Elterngruppen können außerdem den Rahmen bieten, in dem intrafamiliäre Symptomverschiebungen, beispielsweise die depressive Entwicklung eines Elternteils, aber auch vorher latente, unausgesprochene und ungelebte Konflikte aufgefangen werden können (Herzog et al. 1988).

Klinisch-psychosomatische Behandlung

Stationäre Behandlungsverfahren ermöglichen ein gleichzeitiges und sich ergänzendes psychosomatisches Vorgehen, so daß für den Patienten die künstliche Alternative zwischen somatischer oder psychischer Verursachung der Störung durch das simultane ärztliche Vorgehen aufgehoben wird [Simultandiagnostik und -therapie nach Hahn (1988)]. Die Indikation für die klinisch-psychosomatische Behandlung stellt sich bei offensichtlichen Problemfällen, bei Krisen und Eskalationen im somatischen, psychischen und sozialen Bereich sowie bei der Wiederaufnahme dekompensierter chronisch Erkrankter (M. Crohn, Colitis ulcerosa, Typ-I-Diabetes, Anorexia nervosa) zur erneuten Stabilisierung.

Stationäre psychosomatische Behandlungsverfahren können allein durch die Tatsache der Krankenhausbehandlung zu einer nachhaltigen Deeskalation der Krisensituation führen, so daß ein Ausgangspunkt zur Aufarbeitung geschaffen wird, die allerdings möglichst familienorientiert und nicht den Patienten aus seinem sozialen Kontext isolierend durchgeführt werden sollte (Kröger et al. 1986;Bergmann et al. (1986). Die klinisch-psychosomatische Behandlung ist darüber hinaus häufig Voraussetzung für die Durchführung längerfristiger ambulanter Therapieverfahren, da die Patienten sich erst im stationären Rahmen eine Einsicht in die ihnen vorher fremde psychodynamische Konfliktsituation erarbeiten können.

Die stationäre Atmosphäre wird wesentlich durch die „holding function" des therapeutischen Teams bestimmt, die Voraussetzung für das jeweilige stützende oder aufdeckend-konfrontierende therapeutische Vorgehen ist. Zur Anwendung kommen – abhängig von der therapeutischen Ausrichtung der Institution – die unterschiedlichen einzel- und gruppentherapeutischen Verfahren, meist unterstützt durch kreative (Mal-, Gestaltungs-, Musik-, Tanz-)Therapie und Entspannungstherapien (autogenes Training, funktionelle Entspannung, Yoga, Meditationen). Für den therapeutischen Prozeß des Patienten wirkt das gesamte Behandlungsteam integrierend, da sich Kommunikations- und Beziehungsstörungen im stationären Behandlungsfeld erneut darstellen. Sie werden in den Teamkonferenzen reflektiert und szenisch verstanden, so daß Behandlungsziele formuliert und therapeutische Strategien entwickelt werden können.

Autogenes Training

Schultz (1970) entwickelte das autogene Training (AT) als übendes psychotherapeutisches Verfahren, in dem die Patienten durch Selbstsuggestion die Ruhigstellung und Herabsetzung des Muskeltonus bzw. der Gefäßspannung durch regelmäßiges Üben erlernen. Die Anwendung des autogenen Trainings, individuell und bevorzugt in der Gruppe, hat sich als „psychosomatische Brückentherapie" besonders bewährt, da die Patienten im AT oft erstmals selbst die wechselseitige Beeinflussung körperlicher und seelischer Prozesse erleben. Das Erlernen der Fähigkeit zur Selbstregulation unterstützt die autonomen, auf Selbständigkeit gerichteten Bedürfnisse und gibt dem Patienten das Gefühl, selbst etwas für die eigene Gesundheit tun zu können und dafür verantwortlich zu sein. Die „konzentrative Selbstentspannung", wie Schultz (1970) diese Methode nannte, ist aus einem dringenden Bedürfnis unserer Zeit heraus entwickelt bzw. in den letzten Jahrzehnten wiederentdeckt worden. Wenn Entspannung schon für Gesunde nützlich, ja sogar notwendig ist, um so mehr benötigt sie jene große Zahl von

Menschen, die an funktionellen Störungen leiden. Der Trainierte kann die Fähigkeit erwerben, ruhig und gelassen zu bleiben, sich schnell zu erholen und Schlafstörungen zu beheben.

Psychosomatisches Training

Wir verstehen darunter eine Kombination atemzentrierter Übungen, die im Einzelfall noch durch Entspannungsmassagen ergänzt werden können (Luban-Plozza, Besel).
Als ebenfalls körperbezogene Therapien seien noch die funktionelle Entspannungstherapie (FE) und die konzentrative Bewegungstherapie (KBT) genannt. Während sich in der FE der Selbsterfahrungsprozeß mit dem Therapeuten darauf konzentriert, sich körperlich zu erspüren und zu erfühlen, ergänzt die KBT diese Erfahrung durch das aktive Erleben anderer Gruppenteilnehmer.
Alle 3 genannten Verfahren eignen sich durch die Konzentration auf Körperempfinden, Körperwahrnehmung und Körperbild besonders gut für psychosomatische Patienten.

Ergänzende Möglichkeiten

Gestaltungs-, Mal- und Musiktherapie (Luban-Plozza et al. 1988) können eine sinnvolle therapeutische Ergänzung bilden, allerdings nur unter der Voraussetzung, daß der Patient nicht nur um der Beschäftigung willen beschäftigt wird. Die Tätigkeit sollte unter dem Gesichtspunkt gestaltet werden, daß sie dem Patienten Beziehungsmöglichkeiten erschließt, in ihm durch den Umgang mit Material und Darstellung kreative Impulse löst und die Phantasie anregen kann.
Funktionelle Störungen sind auch der *Physiotherapie* in Form von Atemübungen, Massagen und Bädern sehr gut zugänglich. Eine allzu passive Haltung der Patienten kann im Sinne einer aktiveren Einstellung positiv durch Gymnastik (evtl. Musik- und Tanztherapie) beeinflußt werden. Hier kann wertvolle Arbeit geleistet werden, wenn der Patient auch zur Selbsthilfe erzogen wird. Das alles setzt jedoch voraus, daß der Arzt exakt erklärt und der Patient genau versteht, was mit jeder einzelnen Maßnahme erreicht werden soll.
Die Möglichkeiten einer mehrdimensionalen Therapie (mod. nach Buser 1971) sind im folgenden aufgezeigt:

– Medikamentöse und diätetische Therapie
– Physikalische Therapie
– Mechanotherapie, orthopädische Maßnahmen
– Klimatherapie
– Psychotherapie

- Psychopharmakotherapie
- Physiotherapie, besonders als Atemgymnastik, einzeln und in Gruppen
- Beschäftigungstherapie in verschiedenster Form, einzeln und in Gruppen, übergehend in eigentliche Rehabilitationsmaßnahmen
- Sozialmedizinische Maßnahmen: Familien- und Eheberatung, Altershilfe, Beratung bei Problemen der finanziellen Existenz, und des Arbeitsplatzes
- Theologische Seelsorge

Prophylaxe

Sie erscheint uns als die *wirksamste Behandlungsmethode*. Mit dem wachsenden Wissen um die Bedeutung psychosozialer Faktoren für die Krankheitsgenese rückt für die Medizin neben der Wiederherstellung auch die Prophylaxe wieder mehr in den Vordergrund. Sozio- und psychohygienische Überlegungen in bezug auf Lebensführung und Lebensgestaltung sind hier notwendig; eine präventive Medizin, die sich auf das Bereitstellen von „Vorsorgeprogrammen" beschränkt, sieht ihre Aufgabe zu einseitig.

Beste Voraussetzungen, um Prophylaxe in diesem Sinne zu betreiben, hat der Hausarzt, der das psychosoziale Feld seiner Patienten aus dem unmittelbaren Kontakt kennt. Ihm bietet sich häufiger als dem Spezialisten oder einem Angehörigen anderer Berufsgruppen Gelegenheit, in familiäre Probleme einbezogen zu werden. Daher bleibt gerade er aufgerufen, ja aufgefordert, zu Lebenskonflikten Stellung zu nehmen und auf diese Weise mit zu verhindern, daß Verhaltensstörungen in eine psychosomatische Symptomatik münden – eine außerordentliche Gelegenheit, gefährdeten Kindern präventiv durch Einflußnahme auf die ganze familiäre Gruppierung Hilfe zu leisten!

Es ist denkbar, daß solch eine seelische Führung und Betreuung im Rahmen der Familie zur *vordringlichsten medizinischen Zukunftsaufgabe* wird. Die Primärprophylaxe in der Psychohygiene ist jedoch zugleich ein soziologisches, ein interdisziplinäres Problem. Ärzte, Psychologen, Soziologen, Theologen und Pädagogen sollten deshalb gemeinsam darum bemüht sein, einer hilfsbedürftigen Familie mit speziellen Kenntnissen und ihrem persönlichen Einsatz neue, bessere Inhalte zu geben.

12 Psychopharmakotherapie

In diesem Abschnitt soll von 3 Gruppen von Psychopharmaka die Rede sein: den Antidepressiva, den Tranquilizern („minor tranquilizers") und den Neuroleptika („major tranquilizers").
Das Problem der Stimulanzien, der Nootropika und Hypnotika in toto muß ausgeklammert werden.

12.1 Antidepressiva

Gerade nach den Auseinandersetzungen über die antidepressive Wirkung von Benzodiazepinderivaten bleibt weiterhin folgende Forderung an ein Antidepressivum bestehen: Ein Antidepressivum kann dann als solches bezeichnet werden, wenn es in der Lage ist, endogene Depressionen im Rahmen des manisch depressiven Formenkreises innerhalb einiger Wochen zur vollen Stimmungsaufhellung zu bringen und wenn dies in den ersten 3 Monaten der Phase geschieht, weil später auch mit Spontanremissionen zu rechnen ist. Die Diskussion, ob Benzodiazepinderivate eine eigentliche antidepressive Wirkung haben, ist dadurch aufgekommen, daß Depressionszustände meist mit Angstzuständen einhergehen und diese Angstzustände zusätzlich mit Benzodiazepinen behandelt werden können. Verwendet man aber Benzodiazepine allein, so sieht man, daß sich zwar der Patient von der ersten Tablette an nach jeder einzelnen Einnahme wesentlich besser fühlt, aber es stellt sich keine wirkliche Besserung im Sinne einer Aufhellung der Depression ein.

Wird dagegen ein Antidepressivum verabreicht, so wird man wohl in den ersten Tagen die Patienten darauf aufmerksam machen müssen, daß sie Begleiterscheinungen haben werden, wie Müdigkeit, erhöhtes Schlafbedürfnis, evtl. auch innere Unruhe, vermehrte Traumtätigkeit, Herzklopfen, Schwitzen und Akkommodationsstörungen, daß sich aber diese Begleiterscheinungen nach einigen Tagen zurückbilden. Dann setzt in der Regel langsam eine stimmungsaufhellende Wirkung ein. Hier ist es also nicht nach jeder Tabletteneinnahme eine Erleichterung, sondern eine langsame Aufhellung im Laufe der Geamtbehandlung, die sogar initial u. U. mit unangenehmen Nebenwirkungen einhergeht. Ganz anders verhält es sich natürlich bei nichtendogenen und v. a. leichteren Depressionen, wo

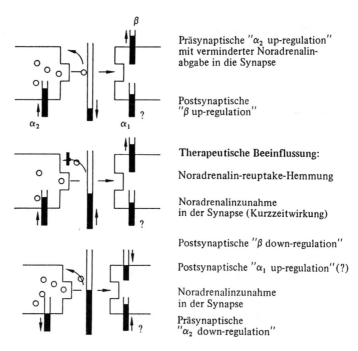

Abb. 12. Synaptisches Geschehen bei Depressionen

beispielsweise eine reaktive Depression durchaus einige Tage lang ausreichend mit Benzodiazepinderivaten oder auch Neuroleptika behandelt werden kann, und sich in der Regel nach wenigen Tagen eine weitere Medikation nicht mehr als nötig erweist. Die Wirkungsweise der Antidepressiva stellt man sich heute wie folgt vor: Abgesehen von den Monoaminooxydasehemmern, welche den Abbau von biogenen Aminen aus dem präsynaptischen Speicher hemmen, führen v. a. die sog. Reuptake- oder Wiederaufnahmehemmer, wie Abb. 12 zeigt, in einer 1. Phase der Wirkung zu einer Hemmung der Wiederaufnahme von aus dem präsynaptischen Speicher in den synaptischen Spalt abgegebenen biogenen Aminen. Dadurch kommt es zu einer Anreicherung dieser biogenen Amine, welche nach den bisherigen Untersuchungen bei Depressionen vermindert sind. In einer 2. Phase der Wirkung, nämlich bezüglich der Langzeitwirkung, kommt es aber zu einer Herabsetzung der postsynaptischen Empfindlichkeiten, was v. a. für β-Rezeptoren, aber im Sinne einer kompetitiven Wirkung auch für serotonerge Rezeptoren gilt. Bei diesen Vorgängen sind je nach Antidepressivum verschiedene Transmitter mehr oder weniger betroffen.

In Tabelle 10 wurde eine diesbezügliche Unterteilung der Antidepressiva hinsichtlich ihrer Wirkung auf Transmittersubstanzen nach Gastpar (1985, 1986) wiedergegeben. Es erhebt sich dabei die Frage, ob die einzelnen Konzentrationen eine Rolle spielen, oder ob, wie Riederer u. Birkmayer (1980) schon früh

Tabelle 10. Einteilung der Antidepressiva nach ihren biochemischen Eigenschaften. (Mod. – gekürzt – nach Gastpar 1980)

INN	NE	SE	DA	H_1	Ach	$5\text{-}HT_2$
Desipramin	+	–	–	–	+	
Imipramin	+	(+)	–	+	+	
Marpotilin	+	–	–	+	(+)	(+)
Fluvoxamin	–	+	–	–	–	
Trazodon	(+)	+	–	–	–	+
Mianserin	+	–	–		(+)	+
Amitriptylin	(+)	+	–	+	+	+
Trimipramin	–	–	–	+	+	

NE Noradrenalinaufnahmehemmung
SE Serotoninaufnahmehemmung
DA Aktivierung dopaminerger Neuronen
H_1 Wirkung an Histamin$_1$-Rezeptoren
Ach anticholinerge Wirkung
$5\text{-}HT_2$ Wirkung auf Serotonin$_2$-Rezeptoren

vermuteten, die Relation der Konzentrationen der verschiedenen Transmittersubstanzen zueinander eine erhebliche Rolle spielt.

In Tabelle 11 wurden in Anlehnung an das Schema von Kielholz et al. (1981) die heute in Verwendung befindlichen Antidepressiva bezüglich ihrer psychomotorisch aktivierenden, psychomotorisch stabilisierenden, psychomotorisch dämpfenden Wirkung zusammengestellt. Ein Unterschied zwischen trizyklischen und nichttrizyklischen Antidepressiva, sofern es sich um Re-uptake-Hemmer handelt, besteht insofern, als die nichttrizyklischen Antidepressiva in der Regel bezüglich der vegetativen Begleiterscheinungen und der Wirkung auf das Herz besser verträglich sind, während bei den klassischen trizyklischen Antidepressiva die zu erwartende Wirkung häufiger und effektiver gesehen werden kann. Dabei scheint die langsame Herabsetzung der Sensibilität der postsynaptischen Rezeptoren eine besondere Rolle zu spielen, denn diese tritt nicht nur bei der Behandlung mit Re-uptake-Hemmern auf, sondern auch nach der Behandlung mit Monoaminooxydasehemmern, beim Schlafentzug und bei der Elektroheilkrampfbehandlung.

Da sich die antidepressive Behandlung bezüglich ihrer stimmungsaufhellenden Wirkung erst nach Tagen erfolgreich zeigt, ist es notwendig, bei suizidalen, ängstlich-agitierten oder schwer schlafgestörten Patienten simultan zum Antidepressivum zunächst auch ein Neuroleptikum oder evtl. ein Benzodiazepinderivat zu geben, welches erst dann wieder abgesetzt werden soll, wenn die stimmungsaufhellende antidepressive Wirkung voll vorhanden ist.

Von Bedeutung ist aber auch, daß Carbamazepin (Tegretol und Tegretal) heute vermehrt für die Behandlung von dysphorischen, aber auch depressiven, nichtepi-

Tabelle 11. Antidepressiva (Präparatenamen in Klammern)

		Psychomotorisch aktivierend	Psychomotorisch stabilisierend	Psychomotorisch sedierend
Nicht-MAO-Hemmer	Trizyklische	Desipramin (Pertolran) Nortriptylin (Acetexa) (Nortrilen) Protriptylin (Maximed)	Imipramin (Tofranil) Clomipramin (Anafranil) Dibenzepin (Noveril) Melitracen (Dixeran) (Trausabun) Dimetacrin (Istonil) Noxiptilin (Agedal)	Amitriptylin (Laroxyl) (Saroten) (Tryptizol) Amitriptylinoxid (Equilibrin) Trimipramin (Stangyl) (Surmontil) Doxepin (Aponal) (Sinequan) (Sinquan) Dosulepin (Idom) (Xerenal) Butriptylin (Evasidol)
	Nichttrizyklische		Lofepramin (Gamonil) Maprotilin (Ludiomil) Mianserin (Tolvin) (Tolvon) Viloxazin (Vivalan) (Vivarint) Fluvoxamin (Fevarin) (Floxyfral) (Myroxim)	Trazodon (Thombran) (Tritico)
	Precursoren			L-Tryptophan (Ardeytropin) (Atrimon) (Bikalm) (Biotonin) (Dolon) (Dorphan) (Eltryptan) (Kalma) (Neurocalm) (Sedanoct)

Tabelle 11 (Fortsetzung)

	Psychomotorisch aktivierend	Psychomotorisch stabilisierend	Psychomotorisch sedierend
			(Somnidor) (Tryptocompren) L-Tryptophan Tryptophan Oxitriptan (Levothym) (Tript-OH) (Triptum)
MAO-Hemmer		Isocarboxazid (Marplan) Tranylcypromin (Parnate)	

leptischen Verstimmungszuständen verwendet wird, besonders dann, wenn es sich um sehr rasche Stimmungsschwankungen handelt („rapid cycler"). Neben diesen eher neuen Indikationen hat sich aber Carbamezepin neben Lithiumsalzen v. a. für die Prophylaxe im Rahmen manisch depressiver Erkrankungen mit biphasischem Verlauf neben der Valproinsäure als Prohpylaktikum für depressive oder manische Rezidive bewährt. Diese zyklischen Verläufe sprechen auch sehr gut auf eine Lithiumprophylaxe an, während die nur monophasisch verlaufenden Depressionen nicht nur mit Lithiumsalzen, sondern auch durch die Dauermedikation mit Antidepressiva beeinflußt werden können.

12.2 Neuroleptika

Die Neuroleptika können dadurch definiert werden, daß sie wie alle modernen Beruhigungsmittel keine schlaferzwingende, sondern nur eine schlaffördernde Wirkung haben. Daneben aber weisen die Neuroleptika gewisse Wirkungen bei schizophrenen Erkrankungen auf, sie wirken nämlich gegen die schizophrenen Denkstörungen, Wahnideen und Halluzinationen, teilweise auch gegen die der Minussymptomatik zugeordneten Symptome, deren extreme Ausprägung der Autismus ist. Die Neuroleptika zeigen also einen sedativen Effekt, daneben aber auch im Tierversuch eine kataleptische Wirkung, eine Hemmung bedingter Reflexe, eine antiemetische Wirkung, einen adrenolytischen Effekt sowie eine

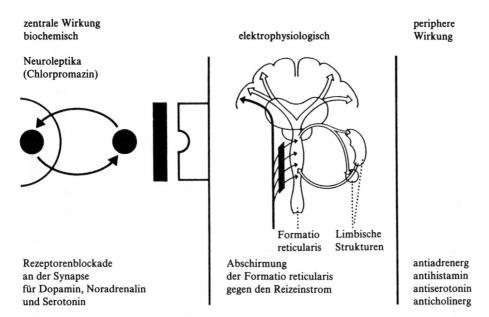

| zentrale Wirkung | | periphere |
| biochemisch | elektrophysiologisch | Wirkung |

Neuroleptika
(Chlorpromazin)

Formatio   Limbische
reticularis Strukturen

Rezeptorenblockade	Abschirmung	antiadrenerg
an der Synapse	der Formatio reticularis	antihistamin
für Dopamin, Noradrenalin	gegen den Reizeinstrom	antiserotonin
und Serotonin		anticholinerg

Abb. 13. Wirkungsmechanismen der Neuroleptika

potenzierende Wirkung auf Alkohol, Barbiturate und Opiumalkaloide. Dagegen wird die erregende Wirkung von Weckaminen antagonistisch beeinflußt. Gewisse Neuroleptika zeigen auch eine krampflösende Wirkung, indem sie die Krampfschwelle gegenüber Cardiazol oder Elektroschock herabsetzen. Weitere Wirkung besteht bezüglich der zentralen Synapsen in einer Blockade der Rezeptoren für Dopamin, Noradrenalin und Serotonin. In elektrophysiologischer Hinsicht kommt es zu einer Abschirmung der Formatio reticularis gegen den äußeren Reizeinstrom, wie dies Abb. 13 zeigt. Dadurch wird natürlich auch die Arousal-Reaktion von der Formatio reticularis auf die Hirnrinde, aber auch auf endokrinologische und vegetative Zentren gehemmt.

In Abb. 14 wurden die verschiedenen Neuroleptika bezüglich ihres Dosierungsbereiches nach Lambert und Calanca (1988) zusammengestellt. Dabei zeigt sich, daß die in einem höheren Dosierungsbereich wirksamen Neuroleptika v. a. sedierend wirken, während die eher in einem niedrigen Dosierungsbereich wirksamen Neuroleptika eine deutlichere „antipsychotische" Wirkung zeigen, eben die auf schizophrene Denkstörungen, Wahnideen und Sinnestäuschungen. Jene Präparate, die in besonders niedrigen Dosierungen verabreicht werden, wirken nicht nur antipsychotisch, sondern auch antiautistisch.

Eine besondere Bedeutung haben die in Tabelle 12 dargestellten Depot- und Retardneuroleptika, besonders bei schizophrenen Patienten, welche sehr häufig nach der Klinikentlassung dazu neigen, die Medikamente wegzulassen, da sie sich wieder für gesund halten und dann sehr schwer zu bewegen sind, die Medikamente

232 Psychopharmakotherapie

Neuroleptika-Dosierungsschema (schematische Darstellung der Dosis-Wirkungs-Beziehungen):

- Carpipramin* (Prazinil)*
- Thioproperazin (Majeptil)
- Trifluperidol (Triperidol)
- Penfluridol (Semap)
- Pipotiazin* (Piportil)*
- Flupentixol (Fluanxol)
- Trifluoperazin (Jatroneural/Terfluzine)**
- Haloperidol (Haldol)
- Fluspirilen (Imap)
- Pimozid (Orap)
- Moperon (Luvatren)
- Metofenazat (Frenolon)**
- Pipamperon (Dipiperon)
- Perphenazin (Decentan/Trilafon)
- Fluphenazin (Dapotum/Lyogen/Moditen)
- Prochlorperazin (Stemetil)
- Benperidol (Glianimon)
- Reserpin (Serpasil)
- Clozapin (Leponex)
- Chlorpromazin (Largactil/Megaphen)
- Clotiapin (Entumin)
- Zuclopenthixol (Cisordinol/Clopixol/Sedanxol)
- Fluanison (Sedalande)
- Periciazin (Aolept/Neuleptil)
- Triflupromazin (Psyquil)
- Promazin (Prazine/Protactyl)
- Thioridazin (Melleril)
- Chlorprothixen (Taractan/Truxal)
- Levomepromazin (Neurocil/Nozinan)

Dosis/mg: 1000 — 100 — 10 — 1

Linke Achse (von oben nach unten): enthemmend / Sedativ, anxiolytisch
Rechte Achse (von oben nach unten): Wirkung vorwiegend auf Apathie, Apragmatismus / Wirkung vorwiegend auf Wahn, Halluzinationen / Wirkung vorwiegend auf Unruhe, Angst

* In CH, D, A nicht im Handel.
** Nicht mehr im Handel.

Tabelle 12. Depot- und Retardneuroleptika. (Nach Pöldinger 1982)

Chem. Kurzbezeichnung	Präparatename (Land)	Applikationsart	Dosis [mg] (Durchschnitt)	Wirkungsdauer
Depotneuroleptika				
Fluphenazin-Decanoat	Dapotum D (CH, D, A)	i.m.	12,5–100	2–3 Wochen
	Lyogen-Depot (D)			
	Dapotum D 50 (D)			
	Dapotum D 100 (D)			
	Dapotum D minor (D)	i.m.	2,5	2 Wochen
Perphenazin-Denanthat	Decentan Depot (D)	i.m.	100	1–2 Wochen
Pipotiazin-Palmitat	Piportil L4 (CH)[a]	i.m.	75	4 Wochen
Flupentixol-Decanoat	Fluanxol Depot (CH, D, A)	i.m.	20–60	2–4 Wochen
	Fluanxol Depot 10% (CH, D)			
Zuclopenthixol-Acetat	Clopixol-Acutard (CH)	i.m.	50–150	3 Tage
Zuclopenthixol-Decanoat	Ciatyl Depot (D)	i.m.	100–400	2–3 Wochen
	Cisordinol Depot (A)			
	Clopixol Depot (CH)			
Haloperidol-Decanoat	Haldol Decanoas (CH)	i.m.	50–200	4 Wochen
	Haldol Decanoat (D, A)			
Fluspirilen	Imap (CH, D)	i.m.	2–6	1 Woche
	Imap 1,5 (D)	i.m.	1–1,5	1 Woche
Penfluridol	Semap (CH)	p.o.	10–40 (60)	1 Woche
Retardneuroleptika				
Thioridazin	Melleril 30 retard (CH, D)	p.o.	60–600	24 h
	Melleril 200 retard (CH, D, A)			
Fluphenazin 2HCl[b]	Lyogen retard (CH, D)	p.o.	1–2 Ret. Drg.	24 h
Moperon	Luvatren retard (CH)	p.o.	20–40	24 h
Pimozid	Orap (CH, D, A)	p.o.	2–6	24 h
	Orap forte (CH, D, A)			
Bromperidol	Impromen (D)	p.o.	1–6	24 h
	Tesoprel (D)	i.m., i.v.		

[a] Ab Mitte 1989 im Handel.
[b] Alle Formen von Fluphenazin-Dihydrochlorid haben eine substanzeigene 24-h-Wirkung.

←

Abb. 14a, b. Dosierungsbereich verschiedener Neuroleptika (Präparate in Klammern) (Nach Lambert u. Revol 1960; Calanca 1988)

wieder zu nehmen, was immer wieder zu Hospitalisierungen führt. Diese sog. Drehtürpsychiatrie konnte durch den Einsatz von Depotneuroleptika, welche in Abständen von 14 Tagen bis 3 Wochen i.m. gespritzt werden, sehr deutlich beeinflußt werden. Es ist aber wichtig, daß trotz langsamer Abgabe der Wirkstoffe die Patienten nach der Injektion meist eine deutliche Sedierung haben, die sie fürchten. Dem kann man dadurch vorbeugen, daß man vor der erneuten Depotbehandlung einige Tage lang das Neuroleptikum per os gibt, denn die Wirkung ist dann bereits im Ausklingen, und durch die erhöhte perorale Neuroleptikamedikation wird dann die eigentliche Injektion bezüglich ihrer sedierenden Wirkung nicht zu plötzlich erlebt. Besonders bei chronisch Schizophrenen ist es darum nötig, nach oder schon mit der Behandlung ein sozialpsychiatrisch orientiertes Rehabilitationsprogramm zu beginnen, um die Patienten so früh als möglich wieder in das Familien- und Berufsleben eingliedern zu können. Den praktizierenden Ärzten kommt dabei eine große Bedeutung zu, besonders bezüglich der rechtzeitigen Verabreichung der jeweils fälligen Depotneuroleptika. Denn wird diese Zeit allzu lange überzogen, ist es meist sehr schwierig, den Patienten von einer Fortsetzung der Therapie zu überzeugen, und wir sehen dann häufig Rückfälle, die zur Hospitalisation führen.

12.3 Tranquilizer

Wenn wir uns nunmehr der 3. Gruppe, den Tranquilizern oder „minor tranquilizers" zuwenden, so handelt es sich hierbei um eine Gruppe von Medikamenten, bei welchen heute zu 90% die Benzodiazepinderivate dominieren, über deren Pro und Kontra so viel diskutiert wird. Vor allem werden Benzodiazepine fälschlicherweise mit dem Begriff Anxiolytika vielfach gleichgesetzt. In Tabelle 13 sind jene

Tabelle 13. Pharmakotherapie der Angst

Angstdämpfung (Anxiolyse)	Angstaktivierung
Tranquilizer	Zentrale Stimulantien
Neuroleptika	Appetitzügler
Antidepressiva	Antidepressiva
mit dämpfender Wirkungskomponente	mit aktivierender Wirkungskomponente
Sedativa	Psycholytika
Hypnotika	
β-Rezeptorenblocker	
Opiate	
Bromide	

Tabelle 14. Wichtige pharmakologische Wirkungen und therapeutische Anwendung der Benzodiazepine. (Nach Haefely 1980)

Pharmakologische Wirkungen	Klinische Indikation
Anxiolyse, Antikonflikt- und Antifrustrationswirkung Enthemmung gewisser Verhaltensformen	Angst, Phobien Ängstliche Depression Neurotische Hemmungen
Antikonvulsive Wirkungen	Verschiedenste Formen epileptiformer Aktivität (Epilepsien, Konvulsivavergiftungen)
Dämpfung der psychischen Reaktionsbereitschaft auf Reize („Sedation") Schlaffördernde Wirkung	Hyperemotionelle Zustände Schizophrenie (?) Schlafstörungen
Dämpfung zentral vermittelter vegetativnervöser und hormonaler Antworten auf emotionale und psychische Reize	Psychosomatische Störungen (kardiovaskuläre, gastrointestinale, urogenitale, hormonelle)
Zentrale Verminderung des Skelettmuskeltonus	Somatisch bedingte und psychogene Muskelspasmen, Tetanus
Verstärkung der Wirkung von zentral dämpfenden Pharmaka, anterograde Amnesie	Anästhesiologie für chirurgische und diagnostische Eingriffe

Fehlen direkter Wirkungen außerhalb des Zentralnervensystems
Ungewöhnlich geringe Toxizität

Pharmaka zusammengestellt, welche anxiolytisch wirken, aber auch solche, welche Angst aktivieren können. In Tabelle 14 wird in Anlehnung an Haefely (1980) wiedergegeben, welche pharmakologischen Eigenschaften mit welchen klinischen Wirkungen einhergehen. Aus dieser Tabelle ergibt sich auch der Anwendungsbereich der Benzodiazepine in Klinik und Praxis.

Bezüglich der Wirkungsweise der Benzodiazepine ist es interessant, daß in den vergangenen Jahren Benzodiazepinrezeptoren im Gehirn gefunden wurden und daß diese Rezeptoren in sehr enger Wirkungszusammenarbeit mit den Rezeptoren für die GABA (γ-Amino-n-buttersäure) arbeiten. Sie sind v. a. reziprok hemmenden Neuronen zugeordnet.

Benzodiazepinderivate, seien sie nun als Tagestranquilizer oder als Hypnotika eingesetzt, erzeugen Rebound-Phänomene. Ein gewisses Suchtpotential, Gewöhnung, Abhängigkeit, selten auch Sucht sind zu beobachten (s. S. 240 f., 247 ff.). Die im Handel befindlichen Tranquilizer faßt Tabelle 15 nach Wirkungsschwerpunkten geordnet systematisch zusammen. Unterschiedliche Benzodiazepinderivate sind für verschiedene Indikationen im Handel. Im Prinzip wirken sie zwar gleich,

Tabelle 15. Tranquilizer[a]

Präparat (Land)	Präparat (Land)
1. Angstlösende Tranquilizer	Diazepam
Benzodiazepinderivate	Umbrium (A)
	Valaxona (D)
Alprazolam	Valiquid (D)
Tafil (D)	Valium (CH, D, A)
Xanax (CH)	Valium CR (CH)
Bromazepam	Valium MM (CH, D)
Bartul (CH)	Valium retard (A)
Durazanil (D)	Dikaliumclorazepat
Gityl (D)	Tranxilium (CH, D, A)
Lexotanil (CH, D, A)	Ketazolam
Neo-OPT (D)	Contamex (D)
Normoc (D)	Contamex mite (D)
Camazepam	Solatran (CH)
Albego (CH, D)	Unakalm (D)
Chlordiazepoxid	Lorazepam
Librium (CH, D, A)	Bonatranquan (D)
Multum (D)	Duralozam (D)
Clobazam	Laubeel (D)
Frisium (D, A9	Merlit (A)
Urbanyl (CH)	Pro Dorm (D)
Clotiazepam	Punktyl (D)
Trecalmo (D)	Somagerol (D)
Cloxazolam	Tavor (D)
Lubalix (CH)	Temesta (CH, A)
Delorazepam	Temesta Expidet (CH)
Briantum (CH)	Tolid (D)
Diazepam	Medazepam
Dialag (CH	Nobrium (CH, D, A)
Diazemuls (D)	Metaclazepam
Diazep (D)	Talis (CH, D)
Duradiazepam (D)	Nordazepam
Gewacalm (A)	Tranxilium N (D)
Lamra (D)	Vegesan (CH)
Mandro-Zep (D)	Oxazepam
Neurolytril (D)	Adumbran (D, A)
Paceum (CH)	Adumbran forte (D)
Psychopax (CH, A)	Anxiolit (CH, A)
Stesolid (CH, A)	Anxiolit forte (A)
Stesolid Novum (CH)	Anxiolit retard (CH, A)
Timazepam (D)	Azutranquil (D)
Tranquase (D)	Constantonin (D)
Tranquo-Puren (D)	Durazepam (D)
Tranquo-Tablinen (D)	Durazepam forte (D)

Tabelle 15 (Fortsetzung)

Präparat (Land)	Präparat (Land)

Oxazepam
  Noctazepam (D)
  Oxa-ct (D)
  Oxa-Puren (D)
  Praxiten (D, A)
  Praxiten forte (D)
  Seresta (CH)
  Seresta forte (CH)
  Sigacalm (CH, D)
  Sigacalm forte (D)
  Uskan (CH, D)
Oxazolam
  Tranquit (D)
Prazepam
  Demetrin (CH, D, A)
  Mono Demetrin (D)
 	
Dibenzobicyclooctadienderivat
Benzoctamin
  Tacitin (CH, D)
 	
Diphenylmethanderivat
Hydroxyzin
  Atarax (CH, D)
  Masmoran (D)
 	
Propandiolderivat
Meprobamat
  Carba-a-med (A)
  Cyrpon (D, A)
  Cyrpon forte (D)
  Epikur (A)
  Meprodil (CH)
  Meprosa (D)
  Microbamat (A)
  Miltaun (D, A)
  Miltaunetten (D)
  Oasil (CH)
  Pertranquil (A)
  Sonya (D)
  Urbilat (D)
	2. Andere Tranquilizer
	Buspiron
	  Bespar (D)
	  Buspar (CH)
	Clomethiazol
	  Distraneurin (CH, D, A)
	  Hemineurine (CH)
	Methylpentynol
	  Oblivon (CH)
	  Pentadorm (A)
	Trimetozin
	  Trioxazin (CH, A)
	
	3. Benzodiazepinantagonisten
	Flumazenil
	  Anexate (CH)
	
	4. Schlafinduzierende Tranquilizer
	Benzodiazepinderivate
	Brotizolam
	  Lendormin (CH, D)
	Flunitrazepam
	  Rohypnol (CH, D, A)
	Flurazepam
	  Dalmadorm (CH, D, A)
	  Dalmadorm mite (CH)
	  Linzac (D)
	  Staurodorm Neu (D)
	Laprozolam
	  Sonin (D)
	Lormetazepam
	  Ergocalm (D)
	  Loramet (CH)
	  Noctamid (CH, D, A)
	  Noctamid forte (CH)
	Midazolam
	  Dormicum (CH, D)
	Nitrazepam
	  Dormo-Puren (D)
	  Eatan N (D)
	  Imeson (CH, D)
	  Insomin (CH)

Tabelle 15 (Fortsetzung)

Präparat (Land)	Präparat (Land)

Nitrazepam
  Mogadan (D)
  Mogadon (CH, A)
  Novanox (D)
  Novanox forte (D)
  Somnibel N (D)
Temazepam
  Levanxol (A)
  Normison (CH)
	Temazepam
	  Normison mite (CH)
	  Planum (CH, D)
	  Planum mite (CH, D)
	  Remestan (D, A)
	  Remestan mite (D)
	Triazolam
	  Halcion (CH, D, A)
	  Halcion geriatric (CH)

[a] Im Handel in der Schweiz (CH), in der BRD (D) und in Österreich (A).

je nach Dosierung können sie aber als Tagestranquilizer oder Hypnotika empfohlen werden. Bei Schlafstörungen werden heute v. a. kurzwirksame Benzodiazepine eingesetzt.

Psychopharmaka sollten im Rahmen eines psychotherapeutisch orientierten Behandlungsplanes verabreicht werden. Das geplante Vorgehen muß mit dem einzelnen Patienten genau besprochen werden, auch bezüglich der zu erwartenden Wirkung und der möglichen unerwünschten Begleiterscheinungen.

12.4 Begleiterscheinungen

Da von verschiedenen „Nebenwirkungen" der Psychopharmaka noch nicht feststeht, ob es sich tatsächlich um Nebenwirkungen handelt oder ob die so bezeichneten Erscheinungen mit der psychotropen Wirkung vielleicht in enger Verknüpfung stehen, ziehen wir den Ausdruck Begleiterscheinungen vor. Die wichtigsten dieser Begleiterscheinungen sind in Tabelle 16 zusammengestellt.

12.4.1 Neuroleptika

Neuroleptika führen bei länger dauernder Applikation v. a. zu *extrapyramidalen Symptomen* vom Tremor bis zum vollausgeprägten Parkinson-Syndrom. Besonders Neuroleptika mit fehlendem schlafanstoßenden Effekt können schon in den ersten Behandlungstagen bis -wochen zu anfallartigen, schmerzhaften Muskelkrämpfen – Dyskinesien genannt – v. a. im Bereich der Mund-, Zungen- und

Tabelle 16. Die wichtigsten Begleiterscheinungen und Komplikationen der Psychopharmaka

	Neuroleptika	Tranquilizer	Thymoleptika	Thymeretika (MAOH)
Neurologische	Tremor, Parkinson-Syndrom, Dyskinesien	Innervationsstörungen	Tremor	
Vegetative	Orthostatische Hypertonie, Schwitzen, Schwindel		Mundtrockenheit, Tachykardie, Schwitzen, Schwindel, Miktionsstörungen	Orthostatische Hypertonie, hypertone Krisen
Allgemeinbefinden	Müdigkeit		Müdigkeit, innere Unruhe	
Psychopathologische	Passagere, paradoxe Erregungszustände	Gewöhnung	Delirante Zustandsbilder Umschlag depressiver in manische Zustandsbilder Aktivierung akut schizophrener Symptome	
Kombinationsgefahren	Potenzierung der Alkohol- und Barbituratwirkung		Inkompatibilität mit MAO-Hemmern	Inkompatibilität mit Thymoleptika und Käse

Schlundmuskulatur, führen. Zur Therapie haben sich Antiparkinsonmittel – notfalls auch i.v. oder i.m. appliziert – bewährt.

Bei langjähriger Applikation von Neuroleptika kann es zu *persistierenden Dyskinesien* kommen, die jedoch im Unterschied zu den bei Behandlungsbeginn auftretenden Dyskinesien durch Antiparkinsonmittel nur schwer beeinflußt und – wie auch vegetative Symptome – durch das plötzliche Absetzen der Neuroleptika provoziert oder verstärkt werden können. Da aber derartige persistierende Dyskinesien, wie auch eine eigene Untersuchung an 2 psychiatrischen Kliniken zeigte, nur selten und auch auf nichtmedikamentöser Basis beobachtet werden können, müssen sie als therapeutisches Risiko in Kauf genommen werden, zwingen uns aber, die Indikation zur Langzeitbehandlung mit Neuroleptika besonders streng zu stellen. Treten sie nach dem plötzlichen Absetzen von Neuroleptika auf, können sie durch die Fortsetzung der abgebrochenen Therapie wieder zum Verschwinden gebracht oder doch weitgehend gebessert werden.

12.4.2 Antidepressiva

Bei Antidepressiva treten v. a. *vegetative Begleiterscheinungen* – meist adrenerger Art – auf. Diese können durch Adrenolytika, wie z. B. Hydergin, beeinflußt werden. Wie schon aufgrund der pharmakologischen Daten zu erwarten, können aber auch Neuroleptika zu vegetativen Symptomen führen, während diese bei der Behandlung mit Tranquilizern fehlen.

Unter den *psychopathologischen Komplikationen* sind v. a. die passageren paradoxen Erregungszustände bei Applikation von Neuroleptika, die Provokation akut schizophrener oder manischer Symptome und das Auftreten passagerer deliranter Zustandsbilder bei Verabreichung von Antidepressiva von Bedeutung.

Bei der Verordnung von Psychopharmaka ist auch daran zu denken, daß es zwischen Thymoleptika und Monoaminooxydasehemmern sowie zwischen Monoaminooxydasehemmern und Käse Inkompatibilitätserscheinungen gibt und die Patienten auf die mögliche Beeinträchtigung der Verkehrstauglichkeit und Verstärkung der Alkoholwirkung aufmerksam zu machen sind.

12.4.3 Tranquilizer

Es wurde schon darauf hingewiesen, daß bei der Anwendung von Benzodiazepinderivaten mit dem Auftreten von Rebound-Phänomenen zu rechnen ist. Zu verstehen ist darunter das Wiederauftreten der Ausgangssymptomatik nach Absetzen der medikamentösen Behandlung. Es ist leicht möglich, das Rebound-Phänomen mit der Ursprungssymptomatik zu verwechseln und die falsche Konsequenz zu ziehen, das Medikament weiter zu verabreichen und evtl. sogar höher zu dosieren.

Benzodiazepinderivate haben ein gewisses Suchtpotential, Phänomene von Gewöhnung, Abhängigkeit, selten auch von Sucht sind zu beobachten, so daß die Behandlung möglichst früh abgesetzt werden sollte. Viel zu wenig ist bekannt, daß Rebound-Phänomene beim Absetzen von Benzodiazepinderivaten leicht dadurch vermindert werden können, daß die Medikation nicht abrupt unterbrochen, sondern langsam reduziert wird. Das kann etwa in folgender Weise geschehen: Ausgehend von z. B. 3mal 1 Tablette kann begonnen werden, um $1/4$ Tablette zu reduzieren, um dann etwa alle 7–10 Tage eine weitere Reduktion vorzunehmen. Falls die Symptomatik es notwendig macht, sollte eine gleichbleibende Dosierung auch vorübergehend weitergegeben werden, bevor erneut ein Reduktionsversuch gemacht wird. Schwere Fälle von Benzodiazepinabhängigkeit können oft erst nach Wochen bis Monaten entwöhnt werden. Treten unangenehme, v. a. vegetative Störungen auf, so haben sich in der Entwöhnungsphase β-Blocker bewährt, bei Schlafstörungen kann ein Behandlungsversuch mit etwa 2 g L-Tryptophan am Abend versucht werden.

Tabelle 17. β-Blocker: ZNS

Angst:		Tremor:	
Angstanfälle	+++	Lithium	++
Generalisierte Angst		Essentiell	+
mit Körpersymptomen	+++	Alkohol	+
ohne Körpersymptome	?	Parkinson	(+)
Angst bei Depressionen	++	Tardive Dyskinesien und Akathisie:	+
Psychosomatische Erkrankungen			
mit Herz-Kreislauf-Beteiligung	+++	Entzugssymptome:	+
ohne Herz-Kreislauf-Beteiligung	?	Migräne im Intervall	++
Prüfungsangst und Lampenfieber		Psychosen:	
mit körperlichen Symptomen	++	Porphyrie	(+)
Phobien	(+)	Schizophrenie	(+)
Stottern	+	Manie	(+)

Patienten, die bezüglich eines Alkohol-, Schlaf- und Schmerzmittelabusus gefährdet sind, sollten von der Behandlung mit Benzodiazepinen ausgeschlossen werden. Es empfiehlt sich dann eine Medikation mit niedrigen Dosen von Neuroleptika oder Antidepressiva, vermehrt werden aber auch β-Blocker im Indikationsbereich der Tranquilizer eingesetzt.

Die wesentlichen psychiatrisch-neurologischen Indikationen der β-Blocker zeigt Tabelle 17.

Insbesondere bei älteren Menschen ist darauf zu achten, daß die muskelrelaxierende Wirkung der Tranquilizer zu Innervationsstörungen und zum plötzlichen Zusammensacken führen kann.

12.5 Intoxikationen mit Psychopharmaka

Da Psychopharmaka, speziell Antidepressiva, vielfach von suizidalen Patienten genommen werden, ist es naheliegend, daß die gleichen Psychopharmaka, welche vom Arzt als Therapie verordnet werden, gerade von den suizidalen Patienten oft auch als Suizidmittel verwendet werden. Zunächst einmal ist zu betonen, daß, abgesehen von den trizyklischen Antidepressiva, oft die Einnahme von erstaunlich hohen Dosen von Neuroleptika und Tranquilizern ohne besondere Komplikationen überlebt wird. Die Erfahrungen mit Patienten, welche nach Suizidversuchen mit Psychopharmaka an unserer Klinik hospitalisiert wurden, hat Loew (1965) zusammengestellt. Die ohne dauernde Komplikationen überlebten Höchstdosen betrugen für Neuroleptika vom Typ des Chlorpromazins 5000 mg, für Antidepressiva vom Typ des Imipramins 1250 mg und für Tranquilizer vom Typ der

Benzodiazepinderivate 250 mg. In der Weltliteratur wird über wesentlich höhere Dosen berichtet.

Auf die Sonderstellung der trizyklischen Antidepressiva wurde bereits hingewiesen. Besonders toxisch sind diese bei kleinen Kindern, oft genügen schon eine oder wenige Tabletten, welche von Kindern versehentlich eingenommen werden, um ihren Tod herbeizuführen. Es ist daher unbedingt nötig, daß die Ärzte, welche ihren Patienten trizyklische Antidepressiva oder auch andere Medikamente verschreiben, diese dringend dazu anhalten, sie so aufzubewahren, daß sie für Kleinkinder nicht erreichbar sind. Werden die Medikamente nicht mehr benötigt, so sind sie nicht aufzuheben, auch nicht in den Mülleimer zu werfen, wo sie vor Kindern durchaus nicht immer sicher sind, sondern anderweitig zu vernichten. Während auch relativ hohe Dosen von Neuroleptika in der Regel lediglich zu Somnolenz oder Bewußtlosigkeit, evtl. verbunden mit Kollapsneigung, führen und Tranquilizer v. a. eine Erschlaffung der peripheren Körpermuskulatur bewirken, kann es durch trizyklische Antidepressiva zu epileptischen Anfällen in Serien und zu schweren Herzrhythmusstörungen mit bizarren Bildern im EKG kommen.

Versucht man die Ergebnisse des Basler Symposiums über die Therapie der akuten Intoxikationen mit Psychopharmaka zusammenzufassen, so könnte man sagen, daß sich i. allg. auch bei derartigen Vergiftungen die sog. skandinavische Methode nach Clemmesen (1963) bewährt hat, allerdings mit einigen Besonderheiten.

1. Im Gegensatz zu Barbituratvergiftungen kann bei Intoxikationen mit Psychopharmaka eine Magenspülung angezeigt sein. Besonders die antidepressiv wirkenden Mittel hemmen die Peristaltik und verlängern somit die Verweildauer der Tabletten im Magen. Am bewußtlosen Patienten muß aber die Magenspülung, um eine Aspiration zu verhindern, am intubierten Patienten vorgenommen werden.
2. Die erste Behandlung bei Kollapserscheinungen besteht nicht in Kreislaufmitteln, sondern besonders bei Intoxikationen mit Antidepressiva in Blutersatzmitteln und Blut. Führen diese therapeutischen Maßnahmen nicht zum gewünschten Erfolg, so soll eine Angiotensininfussion durchgeführt werden. Noradrenalin darf nur ganz sorgfältig in Form der leicht steuerbaren Infusion gegeben werden. Wegen der Sensibilisierung peripherer Synapsen für Noradrenalin durch trizyklische Antidepressiva und des gehemmten Abbaus von Noradrenalin nach der Einnahme von Monoaminooxydasehemmern kann es nämlich, wenn man bei aufgetretenem Kollaps Noradrenalin gibt, zu Hochdruckkrisen kommen, welche in Einzelfällen zu Hirnblutungen und zum Tod geführt haben.
3. Bei hypertensiven Krisen kann Phentolamin (Regitin) versucht werden oder auch Neuroleptika, wie Chlorpromazin.
4. Bei Atemdepression künstliche Beatmung ohne Analeptika.

5. Bei epileptoiden Anfällen und Erregungszuständen Antiepileptika i.v. und i.m., evtl. Neuroleptika in kleinen Dosen oder Diazepam. (Cave Barbiturate, da deren Wirkung durch viele Psychopharmaka potenziert wird.)
6. Bei Reizbildungs- und Reizleitungsstörungen am Herzen kein Chinidin, sondern Kardiaka oder Pyridostigmin (Mestinon).
7. Bei Dyskinesien oder anderen extrapyramidalen Reizerscheinungen Antiparkinsonmittel i.v. oder i.m.
8. Die Wirksamkeit der bei Barbituratvergiftung erfolgreichen osmotischen und saluretischen Dialyse ist bei Intoxikationen mit Psychopharmaka vorerst noch fraglich.

12.6 Psychopharmaka bei psychosomatischer Indikation

Vegetative Störungen kommen als Begleiterscheinungen von psychogenen und endogenen seelischen Erkrankungen vor, aber auch als Vorstufen solcher Erkrankungen bzw. als allgemeine Irritationsphänomene. Sie wirken sich vorwiegend im Bereich des peripheren vegetativen Nervensystems aus und werden daher vielfach mit in der Peripherie angreifenden Pharmaka behandelt.

Nach unseren Erfahrungen sind aber auch bei diesen Störungen Psychopharmaka überlegen, weil es sich ja nicht um ausschließliche Auslenkungen in adrenerger oder cholinerger Richtung handelt, sondern um Regulations- bzw. Labilitätszustände.

Auch bei psychosomatischen Erkrankungen im engeren Sinne sind Psychopharmaka angezeigt. Dabei ist jedoch zu beachten, daß die Psychopharmaka selbst keine irgendwie kausale Wirkung auch bei diesen Krankheitsprozessen haben, sondern daß sie lediglich eine Hilfsfunktion ausüben, indem sie den Patienten vorbereiten bzw. für eine psychotherapeutische Behandlung zugänglich machen. Vielfach kann mit Psychopharmaka auch die Zeit überbrückt werden, die oft vergeht, bis ein geeigneter Psychotherapeut gefunden werden kann. Selbstverständlich hat die Behandlung psychosomatischer Erkrankungen im engeren Sinne zweigleisig zu erfolgen, indem in intensiver Weise eine Somatotherapie betrieben werden muß, wie dies auch für die Psychotherapie der Fall sein soll. Im besonderen sei zur Psychopharmakotherapie psychosomatischer Erkrankungen auf die Übersichtsarbeit von Labhardt (1970) verwiesen.

12.7 Chronische Schmerzzustände

Vor allem bei den chronischen Schmerzen von Patienten mit metastasierendem Karzinom hat sich gezeigt, daß durch Neuroleptika nicht nur eine Reduktion der sonst verordneten Morphinderivate erreicht werden kann, sondern daß es vielfach möglich ist, durch die Neuroleptika allein eine weitgehende Schmerzlinderung herbeizuführen. Eine derartige Analgetika ersparende Wirkung kann aber nicht nur durch Neuroleptika, sondern auch durch Antidepressiva erreicht werden, ja vielfach hat sich sogar eine Kombination von Neuroleptika mit Antidepressiva bewährt. Man kann sich die Wirkung von Neuroleptika bei chronischen Schmerzzuständen vielleicht ähnlich vorstellen wie den Wirkungsmechanismus der präfrontalen Leukotomie. Es wird gewissermaßen nicht das periphere Schmerzempfinden, sondern zentral die psychische Verarbeitung, das Erleiden des Schmerzes, beeinflußt.

In diesem Zusammenhang ist auch die moderne Technik der Neuroleptanalgesie innerhalb der Anästhesiologie zu erwähnen, bei der hochwirksame Analgetika mit hochpotenten Neuroleptika kombiniert werden, wodurch es möglich ist, schmerzhafte Operationen bei Patienten durchzuführen, welche dabei bei Bewußtsein sind. Dies ist v. a. bei jenen Eingriffen von Bedeutung, bei denen die Mitarbeit des Patienten bei Funktionsprüfung, z. B. im Rahmen der Neurochirurgie, wichtig ist.

12.8 Suizidalität: Risikoabschätzung und Pharmakotherapie

Verschiedene, v. a. depressiv gefärbte, mit Angst kombinierte Erkrankungen weisen ein erhöhtes Suizidrisiko auf. Bei der Medikation von Psychopharmaka ist es wichtig, an die Beeinflussung der Suizidtendenzen zu denken. Von Bedeutung ist, daß die Antidepressiva ihre eigentliche Wirkung in der Regel erst nach Tagen, u. U. Wochen entfalten. Bei hoher Suizidalität ist es notwendig, mit einer simultanen Behandlung Neuroleptika/Antidepressiva zu beginnen. Durch die Neuroleptika kann die Suizidalität gedämpft werden; wenn sie sich dank der antidepressiven Wirkung reduziert, kann das Neuroleptikum abgesetzt werden. Will man aber bei leichter Suizidalität mit *einem* Antidepressivum zurechtkommen, wäre es zweckmäßig, ein dämpfendes Antidepressivum zu wählen und die Hauptdosis am Abend zu geben. Aktivierende Antidepressiva können die Angst und damit auch die Suizidalität vorübergehend erhöhen.

Eine therapeutische Beeinflussung der Suizidalität setzt deren Erkennung und Beurteilung voraus. Es wurden deshalb zur Abschätzung des Suizidrisikos verschiedene Methoden entwickelt. Das präsuizidale Syndrom nach Ringel (1953,

1969a, b) beschreibt die Charakteristika der Dynamik der suizidalen Entwicklung. Während sich das präsuizidale Syndrom auch vom Nichtspezialisten und Nichtarzt erkennen läßt, dient das suizidale Achsensyndrom nach Mitterauer (1981) dem Arzt und dem Psychiater:

Das präsuizidale Syndrom (nach Ringel 1953)
1. Zunehmende Einengung
   Situative Einengung
   Dynamische Einengung
   (einseitige Ausrichtung der Apperzeption, der Assoziationen, der Verhaltensmuster, der Affekte und Abwehrmechanismen)
   Einengung der zwischenmenschlichen Beziehungen
   Einengung der Wertwelt
2. Aggressionsanstauung und Wendung der Aggression gegen die eigene Person
3. Selbstmordphantasien (anfangs aktiv intendiert, später sich passiv aufdrängend)

Das suizidale Achsensyndrom (nach Mitterauer 1981):
1. Offene oder versteckte Suizidalität
2. Diagnose eines endomorph-zyklothymen, endomorph-schizophrenen oder/ und organischen Achsensyndroms
3. Suizidpositive Familienanamnese

Abschätzung der Suizidalitätrisikofaktoren (nach Kielholz et al. 1982):

Eigentliche Suizidthematik und Suizidhinweise
1. Frühere Suizidversuche
2. Vorkommen von Selbstmorden in Familie oder Umgebung (Suggestivwirkung)
3. Direkte oder indirekte Suiziddrohungen
4. Äußerung konkreter Vorstellungen über Vorbereitungshandlungen oder Durchführung
5. „Unheimliche Ruhe" nach Suiziddrohungen und Unruhe
6. Selbstvernichtungs-, Sturz- und Katastrophenträume

Spezielle Symptome und Syndrombilder
1. Ängstlich-agitiertes Verhalten
2. Langdauernde Schlafstörungen
3. Affekt- und Aggressionsanstauungen
4. Beginn und Abklingen depressiver Phasen, Mischzustände
5. Biologische Krisenzeiten (Pubertät, Gravidität, Puerperium, Klimakterium)
6. Schwere Schuld- und Insuffizienzgefühle
7. Unheilbare Krankheiten
8. Krankheitswahn
9. Alkoholismus und Toxikomanie

Umweltverhältnisse
1. Familiäre Zerrüttung in der Kindheit („broken home")
2. Berufliche und finanzielle Schwierigkeiten
3. Fehlen eines Aufgabenbereichs, kein Lebensziel
4. Fehlen oder Verlust mitmenschlicher Kontakte
5. Fehlen oder Verlust tragfähiger religiöser Bindungen

16 Fragen zur Abschätzung der Suizidalität (nach Pöldinger u. Wider 1986):
Je mehr der Fragen 1–11 mit ja und der Fragen 12–16 mit nein beantwortet werden, um so höher ist die Suizidalität einzuschätzen.

1. Haben Sie in letzter Zeit daran denken müssen, sich das Leben zu nehmen?	Ja
2. Häufig?	Ja
3. Haben Sie auch daran denken müssen, ohne es zu wollen? Haben sich die Selbstmordgedanken aufgedrängt?	Ja
4. Haben Sie eine konkrete Vorstellung, wie Sie sich das Leben nehmen würden?	Ja
5. Haben Sie Vorbereitungen dazu getroffen?	Ja
6. Haben Sie über ihre Selbstmordabsichten schon zu jemandem gesprochen?	Ja
7. Haben Sie einmal einen Selbstmordversuch unternommen?	Ja
8. Hat sich in Ihrer Familie oder Ihrem Freundes- und Bekanntenkreis jemand das Leben genommen?	Ja
9. Halten Sie Ihre Situation für hoffnungslos?	Ja
10. Fällt es Ihnen schwer, an etwas anderes als an Ihre Probleme zu denken?	Ja
11. Haben Sie in letzter Zeit weniger Kontakte zu Ihren Verwandten, Freunden und Bekannten?	Ja
12. Interessiert es Sie noch, was in Ihrem Beruf und Ihrer Umgebung vorgeht? Haben Sie noch Interesse an Ihren Hobbies?	Nein
13. Haben Sie jemanden, mit dem Sie offen und vertraulich über Ihre Probleme sprechen können?	Nein
14. Wohnen Sie zusammen mit Ihrer Familie und/oder mit Bekannten?	Nein
15. Stehen Sie unter starken familiären Bindungen und/oder beruflichen Verpflichtungen?	Nein
16. Sind Sie in einer Religions- oder weltanschaulichen Gemeinschaft verwurzelt?	Nein
Anzahl der Antworten ja/nein	_____
Gesamtergebnis	_____
Maximum	16

Weitere Anhaltspunkte nennt Kielholz (1982), indem er besonders auffällige Faktoren zusammenstellt, die sich für die Beurteilung der Suizidalität Depressiver eignen.

Schließlich sei der Fragenkatalog zur Abschätzung der Suizidalität erwähnt (Pöldinger et al. 1983; Pöldinger u. Wider 1983).

Da sich die Suizidalität rasch ändern kann und deren Beurteilung schwierig ist, kommt der Zusammenstellung von Risikofaktoren nur eine bedingte Bedeutung zu; Versuche, derartige Informationen zu mathematisieren, haben sich nicht bewährt. Aus diesem Grund wurden im Katalog nach Pöldinger (1986; Pöldinger u. Wider 1986) lediglich Fragen zusammengestellt, die für die Bewertung des Suizidrisikos wichtig sind.

12.9 Medikamentenabusus und Suizidalität

Neben den akuten Intoxikationen bestehen aber zwischen den Psychopharmaka im engeren Sinne, wie Neuroleptika, Tranquilizer und Antidepressiva, und auch anderen auf das zentrale Nervensystem wirkenden Medikamenten noch weitere enge Beziehungen zum Suizid. Nicht umsonst wurde ja die Drogenabhängigkeit auch schon als „protrahierte Form des Suizids" bezeichnet. In unserer Klinik haben v. a. Battegay (1963, 1966) und Kielholz (1966) auf diese engen Beziehungen hingewiesen. In der eigenen Untersuchung von 440 nach Suizidversuchen hospitalisierten Patienten machten die Medikamentenabhängigen 8% und die Alkoholiker 9%, also Süchtige zusammen 17% aus. Nach den Depressionen verschiedener Genese mit 49% und psychopathischen Persönlichkeiten mit 18% ist dies also die drittgrößte diagnostische Gruppe, welche zu Suizidversuchen neigt. Dabei kommt es aber, wie Battegay und Kielholz zeigen konnten, in bezug auf die mit der süchtigen Fehlhaltung einhergehenden latenten Selbstzerstörungstendenzen weniger auf die chemische Herkunft des Mittels als auf die gestörte Persönlichkeitsentwicklung an. Im gleichen Sinne äußerte sich Edwards (1969), wenn er sagte: „In essence what all statistical findings and dynamic insights point to is the fact that in studying addiction we should not make our focus the drug but the person and the person's setting."

Im Zusammenhang mit den Psychopharmaka im engeren Sinne ist es überhaupt sehr schwierig abzuklären, ob diese Medikamente lediglich zu Mißbrauch oder auch wirklich zu Sucht führen können. Denn wie eine Untersuchung von Battegay (1963, 1966) an der Basler Klinik zeigen konnte, kommt es bei der längeren Anwendung auch von Neuroleptika und Antidepressiva nach dem plötzlichen Absetzen zu Abstinenzsymptomen wie Übelkeit, Erbrechen, Schwitzen, Kollaps, und auch extrapyramidalen Symptomen. Es ist damit eines der auch von der WHO aufgestellten Suchtkriterien, nämlich die körperliche Abhängigkeit,

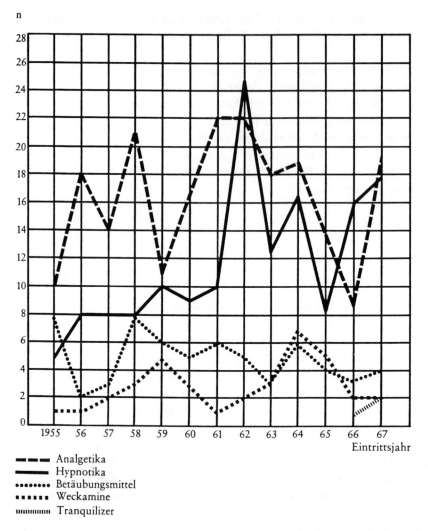

– – – Analgetika
——— Hypnotika
•••••••• Betäubungsmittel
▪ ▪ ▪ ▪ ▪ Weckamine
ⅠⅠⅠⅠⅠⅠⅠⅠ Tranquilizer

Abb. 15. Hauptsuchtmittel: Ersteintritte

gegeben, ohne daß bei diesen Patienten gleichzeitig eine psychische Abhängigkeit oder eine Erhöhung der Toleranz zu beobachten gewesen wäre. Battegay warf daher die Frage auf, ob die Definition des Suchtbegriffes, gerade aufgrund dieser Erfahrungen, einer Revision bedürfe.

Während einerseits bezüglich Neuroleptika und Antidepressiva bisher praktisch kaum Fälle von Mißbrauch bekannt geworden sind, konnte ein solcher mit Tranquilizern gelegentlich beobachtet werden. Allerdings muß betont werden, daß bei der weitverbreiteten Anwendung, die diese Präparate erfahren, bisher lediglich einzelne Fälle mitgeteilt wurden, was die Frage der volksgesundheitlich relevanten Inzidenz aufwirft. Andererseits kann aber gerade auch aus dem Umsatz geschlossen werden, daß diese Medikamente nicht nur bei strenger ärztlicher Indikation eingenommen und auch verordnet werden, was auch Kranz (1965) in einer Untersuchung zeigen konnte. In Abb. 15 sind die Ersteintritte von Kranken wegen Medikamentenmißbrauchs und -abhängigkeit in die Psychiatrische Universitätsklinik Basel in den Jahren 1955–1967 dargestellt. Es ist daraus ersichtlich, daß die Tranquilizer, verglichen mit den anderen Medikamentengruppen, eine geringe Rolle spielen.

Dies zeigte auch eine von Kielholz (1967, 1968) geleitete gesamtschweizerische Enquête über die Häufigkeit des Medikamentenmißbrauches. Bei dieser Untersuchung wurde ein Gefahrenquotient aus der Anzahl der in der Schweiz verkauften Tabletten und den in der Untersuchung erfaßten Drogenmißbrauchern berechnet. Der für Analgetika gefundene Gefahrenindex wurde gleich 1 gesetzt. Während der darauf bezogene Gefahrenquotient für Hypnotika 2,7 und für Weckamine 3,8 betrug, ergab sich für alle im Handel befindlichen Tranquilizer nur ein Gefahrenquotient von 0,2.

Gerade die Tranquilizer zeigen aber auch, daß die Beziehungen zwischen der pharmakologischen Wirkung einerseits und dem psychodynamischen Geschehen andererseits noch weitgehend ungeklärt sind. Denn würde nämlich eine engere Korrelation zwischen süchtiger Fehlhaltung der Persönlichkeit einerseits und potentieller Suchtgefahr des Pharmakons andererseits bestehen, so müßten, wie Tabelle 18 zeigt, gerade jene Medikamente, bei welchen bereits wenige Jahre nach

Tabelle 18. Zeitspanne zwischen der Einführung eines Präparates und der ersten Meldung über dessen Mißbrauch

Pharmakon	Jahr der Einführung	Jahr der ersten Publikation über Mißbrauch	Autoren	Differenz in Jahren
Analgetisches Kombinationspräparat (Saridon)	1933	1948	Jasinski, Fahrni	15
Glutethimid (Doriden)	1955	1957	Battegay	2
Methyprylon (Noduldar)	1955	1960	Jensen	5
Meprobamat (Miltaun u. a.)	1955	1956	Lemere	1
Chlordiazepoxyd (Librium)	1961	1963	Guile	2
Diazepam (Valium)	1963	1964	Lingjaerde	1

250 Psychopharmakotherapie

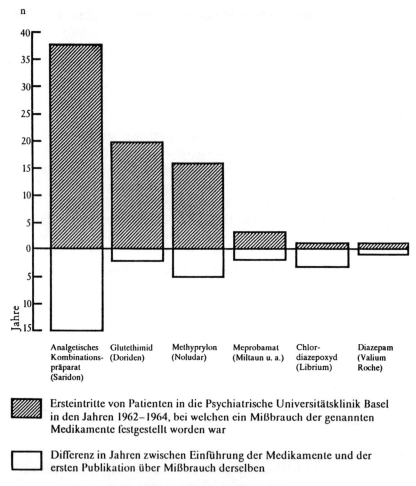

Ersteintritte von Patienten in die Psychiatrische Universitätsklinik Basel in den Jahren 1962–1964, bei welchen ein Mißbrauch der genannten Medikamente festgestellt worden war

Differenz in Jahren zwischen Einführung der Medikamente und der ersten Publikation über Mißbrauch derselben

Abb. 16. Verhältnis zwischen Einweisung wegen Mißbrauchs von Pharmaka und Zeitspanne von der Einführung eines Pharmakons bis zu dessen Mißbrauch

deren Einführung über vereinzelte Fälle von vermutetem Mißbrauch berichtet wurde, den häufigsten Mißbrauch zeigen. Daß dem aber nicht so ist, zeigt Abb. 16. In dieser wurde die Differenz in Jahren zwischen Einführung der Medikamente und der ersten Publikation über Mißbrauch den Ersteintritten von Patienten in die Psychiatrische Universitätsklinik Basel in den Jahren 1962–1964, bei welchen ein Mißbrauch der genannten Medikamente festgestellt wurde, gegenübergestellt. Dabei zeigte sich, daß gerade bei jenen Medikamenten, bei welchen bereits kurze Zeit nach der Einführung auf die Möglichkeit des Mißbrauches hingewiesen wurde, die Anzahl der festgestellten Fälle von Mißbrauch sehr gering ist, während bei einem analgetischen Kombinationspräparat, das von den hospitalisierten Patienten vorher häufig mißbraucht worden war, es immerhin von der Einführung an 15 Jahre dauerte, bis die ersten Fälle von Mißbrauch publiziert wurden. Daraus ergibt sich auch vom Standpunkt der Selbstmordprophylaxe, daß aus der Art des mißbrauchten Pharmakons kein Rückschluß auf den Grad der Suizidalität gezogen werden kann und daß auch von diesem Standpunkt aus der Ansatz der Therapie weniger vom Medikament her – wie im Stadium der Entziehung –, sondern vielmehr bei der Persönlichkeit gesehen und gesucht werden muß.

Abschließend seien als Sonderfall noch LSD und andere Psycholytika genannt, welche ja schon wegen der starken Tachyphylaxie nicht zur Sucht im engeren Sinne führen können, aber in zunehmendem Umfang mißbräuchlich eingenommen werden. Bezüglich der Suizidalität besteht die Gefahr hauptsächlich in der Provokation von heftigen Angstaffekten. Selbstmordhandlungen unter LSD-Wirkung wurden u. a. von Keeler sowie Ungerleider (zit. nach Ringel 1969b) beschrieben. Weitere Gefahren des Mißbrauches von LSD oder verwandten Stoffen bestehen darin, daß es bei chronischem Mißbrauch zu schweren Persönlichkeitsveränderungen kommen kann. Auch können bei entsprechender Disposition akute Psychosen aktiviert werden. Unterschiedlich wird von verschiedenen Experten bisher die Gefahr beurteilt, daß vom LSD-Mißbrauch ein Übergang zur Verwendung echter Suchtmittel wie Heroin und Kokain erfolgt. Das gleiche gilt auch für Marihuana bzw. Haschisch, welche gerade in jüngster Zeit in zunehmendem Maße besonders von Jugendlichen mißbraucht werden. Zweifellos versuchen die Verbrechersyndikate auf diesem Weg neue „Kunden" zu gewinnen. Verschiedene, speziell soziologische Untersuchungen in den USA weisen aber darauf hin, daß diejenigen, die Psycholytikamißbrauch einschließlich Haschisch betreiben, und jene, die dem Heroin und dem Kokain verfallen sind, verschiedenen sozialen Schichten angehören.

Neuerdings wird auch noch eine mögliche teratogene Wirkung von LSD in Betracht gezogen (z. B. Zellweger et al. 1968). Die Publikation ausgedehnter, exakter diesbezüglicher Studien steht aber noch aus.

Es sei noch einmal betont, daß Phänomene des Medikamentenmißbrauches und der Medikamentenabhängigkeit nur dann richtig beurteilt werden können, wenn man die Wechselwirkung von Pharmakon, Persönlichkeit und Gesellschaft – wie Abb. 17 zeigen soll – nicht aus den Augen verliert. Denn die Bedeutung der jeweiligen Gesellschaft – ihre Toleranz, Förderung oder Ablehnung –

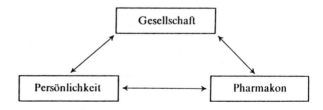

Abb. 17. Für den Medikamentenmißbrauch verantwortliche Faktoren

kommt ja bei unserem sozialmedizinischen Problem Nummer 1, dem Alkoholismus, besonders deutlich zur Geltung.

So entscheiden auch über die Grenze zwischen Usus und Abusus der Psychopharmaka nicht nur deren Wirkungsspektren und die Persönlichkeitsstrukturen der potentiell Gefährdeten, sondern auch die gesellschaftlichen Verflechtungen.

12.10 Psychotherapie und Psychopharmakotherapie

Wenn man 2 verschiedene Therapiemethoden einander gegenüberstellt, so muß man sich wohl bewußt sein, daß man in den einzelnen Therapien von verschiedenen Betrachtungsweisen ausgeht und daß sich diese Betrachtungsweisen wesentlich unterscheiden können. Dies hat zur Folge, daß man u. U. 2 verschiedene Therapien nicht unter dem gleichen Gesichtspunkt betrachten kann. Als Beispiel dafür seien die verschiedenen Betrachtungsweisen und Theorien angeführt, welche für die Psychosomatik wesentlich sind und welche zu verschiedenen therapeutischen Ansätzen kommen. So kann man etwa eine psychobiologische Betrachtungsweise psychosomatischer Beschwerden anwenden, aus welcher sich in therapeutischer Hinsicht übende Verfahren wie das autogene Training oder die Psychopharmakotherapie ergeben. Betrachtet man psychosomatische Phänomene lebensgeschichtlich, geht man also von einem psychologischen Standpunkt aus, so drängt sich natürlich eine gesprächstherapeutische Behandlung auf, welche die verschiedenen lebensgeschichtlichen Fakten zum Inhalt haben muß. Betrachtet man psychosomatische Störungen und Krankheiten aber aus psychodynamischer bzw. tiefenpsychologischer Sicht, so ergeben sich daraus die Ansätze für die verschiedenen analytischen Behandlungsverfahren. Man kann das Zustandekommen von psychosomatischen Störungen auch lerntheoretisch betrachten, und daraus ergibt sich dann selbstverständlich ein verhaltenstherapeutisch orientiertes Vorgehen. Schließlich ist es aber auch noch möglich, psychosomatische Störungen aus der Sinnfrage des Lebens her zu sehen, und dann kommen wir zu philosophisch orientierten Therapien wie der Logotherapie und der Daseinsanalyse.

Wenn wir daher Psychotherapie und Psychopharmakotherapie gegenüberstellen, so müssen wir uns im klaren sein, daß wir das eine Mal von einem psychologischen und tiefenpsychologischen Gesichtspunkt ausgehen, das andere Mal von einem psychobiologischen. Es muß aber betont werden, daß es sich eben nur um unterschiedliche Gesichtspunkte oder Betrachtungsweisen handelt und nicht um prinzipielle Gegensätze, weil sich nämlich die verschiedenen Betrachtungsweisen und die sich daraus ergebenden Therapien gegenseitig eben nicht ausschließen. Denn wenn wir z. B. an einen komplizierten psychodynamischen Verdrängungsprozeß denken oder an ein lerntheoretisches Geschehen, so können diese nur dann stattfinden, wenn die Ganglienzellen funktionstüchtig sind. Lebende funktionstüchtige Ganglienzellen sind die Voraussetzung für jedes psychologische und psychosomatische Geschehen. Daraus ergibt sich, daß man beispielsweise eben nicht die psychobiologische Betrachtungsweise beiseite schieben kann. Sie ist die Voraussetzung für die anderen Betrachtungsweisen.

Leider ist es aber so, daß sich die verschiedenen Schulen in der Psychiatrie und speziell in der Psychotherapie nicht etwa von verschiedenen Betrachtungsweisen her sehen, sondern von prinzipiellen und grundsätzlichen Gegensätzen her. Dazu muß leider gesagt werden, daß dies eigentlich ein unmedizinisches Vorgehen ist, denn unser diagnostisches und therapeutisches Vorgehen hat ja nicht den Sinn, bestehende vorgefaßte Meinungen und Theorien zu bestätigen, und dies nur im Rahmen eines therapeutischen Konzeptes, sondern die Aufgabe des Mediziners hat es vielmehr zu sein, immer dann, wenn Behandlungsstrategien versagen, neue Behandlungsstrategien anzuwenden und, wenn nötig, neu zu entwickeln. Aber selbst wenn wir dies berücksichtigen und Psychotherapie im weiten Sinne fassen, so haben wir dennoch eine Unzahl von therapeutischen Möglichkeiten, die wir zum Einsatz bringen können, von der Gesprächstherapie über die verschiedenen analytischen Psychotherapien, über die Verhaltenstherapie bis hin zu den philosophisch orientierten logotherapeutischen und daseinsanalytischen Behandlungsverfahren.

Ganz anders und z. T. einfacher ist die Problematik der Psychopharmakotherapie, da wir von den einzelnen Medikamenten wissen, an welchen hirnorganischen Substraten sie angreifen und welche generellen Wirkungen sie erzeugen. Unter den modernen Psychopharmaka stehen uns prinzipiell die Neuroleptika, die Tranquilizer und die Antidepressiva zur Verfügung. Diese können sehr sinnvoll bei psychischen und psychosomatischen Störungen und Erkrankungen zum Einsatz gebracht werden. Man muß sich dabei aber im klaren sein, daß es sich um symptomatische Wirkungen handelt und daß es selbstverständlich nicht möglich ist, inner- oder außerseelische Probleme oder Konflikte oder gar soziale Geschehen direkt dadurch zu beeinflussen. Wir sind damit bereits wieder ganz beim scheinbaren Gegensatz zwischen Psychotherapie und Psychopharmakotherapie. Einen echten Gegensatz können wir aus heutiger Sicht nicht mehr sehen, da wir doch heute sowohl psychotherapeutische als auch pharmakotherapeutische Behandlungsmethoden wirkungsvoll gemeinsam zur Anwendung bringen können. Gerade wenn gesagt wurde, daß durch Psychopharmaka inner- und außerseelische Probleme und Konflikte nicht gelöst werden können, so muß aber doch betont werden, daß gerade durch eine Angstlösung, durch eine Beruhigung oder durch eine Stimmungsaufhellung überhaupt erst die Voraussetzungen geschaffen werden können, sinnvoll mit dem Patienten über seine Probleme zu sprechen. Gerade auch, wenn wir an psychosomatische Störungen und Erkrankungen denken, so wird es im Beginn der Therapie, die dann oft eine längere psychotherapeutische sein wird, nötig, dem Patienten seine Symptome erträglicher zu machen. Hier ist besonders die anxiolytische und die

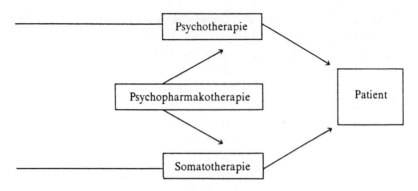

Abb. 18. Der psychosomatisch orientierte Behandlungsplan

äquilibrierende Wirkung der Benzodiazepine auf psychovegetative Syndrome zu erwähnen.

Wenn wir von der Kombination von Psychotherapie mit Psychopharmakotherapie sprechen, müssen wir auch daran denken, daß neben der pharmakokinetischen Wirkung auch noch die „Droge Arzt", wie sie Balint (1957a) genannt hat, eine große Rolle spielt. Wir wissen ja, daß gerade bei den Psychopharmaka der Anteil des sog. Plazeboeffektes relativ groß ist und daß es sehr darauf ankommt, in welcher Form und von welchen Worten begleitet wir ein Medikament verordnen. Wir können also gewissermaßen durch die Verabreichung eines Psychopharmakons auch einen psychotherapeutischen Eingriff vornehmen, so wie wir umgekehrt durch die Verabreichung von Psychopharmaka, da diese ja nicht nur psychische Funktionen, sondern auch psychovegetative Symptome beeinflussen, gleichzeitig auch eine Somatotherapie durchführen bzw. verstärken. Diese Zusammenhänge zwischen Psychopharmakotherapie mit Psychotherapie einerseits und Somatotherapie andererseits, sind in Abb. 18 zusammengestellt. Wir sehen, daß sich bei genauerer Betrachtung kein Gegensatz zwischen Psychotherapie und Psychopharmakotherapie ergibt, sondern daß diese Behandlungsmethoden vielmehr ineinander übergreifen und zudem noch die reine Somatotherapie beeinflussen können. Die Psychopharmakotherapie kann einerseits u. U. erst die richtigen Voraussetzungen für die Psychotherapie schaffen, die Psychotherapie kann es aber andererseits auch wieder einem Patienten verständlich machen, daß es für ihn notwendig ist, für eine gewisse Zeit ein Psychopharmakon einzunehmen, und dieses Psychopharmakon kann wieder direkte somatische Wirkungen aufweisen und daher auch vom Somatischen her die Befindlichkeit beeinflussen.

Vielleicht zum Schluß noch ein kritisches und historisches Wort. Warum kam dieser Gegensatz auf? Historisch gesehen hat es in der Psychiatrie immer schon Psychiker und Somatiker gegeben, und der Gegensatz zwischen Psychopharmakotherapie und Psychotherapie, der künstlich hochgespielt wurde, ist eigentlich nur eine Wiederholung dieses medizinhistorisch interessanten Gegensatzes. Es kommt aber auch noch etwas Praktisches hinzu. Nur Ärzten ist es erlaubt, Psychopharmaka zu verschreiben und anzuwenden. Wir wissen aber, daß auch Nichtärzte, v. a. Psychologen, sehr wertvolle Psychotherapie leisten können. Diese dürfen Psychopharmaka weder verschreiben noch abgeben. Es ist standespolitisch verständlich, daß gerade aus dem Lager der nichtärztlichen Psychotherapeuten stärkere Widerstände gegen die Psychopharmaka kommen als aus dem ärztlichen Lager.

Zusammenfassend kann also gesagt werden, daß ein Gegensatz zwischen Psychotherapie und Psychopharmakotherapie aus theoretischen Erwägungen heraus durchaus konstruiert werden kann, und dies kann auch medizinhistorisch belegt werden. Dieser Gegensatz beginnt sich aber schon dann aufzuheben, wenn man klärt, daß es sich nicht um prinzipielle Gegensätze, sondern lediglich um verschiedene Betrachtungsweisen handelt. Wenn man nicht von Schulmeinungen und Theorien, die man in jedem einzelnen Patienten bestätigt sehen will, sondern von den Bedürfnissen des Patienten nach einer möglichst umfassenden Hilfe ausgeht, dann wird man unweigerlich zu Behandlungsstrategien kommen, die verschiedene therapeutische Zugänge beinhalten. Zu den wichtigsten und sich ergänzenden therapeutischen Maßnahmen bei psychischen und psychosomatischen Störungen gehören in erster Linie die Psychotherapie und die Psychopharmakotherapie. In entsprechend gelagerten Fällen sind sie natürlich zu ergänzen durch somatotherapeutische Maßnahmen, aber auch durch Physiotherapie, Ergotherapie, kreative Therapie und Musiktherapie. Je reichhaltiger das therapeutische Angebot, desto günstiger die Erfolgs- und Heilungschancen für den einzelnen Patienten. Den Psychopharmaka kommt in dieser Palette eine wesentliche Bedeutung zu.

13 Literatur

Achté KB, Vankhonen ML (1970) Psychic factors in cancer. Cancer and psyche, p 1. Psychiatric Clinic of the University Central Hospital, Helsinki
Ackermann NW (ed) (1970) Family therapy in transition. Little Brown, Boston
Adler A (1920) Praxis und Theorie der Individualpsychologie. Bergmann, München
Aeschbacher A, Brunner T (1978) Die abnehmbare Teilprothese – eine Literaturübersicht. Schweiz Monatsschr Zahnheilkd 88:234
Ajuriaguerra J de (1966) Le médecin et la maladie. Présences 93:3
Alexander F (1934) Psychological factors in gastro-intestinal disturbances. Psychoanal Q 3:506
Alexander F (1939) Emotional factors in essential hypertension. Psychosom Med 1:175
Alexander F (1948) Fundamentals of psychoanalysis. Norton, New York
Alexander F (1950) Psychosomatic medicine, its principles and applications. Norton, New York
Alexander F (1951) Psychosomatische Medizin. De Gruyter, Berlin
Alexander F, French MT, Poolock GH (1968) Psychosomatic specifity. Experimental study and results. Univ Chicago Press, Chicago London
Argelander H (1963/64) Die Analyse psychischer Prozesse in der Gruppe. Psyche (Stuttg) 17:450
Argelander H (1966) Möglichkeiten der psychoanalytisch orientierten Psychotherapie in der ärztlichen Praxis. Saarl Ärztebl 6
Assal G (1976) La neuropsychologie peut-elle intéresser l'orthodontiste? Schweiz Monatsschr Zahnheilkd 86:342
Auden WH (1958) Das Zeitalter der Angst. Piper, München
Bach H (1969) Die Ausreifung der menschlichen Aggressivität (Am klinischen Beispiel der Tetanie und Schizphrenie). Fortsch Psychoanal 3:147
Baer PE (1983) Conflict management in the family. The impact of paternal hypertension. In: Advances in family intervention, assement and theory, vol 3. JAI, Greenwich London
Baer PE, Vincent JP, Williams BJ, Bourianoff GG, Bartlett PC (1980) Behavioral response to induced conflict in families with a hypertensive father. Hypertension 2,I:70–77
Baer PE, Reed J, Bartlett PC, Vincent JP, Williams BJ, Bourianoff GG (1983) Studies of gaze during induced conflicts in families with a hypertensive father. Psychosom Med 45, 3:233–242
Bahnson CB (1967) Psychiatrisch-psychologische Aspekte bei Krebskranken. Verh Dtsch Ges Inn Med 73:536
Balabanski L, Tashev T (1976) The importance or regular psychological care of treated obese patients for maintainance of the reduced body weight. (Vortrag, Symposium: Diätische, psychologische und soziale Aspekte des Übergewichtes, Zürich 8.–9. 9. 1976)
Balint M (1955) Psychotherapeutische Ausbildung des praktischen Arztes. Psyche (Stuttg) 9:370–389
Balint M (1957a) Der Arzt, sein Patient und die Krankheit. Klett, Stuttgart
Balint M (1957b) The doctor, his patient and the illness. Pitman, London

Balint M (1965) Die Urformen der Liebe und die Technik der Psychoanalyse. Klett, Stuttgart
Balint M (1968) Erfahrungen mit Ausbildungs- und Forschungsseminaren. Psyche (Stuttg) 22:9-11
Balint M (1969) Die Urformen der Liebe und die Technik der Psychoanalyse. Fischer, Frankfurt
Baltrusch HJF (1969) Psychosomatische Beziehungen bei Krebskranken. Psychosom Med 7:196-219
Baltrusch HJF, Austerheim K, Baltrusch E (1963, 1964a, b) Psyche – Nervensystem – Neoplastischer Prozeß: ein altes Problem mit neuer Aktualität. Z Psychosom Med 9:229, 10:1, 10:157
Barolin GS (1969) Migräne. Das angiozephale Attackensyndrom: Diagnostik, Ätiologie und Therapie. Facultas, Wien
Battegay R (1963) Angst als Ausdruck psychischen Krankseins. Schweiz Med Wochenschr 93:777
Battegay R (1966) Angst und ihre Beziehung zur Gruppe. Psychiatr Seelsorge 6
Battegay R (1967-1969) Der Mensch in der Gruppe, Bde 1-3. Huber, Bern Stuttgart Wien
Battegay R (1970) Die psychosomatische Krankheit als Phänomen der Gruppe. (Vortrag, Jahresversammlung der Schweizerischen Gesellschaft für Psychosomatische Medizin, 22.-24. 5. 1970)
Baumann M (1979) Atypische Gesichtsschmerzen. Schweiz Monatsschr Zahnheilkd 89:105
Beck D (1968) Die Kurzpsychotherapie. Schweiz Med Wochenschr 98:1859
Beck D (1969) Psychotherapie bei psychosomatischen Krankheiten. Habilitationsvortrag, Basel
Beck D (1971) Psychosomatische Aspekte des Weichteilrheumatismus. In: Fortbildungskurse für Rheumatologie, Bd 1. Karger, Basel, S 168-177
Bennedek T (1948) An approach to the study of the diabetic. Psychosom Med 10, 284-292
Bergdolt H, Ebschner K-J, Große-Ruyken F-J, Maiwald D, Nüssel E, Rotzler A, Schettler G (1986) Resümee von 15 Jahren epidemiologischer Herzinfarktforschung. Perspektiven für die Tätigkeit der niedergelassenen Ärzte. Dtsch Ärztebl 83 10:607-613
Bergmann G von (1936) Funktionelle Pathologie. Springer, Berlin
Bergmann G (Hrsg) (1989) Psychosomatische Grundversorgung. Springer, Berlin Heidelberg New York Tokyo
Bergmann G, Hahn P (1987) Die Bedeutung des sympathicovasalen Anfalles für die Nosologie und Therapie der herzphobischen Form der Herzneurose. In: Nutzinger D, Pfersmann D, Welan T, Zapotoczky HG (Hrsg) Herzphobie. Enke, Stuttgart
Bergmann G, Kröger F, Petzold E (1986) Allgemeine klinische Psychosomatik – Weiterentwicklung eines Stationsmodells. Gruppenpsych Gruppendyn 21:224-235
Bernheim E (1978) Contribution à l'étude des relations entre l'humour et l'art dentaire. Dissertation, Universität Straßburg
Bernsheimer A (1967) Häufigkeit und Ursachen der verschiedenen Hochdruckformen. Münch Med Wochenschr 109:1837
Bertalanffy L von (1973) General systems theory. Pinguin, Harmondsworth
Berufsbild „Zahnarzt 2000" der Schweizerischen Zahnärzte-Gesellschaft (1986) S 31-36
Billeter A (1978) Problem der Arzt-Patienten-Beziehung beim Tumorkranken. (Vortrag, 1. Ostschweizerische Ärzte-Fortbildungstage „Onkologie und Hämatologie für die Praxis")
Binder H (1949) Über die Angst. Schweiz Med Wochenschr 79:705-711
Binswanger L (1955) Ausgewählte Vorträge und Aufsätze. Francke, Bern
Binswanger L (1957) Schizophrenie (Kap. „Der Fall Ellen West"). Neske, Pfullingen
Birkmayer W (1970) Der Verlust der humanen Integration. Monatsh Ärztl Forbild 20:54

Bleuler E (1975) Lehrbuch der Psychiatrie, 13. Aufl. Springer, Berlin Heidelberg New York
Bleuler M (1961) Entwicklungslinien psychiatrischer Praxis und Forschung in jüngster Zeit. Schweiz Med Wochenschr 91:1549
Bleuler M (1970) Bleiben wir am Kranken. Schweiz Ärzteztg 51:203–232
Blohmke M (1976) Psychosoziale Faktoren und Krankheit. Med Mensch Ges 1:116–121
Blomfield LB (1964) Rheumatism and emotion. In: Hoff H, Tschabitscher H, Kryspin-Exner K (Hrsg) Muskel und Psyche. Karger, Basel New York, S 142–149
Boss M (1954) Einführung in die psychosomatische Medizin. In: Rossier PH, Spühler O (Hrsg) Innere Medizin und ihre Grenzgebiete, Bd 6. Huber, Bern Stuttgart Wien
Boszormenyi-Nagy I, Sparke M (1981) Unsichtbare Bindungen. Klett-Cotta, Stuttgart
Bräutigam W (1969) Reaktionen – Neurosen – Psychopathien. Thieme, Stuttgart
Bräutigam W (1976) Psychosomatische Gesichtspunkte zu Genese und Therapie der Übergewichtigkeit. Therapiewoche 26:1206–1212
Bräutigam W, Christian P (1973) Psychosomatische Medizin. Thieme, Stuttgart
Brecht B (1967) Die unwürdige Greisin. Gesammelte Werke 11. Suhrkamp, Frankfurt am Main, S 315–320
Bregulla-Beyer S (1988) Der Aufbau von Anamnesegruppen in Heidelberg 1979–1982: Ein Beispiel studentischer Eigeninitiative in der Ausbildung zum Arzt. In: Schüffel W (Hrsg) Sich gesund fühlen im Jahre 2000. Springer, Berlin Heidelberg New York Tokyo
Bronkhorst W (1950) Das psychische Moment bei der Behandlung der Lungentuberkulose. Psyche (Stuttg) 3:721
Bruch H (1957) The importance of overweight. Norton, New York
Bruch H (1971) Death in anorexia nervosa. Psychosom Med 33:135–144
Bruch H (1973) Eating disorders. Basic Books, New York
Bruch H (1980) Der goldene Käfig. Das Rätsel der Magersucht. Fischer, Frankfurt am Main
Busch W (o.J.) Gesamtausgabe. Vollmer, Wiesbaden
Buser M (1971) Die Chronizität in ihrer psychosomatischen Bedingtheit. Bibl Tuberc Med Thora 27:44–56
Calanca A (1988) Vade-mecum de thérapeutique psychiatrique, 6e éd. Bettex, Lausanne Paris
Cannon WB (1975) Wut, Hunger, Angst und Schmerz. Urban & Schwarzenberg, München Berlin Wien
Cathomen-Rötheli M, Hobi V, Graber G (1976) Untersuchungen über die Persönlichkeitsstruktur an Myoarthropathie erkrankten Patienten. Schweiz Monatsschr Zahnheilkd 86:29
Christian P (1975) Grundlagen der Psychosomatik. Z Klin Psychol Psychother 23:303–308
Christian P, Mohr P, Ulmer W (1955) Das nervöse Atmungssyndrom bei Vegetativ-Labilen. Dtsch Arch Inn Med 201:702
Christian P, Fink-Eikel K, Huber W (1966) Risikofaktoren und Risikopersönlichkeit beim Herzinfarkt. Verh Dtsch Ges Kreislaufforsch 32:97
Clauser G (1967) Psychotherapie-Fibel. Thieme, Stuttgart
Clemmesen C (1963) Die Kopenhagener Methode zur Behandlung narkotischer Vergiftungen. Med Welt 3:1095
Cobb S (1959) Contained hostility in rheumatoid arthritis. Arthritits Rheum 2:419
Cobb S (1962) Hostility and its control in rheumatoid disease. Arthritis Rheum 5:290
Condrau G (1965) Psychosomatik der Frauenheilkunde. Huber, Bern Stuttgart Wien
Condrau G (1969) Bedeutung der medizinischen Psychologie für die ärztliche Praxis. Psychosom Med 4:111
Cooper B (1964) The epidemiological approach to psychosomatic medicine. J Psychosom Res 8:9

Cooper JC (1977) Tooth exfoliation and osteonecrosis of the jaw following Herpes Zoster. Br Dent J 143:297
Cremerius J (1965) Zur Prognose der Anorexia nervosa. Arch Psychiatr Z Ges Neurol 207:378–393
Cremerius J (1968) Die Prognose funktioneller Syndrome. Enke, Stuttgart
De Beauvoir S (1968) Das andere Geschlecht. Rowohlt, Reinbek bei Hamburg
De Boor C (1959) Über den Widerstand gegen die psychosomatische Therapie. Ärztl Prax 11:46
De Boor C (1965) Zur Psychosomatik der Allergie, insbesondere des Asthma bronchiale, Bd. 4. Huber & Klett, Bern Stuttgart Wien
De Boor C, Künzler E (1963) Die psychosomatische Klinik und ihre Patienten. Huber/Klett, Bern Stuttgart
Delius L (1975) Modelle sozialer Einwirkungen auf den Menschen. Psychosomatische Konzepte. In: Blohmke M, Ferber C, Kisker KP, Schäfer H (Hrsg) Handbuch der Sozialmedizin, Bd 1. Enke, Stuttgart, S 133
Delius L, Fahrenberg J (1986) Psychovegetative Syndrome. Thieme, Stuttgart
Deter HC (1986) Psychosomatische Behandlung des Asthma bronchiale: Indikation, Therapie und Ergebnisse der krankheitszentrierten Gruppentherapie, Spinger, Berlin Heidelberg New York Tokyo
Deter HC, Petzold E, Hengst-Theis R, Breiden U, Lanzinger-Rossnagel G (1983) Katamnestische Ergebnisse einer klinisch-psychosomatischen Behandlung von 103 Patienten mit Anorexia nervosa aus internistischer Sicht. Innere Med 10:3–12
Deutsch F (1939) Associative anamnesis. Psychoanal Q 8:354
Deutsch F (1953) The psychosomatic concept in psychoanalysis. Int Univ Press, New York
Deutsch F (1964) Training in psychosomatic medicine. Hafner, New York
Deyhle P, Jenny S (1976) Ulcus duodeni. Endoskopiebefund und psychosozialer Status. Department für Innere Medizin der Universität Zürich, Zürich
DSM-III-R (1989) Diagnostisches und statistisches Manual psychischer Störungen. Deutsche Bearbeitung und Einführung von Wittchen HU, Saß H, Zauding M, Koehler K. Beltz, Weinheim Basel
Dolder E (1956) Zur Psychologie des Zahnverlustes und des Zahnersatzes. Dtsch Zahnärztl Z 11:469
Drommer R (1979) Das Zervikalsyndrom. Schweiz Monatsschr Zahnheilkd 89:520
Dunbar F (1947) Mind and body: Psychosomatic medicine. Random, New York
Dunbar F (1948) Psychosomatic diagnosis. Hoeber, New York
Dunbar F (1954) Emotions and bodily changes, 4. Aufl. Columbia Univ Press, New York
Duss-von Werth J, Hauser GA (1970) Das Buch von Liebe und Ehe. Walter, Olten Freiburg
Edwards G (1969) The british approach to the treatment of heroin addiction. Lancet I:768–772
Ehrenfels C von (1890) Über Gestaltqualitäten. Vjwiss Phil 14:249–292
Eichhorn O (1950/51) Daseinsanalytische Anmerkungen zu den zentralbedingten vegetativen Regulationsstörungen. Psyche (Heidelberg) 4:352–357
Elhardt S (1962) Über den Umgang mit schwierigen Patienten. Dtsch Zahnärztl Z 17:1253
Engel GL (1967) The concept of psychosomatic disorder. J Psychosom Res 11:3
Engel GL (1970) Psychisches Verhalten in Gesundheit und Krankheit (Übersetzung Adler R). Huber, Bern Stuttgart Wien
Engel GL, Schmale A Jr (1967) Psychoanalytic theory of somatic disorder: Conversion, specificity, and the disease onset stituation. J Am Psychoanal Assoc 15:344
Engel GL, Schmale AH (1968) A life-setting conductive to illness: The giving-up, given-up complex. Am Intern Med 69:293–300

Engel GL, Schmale A jr (1969) Eine psychoanalytische Theorie der somatischen Störung. Psyche (Stuttg) 23:241
English OS (1952) Médicine psychosomatique. Delachaux & Niestlé, Neuenburg Paris
Fain M (1966) Régression et psychosomatique. Rev Fr Psychoanal 30:451
Farrelly F, Brandsma J (1986) Provokative Therapie. Spinger, Berlin Heidelberg New York Tokyo
Ferenczi S (1965) Bausteine zur Psychoanalyse. Huber, Bern Stuttgart Wien
Fox BH, Stanekey G, Boyd SC (1983) Suicide rates among cancer patients in Connecticut. Manuscript National Cancer Institut, Bethesda
Framo JL (Hrsg) (1972) Family interaction. Springer, Berlin Heidelberg New York
Framo JL (1975) Beweggründe und Techniken der intensiven Familientherapie. In: Boszormenyi-Nagy I, Framo JL (Hrsg) Familientherapie. Therapie und Praxis, Bd 2. Rowohlt, Reinbek bei Hamburg
Frankl VE (1947) Die Psychotherapie in der Praxis. Deuticke, Wien
Frankl VE (1975) Theorie und Therapie der Neurosen. UTB, Reinhardt, München
Freud S (Ausg 1961a) Über die Berechtigung von der Neurasthenie einen bestimmten Symptomkomplex als „Angstneurose" abzutrennen. Gesammelte Werke Bd. 1, Fischer, Frankfurt
Freud S (Ausg 1961b) Vorlesungen zur Einführung in die Psychoanalyse. Gesammelte Werke Bd. 9. Fischer, Frankfurt
Freyberger H (1969) Psychosomatische Therapie bei Colitis Ulcerosa. Med Klin 64:969
Freyberger H (1972) Der psychosomatische Umgang mit Patienten mit Magen- und Zwölffingerdarmgeschwür. Therapiewoche 23:2492
Freyberger H (1976a) Psychosoziale Probleme bei Herzinfarktpatienten. Therapiewoche 26:5510-5514
Freyberger H (1976b) „Symptom", „Konflikt" und „Persönlichkeit" in der Behandlung psychosomatischer Patienten. Prax Psychother 3:121-131
Freyberger H, Leutner V (1974) Die psychosomatische Therapie des Magen- und Zwölffingerdarmgeschwürs. Therapiewoche 24:278
Freyberger H, Struwe H (1962/63) Psychosomatische Aspekte der Fettsucht. Psyche (Stuttg) 16:561
Fromm E (1964) Psychoanalyse und Ethik, 2. Aufl. Diana, Konstanz Zürich
Fromm E (1966) Psychoanalyse und Religion. Diana, Konstanz Zürich
Fromm E (1968) Das Menschliche in uns. Diana, Konstanz Zürich
Fromm-Reichmann F (1959) Intensive Psychotherapie. Hippokrates, Stuttgart
Fuchs M (1965) Der Weiberschlapp. Verlauf einer Asthmaheilung. Prax Kinderpsychol 6:209-213
Gastpar M (1985) Relevante Forschungsergebnisse für die Praxis. Inf Arzt 2a:8-12
Gastpar M (1986) Möglichkeiten und Grenzen der Depressionsbehandlung in der Praxis. Ther Umschau 43:5055
Gaupp R (1910) Über den Selbstmord. München
Gebsattel VE von (1954) Prolegomena einer medizinischen Anthropologie. Springer, Berlin Göttingen Heidelberg
Gentz A (1983) Führung und Behandlung ängstlicher und behinderter Kinder. Schweiz Monatsschr Zahnheilkd 93:861-865
Gerlach D, Wolters H (1977) Zahn- und Mundschleimhautbefunde bei Rauschmittelkonsumenten. Dtsch Zahnärztl Z 32:400
Giesecke N, Luban-Plozza B, Rappel-Giesecke K (Hrsg) (1983) Kommunikation in Balintgruppen. Patientenbezogene Medizin 6. Fischer, Stuttgart New York
Glatzel H (1954) Zur Psychosomatik der Ulcuskrankheit: Ergebnisse einer klinischen Arbeitsrichtung. Z Psychosom Med 1:11-21

Goldschmidt O (1973) Die funktionelle Sterilität der Frau. Psyche (Stuttg) 27:69–86
Greco RS, Pittenger RA (1968) Ein Hausarzt und seine Praxis. Klett, Stuttgart
Groddeck G (1961a) Das Buch vom Es. Limes, Wiesbaden
Groddeck G (1961b) Psychoanalytische Schriften zur Psychosomatik. Limes, Wiesbaden
Groen JJ, Loos WS de (1973) Psychosomatische aspecten van diabetes mellitus. Amsterdam
Groos F (1824) Über etwas nicht Mönchisches, sondern Sokratisches, was der Heilkunst Noth thut. Z Anthropol
Grossarth-Maticek R (1976) Krebserkrankung und Familie. Z Familienther 4:294–318
Grossarth-Maticek R (1978) Wer sich exponiert ist gefährdet. Psychol Heute 6:32–39
Grossarth-Maticek R (1979) Krankheit als Biographie. Kiepenheuer & Witsch, Köln
Grubbe P (o.J.) Verschenkte Jahre. Praeger, München Wien Zürich
Gunthern G (1982) Auto-Organisation in Humansystemen. In: Zusammenhänge 3, Menschliche Systeme: Ein Rahmen für das Denken, die Forschung und das Handeln. Institut für Ehe und Familie, Zürich
Gunthern G (1984) Systemtherapie und die sogenannte psychosomatische Frage. Kassenarzt 24:40ff
Gutter A, Luban-Plozza B (1978) Familie als Risiko und Chance. Antonius, Solothurn
Habermas T, Müller M (1986) Das Bulimiesyndrom: Krankheitsbild, Dynamik und Therapie. Nervenarzt 57:322–331
Haefely W (1980) Wie wirken Benzodiazepine? Neuestes aus der Psychopharmakaforschung. (Öffentliche Habilitationsvorlesung, unveröffentlicht)
Hahn P (1965) Zur Analyse der auslösenden Situation bei der sogenannten „Herzphobie". Z Psychosom Med 11:264–280
Hahn P (1969) Über die Indikation zu verschiedenen psychotherapeutischen Verfahren. Hippokrates 40:941–950
Hahn P (1971) Der Herzinfarkt in psychosomatischer Sicht. Vandenhoeck & Ruprecht, Göttingen
Hahn P (Hrsg) (1979) Psychologie des 20. Jahrhunderts, Bd IX. Ergebnisse für die Medizin (1). Psychosomatische Medizin. Kindler, Zürich
Hahn P (1988) Ärztliche Propädeutik – Gespräch, Anamnese Interview. Springer, Berlin Heidelberg New York Tokyo
Hahn P, Nüssel E, Stieler M (1966) Psychosomatik und Epidemiologie des Herzinfarktes. Z Psychosom Med 12:229–253
Hahn P, Mayer H, Stanek W (1973) Biometrische Befunde bei der Herzneurose. Z Psychosom Med Psychoanal 19:231–264
Haley J (1977) Direktive Familientherapie. Strategien für die Lösung von Problemen. Pfeiffer, München
Haley J (1978) Gemeinsamer Nenner Interaktion. Strategien der Psychotherapie. Pfeiffer, München
Heidegger M (1963) Sein und Zeit. Niemeyer, Tübingen
Heim E (1966a) Grenzen und Möglichkeiten der psychosomatischen Medizin. 1. Theoretische und experimentelle Aspekte. Schweiz Med Wochenschr 96:1717–1722
Heim E (1966b) Grenzen und Möglichkeiten der psychosomatischen Medizin. II. Klinische Aspekte. Schweiz Med Wochenschr 96:1751–1755
Heim E, Blaser A, Waidelich E (1970) Dyspnoe: Eine psychosomatische Untersuchung. Respiration 27:1–23
Heinroth JC (1818) Lehrbuch der Störungen des Seelenlebens oder der Seelenstörungen und ihrer Behandlung. Vogel, Leibzig
Herzog W, Petzold E, Kröger F (1988) Die Elterngruppe als flankierende Maßnahme bei der Behandlung von Anorexia nervosa-Patienten. In: Deter HC (Hrsg) Gruppen mit

körperlich Kranken. Eine Therapie auf verschiedenen Ebenen. Springer, Berlin Heidelberg New York Tokyo
Hinkle LE jr (1961) Ecological observations of the relation of physical illness, mental illness, and the social environment. Psychosom Med 23:289
Hinkle LE jr (1964) Human ecology, ‚psychosomatic medicine' and the medical curriculum. Adv Psychosom Med 4:23
Hoff H, Ringel E (1964) Aktuelle Probleme der psychosomatischen Medizin. Jolis, München
XHolz J (1978) Principes d'une réhabilitation orale raisonnable. Schweiz Monatsschr Zahnheilkd 88:935
Huebschmann H (1952) Psyche und Tuberkulose. Enke, Stuttgart (Beiträge aus der allgemeinen Medizin, Bd 8)
Jackson DD (1980) Der Mythos der Normalität. In: Watzlawick P, Weakland JH (Hrsg) Interaktion. Huber, Bern
Jacobi J (1965) Der Weg zur Individuation. Rascher, Zürich Stuttgart
Jacobson E (1938) Progressiv relaxation. Univ Chicago Press, Chicago
Jaspers K (1965) Allgemeine Psychopathologie, 8. Aufl. Springer, Berlin Heidelberg New York
Jenkins CD (1972) Psychologic and social precursors of coronary disease. N Engl J Med 284:244
Johnson L, Flach A (1985) Family characteristics of 105 Patients with bulimia. Am J Psychiatry 142:1321–1324
Jores A (1970) Der Mensch und seine Krankheit. Huber & Klett, Bern Stuttgart Wien
Jores A (1976) Praktische Psychosomatik. Huber, Bern Stuttgart Wien
Joris R (1977) Aspects juridiques et cliniques des échecs en médicine dentaire. Schweiz Monatsschr Zahnheilkd 87:842
Jung CG (1950) Seelenprobleme der Gegenwart, 5. Aufl. Rascher, Zürich Stuttgart
Junge B (1988) Sterblichkeit im mittleren Lebensalter. Neue Ärztliche 54:11
Junker H (1972) Ehepaargruppentherapie mit Patienten aus der oberen Unterschicht. Psyche (Stuttg) 26:541–556
Karush A, Danils G, O'Connor JF, Stern LO (1968) The response to psychotherapie in chronic ulcerative colitis. Psychosom Med 3:255–262
Kast V (1982) Trauern. Kreuz, Stuttgart
Kempler W (1975) Grundzüge der Gestalt-Familientherapie. Klett-Cotta, Stuttgart
Kielholz P (Hrsg) (1966) Angst – psychische und somatische Aspekte. Huber, Bern Stuttgart Wien
Kielholz P (1967) Vergleichende Untersuchungen über Genese und Verlauf der Drogenabhängigkeit und des Alkoholismus. Schweiz Med Wochenschr 97:893–944
Kielholz P (1968) Gesamtschweizerische Enquête über die Häufigkeit des Medikamentenmißbrauches. Schweiz Ärzteztg 40:1077
Kielholz P (1971) Diagnose und Therapie der Depressionen für den Praktiker, 3. Aufl. Lehmann, München
Kielholz P (Hrsg) (1973) Die larvierte Depression. Huber, Bern Stuttgart Zürich
Kielholz P (1974) Psychopharmaka in der Zahnheilkunde und Drogenabhängigkeit. Schweiz Monatsschr Zahnheilkd 84:1007
Kielholz P (Hrsg) (1981) Der Allgemeinpraktiker und seine depressiven Patienten. Huber, Bern Stuttgart Wien
Kielholz P (Hrsg) (1982) Antidepressiva-Infusionstherapie. Thieme, Stuttgart
Kielholz P, Pöldinger W, Adams C (1981) Die larvierte Depression. Ein didaktisches Konzept zur Diagnose und Therapie somatisierter Depressionen. Deutscher Ärzte-Verlag, Köln

Kierkegaard S (1960) Der Begriff der Angst. Rowohl, Reinbek bei Hamburg
Kind H (1966) Möglichkeiten zur Ausbildung in Psychotherapie für den praktizierenden Arzt. Ther Umsch 23:267
Kissen D, Le Shan LL (eds) (1964) Psychosomatic aspects of neoplastic disease. Pitman, London
XKleinknecht RA (1976) Psychology and dentistry. Prof Psychol 7:4
Klußmann R (1986) Psychosomatische Medizin. Springer, Berlin Heidelberg New York Tokyo
Knoepfel HK (1961) Einfache Psychotherapie für den Hausarzt. Huber, Bern Stuttgart Wien
Knoepfel HK (1968/1969) Hausärztliche Psychotherapie auf analytischer Basis. Psychosom Med 1:2
Knoepfel HK (1970) Hausärztliche Psychotherapie und Arzt-Patienten-Beziehung. Praxis 59:314–319
Koch U, Schmeling C (1978) Umgang mit Sterbenden – ein Lernprogramm für Ärzte, Medizinstudenten und Krankenschwestern. Med Psychol 4:81–93
Köhle K, Simons C (1979) Anorexia nervosa. In: Uexküll T von (Hrsg) Lehrbuch der psychosomatischen Medizin. Urban & Schwarzenberg, München Wien Baltimore, S 529
Körber E (1978) Die zahnärztliche prothetische Versorgung des älteren Menschen. Hanser, München Wien
Kranz H (1965) Gebrauch und Mißbrauch der Psychopharmaka in der allgemeinen Praxis. Ergebnis einer Umfrage. Ärztebl Rheinl-Pfalz 18:147
Krehl L von (1936) Krankheitsform und Persönlichkeit. Vogel, Leibzig
Kröger F, Luban-Plozza B (Hrsg) (1982) Studenten-Balint-Gruppen (Junior-Balint-Gruppen). Eine Erweiterung der medizinischen Ausbildung. Patientenbezogene Medizin 4. Fischer, Stuttgart New York
Kröger F, Petzold E (1985) Klinische Psychosomatik: Blutdruckregulation. Problemstellung aus systemtheoretischer Sicht. Z Psychosom Med 31:339–354
Kröger F, Hahn P, Senges J (1985a) Funktionelle Herzbeschwerden. Klinik – Differentialdiagnose – Therapie. Dtsch Ärztebl 82, 27:2017–2021
Kröger F, Hahn P, Senges J (1985b) Funktionelle Herzbeschwerden. Spezielle Krankheitsbilder. Dtsch Ärztebl 82, 28/29:2116–2118
Kröger F, Bergmann G, Petzold E (1986) Klinische Psychosomatik: Individuelle Aufnahmesituation und systemisches Symptomverständnis. Ist ein Brückenschlag möglich? Z System Ther 4 (1):10–17
Krüskemper GM, Krüskemper HL (1976) Die Psychosomatik der Kranken mit Schilddrüsenleiden: In: Jores A (Hrsg) Praktische Psychosomatik. Huber, Bern Stuttgart Wien, S 302
Kütemeyer W (1956) Anthropologische Medizin in der inneren Klinik. In: Arzt im Irrsal der Zeit. Vandenhoeck & Ruprecht, Göttingen
Kuhn R (1953) Zur Daseinsanalyse der Anorexia mentalis. 2. Studie. Nervenarzt 24:191
Kübler-Ross E (1974) Interviews mit Sterbenden. Kreuz, Berlin (Gütersloher Taschenbücher Bd 71)
Labhardt F (1965) Der seelische Zugang zum körperlich Kranken. Schweiz Ärzteztg 2:42–43
Labhardt F (1970) Vielfalt und Problematik vegetativer Funktion und Störungen. Psychosom Med 1:88–91
Lambert P, Revol L (1960) Classification psychopharmacologique et clinique des différents neuroleptiques. Presse Med 68:1509–1511
Leatherman G (1978) Zukünftige Verpflichtungen der Zahnheilkunde. Schweiz Monatsschr Zahnheilkd 5:217

Le Shan (1982) Psychotherapie gegen den Krebs. Klett-Cotta, Stuttgart
Lewis BI (1957) Hyperventilation syndroms: clinical and physiologic observations. Postgrad Med 21:259–271
Lichtwitz L (1936) Pathologie der Funktionen und Regulationen. Sijtnoff, Leiden
Loch W (1963) Regression. Psyche (Stuttg) 17:516
Loebell E (1976) Phoniatrie und ihre Beziehungen zur Kieferorthopädie. Schweiz Monatsschr Zahnheilkd 86:327
Loew D (1965) Suizidversuche mit Psychopharmaka im Patientengut einer psychiatrischen Universitätsklinik. Ther Umsch 22:186–188
Luban-Plozza B (1969) Aspects psychosomatiques de la médicine dentaire. Méd Hyg 27:1116–1118
Luban-Plozza B (Hrsg) (1989) Der psychosomatische Zugang – Chance für Patient und Arzt. Perimed, Frankfurt am Main
Luban-Plozza B, Balint E (Hrsg) (1978) Patientenbezogene Medizin. 1. Balint-Methode in der medizinischen Ausbildung. Fischer, Stuttgart New York
Luban-Plozza B, Dickhaut HD (Hrsg) (1984) Praxis der Balint-Gruppen. Beziehungsdiagnostik und Therapie. Springer, Berlin Heidelberg New York
Luban-Plozza B, Loch W (Hrsg) (1979) Psychotherapie in der Sprechstunde. Patientenbezogene Medizin 2. Fischer, Stuttgart New York
Luban-Plozza B, Meerloo JAM (1968) Anorexie mentale et suicide intestinal. Med Hyg 26:847
Luban-Plozza B, Knaak L, Dickhaut HD (1987) Der Arzt als Arzenei. Deutscher Ärzte-Verlag, Köln
Luban-Plozza B, Delli Ponti N, Dickhaut HD (1988) Musik und Psyche. Birkhäuser, Basel Boston
Maeder A (1953) La personne du médecin. Delachaux & Niestlé, Neuenburg Paris
Maeder A (1963) Studien über Kurzpsychotherapie. Klett, Stuttgart
Magri F (1983) Psychologie in der Prophylaxe bei Jugendlichen und Randgruppen. Schweiz Monatsschr Zahnheilkd 93:820–828
Manné J (1970) Psychologie et art dentaire: L'unit, L'ambiance, l'exercice logique. Ann Odonto-Stomatol 27:153
Marcel G (1955) Etre et avoir. Paris
Marthaler T (1978) Ist Zahnlosigkeit im Zurückgehen begriffen? Schweiz Monatsschr Zahnheilkd 88:1036
Marty P (1974) Die „allergische Objektbeziehung". In: Brede K (Hrsg) Einführung in die psychosomatische Medizin. Athenäum Fischer, Frankfurt, S 420
Marty P, M'Uzan M de (1963) La pensée opératoire. Rev Fr Psychoanal [Suppl] 27:1345–1356
Masters WH, Johnson VE (1970) Die sexuelle Reaktion. Rowohlt, Reinbek bei Hamburg
Masters WH, Johnson VE (1973) Impotenz und Anorgasmie. Goverts Krüger Stahlberg, Frankfurt am Main
Matthes I (1974) Ein Urticaria-Patient. Versuch einer Darstellung seines Selbsterlebens anhand von Auszügen aus dem Rorschach-Test. In: Brede K (Hrsg) Einführung in die Psychosomatische Medizin. Athenäum Fischer, Frankfurt am Main
Maudsley H (1876) The physiology of mind. Macmillan, London
May G, Squazorni AT (1969) Problèmes psychologiques dans les traitements dentaires des enfants. Rev Mens Swisse Odonto-Stomatol 79:719
Mayer H (1975) Das Herz als Spiegel der Seele (Befund und Befinden). Z Klin Psychol Psychother 23:309–315
Meerloo JAM (1971) Difficultés d'adaptation dans le troisième âge. Praxis 60:32

Meerwein F (1960) Über die Führung des ersten Gesprächs. Schweiz Med Wochenschr 90:497
Meerwein F (1969) Die Grundlagen des ärztlichen Geprächs. Huber, Bern Stuttgart Wien
Meier O (1968) Psychotherapie in der Allgemeinpraxis. (Vorträge des 12. Internationalen IMA-Seminars, Mariazell, Kongreßhefte)
Mellgren A (1978) Zahnersatz und Psyche. Sexualmedizin 7:420–428
Meng H (1934) Das Problem der Organpsychose. Int Z Psychoanal 20:439
Meng H (1935) Organische Erkrankung als Organpsychose. Schweiz Arch Neurol Psychiatr 36:271
Meyer AE (1976) Die Psychosomatik der Ulkuskranken. In: Jores A (Hrsg) Praktische Psychosomatik. Huber, Bern Stuttgart Wien, S 175
Minuchin S (1977) Familie und Familientherapie. Lambertus, Freiburg
Minuchin S, Rosman B, Baker L (1983) Psychosomatische Krankheiten in der Familie. Klett-Cotta, Stuttgart
Mirsky IA (1958) Physiologic, psychologic and social determants in the etiology of duodenal ulcer. Am J Dig Dis 3:285
Mitscherlich A (1956) Krankheit als Konflikt, Bde 1–2. Suhrkamp, Frankfurt am Main
Mitscherlich A (1961/62) Anmerkungen über die Chronifizierung psychosomatischen Geschehens. Psyche (Stuttg) 15:1
Mitterauer B (1981) Das suizidale Achsensyndrom. Eine medizinisch biologische Studie zur Abschätzung der Suizidalität. Wien Med Wochenschr [Suppl] 68:1–29
Moser U (1964) Gesprächsführung und Interviewtechnik. Psychol Rundsch 15:263–282
Müller C (1967) Alterspsychiatrie. Thieme, Stuttgart
Müller W (1968) Psychotrope Pharmaka in der Rheumatologie. In: Kranksein in seiner organischen und psychischen Dimension. Hoffmann-La Roche, Grenzach, S 209–221
Müller-Eckard H (1970) Das unverstandene Kind. Klett, Stuttgart
Müller-Fahlbusch W (1977) Psychosomatische Gesichtspunkte zur Differentialdiagnose zwischen Protheseninsuffizienz und Prothesenunverträglichkeit. Schriftenreihe der Bezirksärztekammer Stuttgart, Stuttgart
Müller-Fahlbusch W (1983) Kritische Anmerkungen zur psychogenen Prothesenunverträglichkeit. Schweiz Monatsschr Zahnheilkd 93:882–890
Musaph H (1976) Die Psychosomatik dermatologisch Kranker. In: Jores A (Hrsg) Praktische Psychosomatik. Huber, Bern Stuttgart Wien, S 344
Noelpp B, Noelpp-Eschenhagen J (1951) Das experimentelle Asthma bronchiale des Meerschweinchens. Int Arch Allergy 2:308–321
Nutzinger D, Pfersmann D, Welan T, Zapotoczky HG (Hrsg) (1987) Herzphobie. Enke, Stuttgart
Oestereich K (1975) Psychiatrie des Alterns. Quelle & Mayer, Heidelberg
Overbeck G, Biebl W (1975) Psychosomatische Modellvorstellungen zur Pathogenese der Ulcuskrankheit. Psyche (Stuttg) 29:542
Pakesch E (1974) Die Familie als Patient. Akad Druck- und Verlagsanstalt, Graz
Parade GW (1970) Orthostasestörung und zentral wirkende Substanzen. Ärztl Praxis 22:4255
Pawlow IP (1954) Sämtliche Werke, Bd III, T 2. Akademie, Berlin
Perko M (1979) Das Zungenbrennen. Schweiz Monatsschr Zahnheilkd 89:120
Petzold E (1976) Psychotherapeutische Gesichtspunkte bei der Nachbehandlung von Patienten mit Herzinfarkt. Notabene Medici 6:14–18
Petzold E (1978) Individuelle und familiendynamische Gesichtspunkte bei Herzinfarktpatienten. (Unveröffentlichte Habilitationsvorlesung, Heidelberg)
Petzold E (1979) Familienkonfrontationstherapie bei Anorexia nervosa. Verlag für Medizinische Psychologie im Verlag Vanenhoeck & Ruprecht, Göttingen Zürich

Petzold E (1983) Anorexia nervosa. In: Luban-Plozza B, Matern HJ, Wesiak W (Hrsg) Der Zugang zum psychosomatischen Denken. Hilfe für den niedergelassenen Arzt. Springer, Berlin Heidelberg New York Tokyo

Petzold E (1984a) Über den systemischen Zugang in der Balintarbeit. Materialien zur Psychoanalyse X:252–267

Petzold E (Hrsg) (1984b) Klinische Wege zur Balint-Arbeit. Die Zugänge zur Balint-Arbeit aus der inneren Medizin und Chirurgie. Fischer, Stuttgart

Petzold E (1988a) Der andere Weg zum Patienten. Gedanken zur Balint-Arbeit. Krankenhausarzt 61:7

Petzold E (1988b) Kontrolle, Reglementierung und Freiheit im Alter aus der Sicht eines Psychosomatikers. (Vortrag Seniorenakademie Heidelberg, unveröffentliches Manuskript)

Petzold E, Bergmann G (1986) Konfrontation im Systemischen (KIS). Die Familiendimension in einem klinischen System. Prax Psychother Psychosom 31:87–95

Petzold E, Hahn P (1974) Zur Problematik des Syndromwandels. Prax Psychother 2:14

Petzold E, Reindell A (1977) Psychosomatische Diagnostik und Therapie bei Herzinfarkt, Colitis ulcerosa und Morbus-Crohn-Patienten. Prax Psychother 3:109–115

Petzold E, Reindell A (1980) Klinische Psychosomatik. Quelle & Mayer, Heidelberg (UTB 991)

Petzold E, Wahl P, Münz R (1985) Was ist gesichert in der Therapie? Diabetes mellitus: Psychosomatik. Arcis, München

Petzold E, Luban-Plozza B, Mattern HJ, Bergmann G (Hrsg) (1987) Brücken von der Psychosomatik zur Allgemeinmedizin. Springer, Berlin Heidelberg New York Tokyo

Pfister O (1921) Vermeintliche Nullen und angebliche Musterkinder. Bircher, Bern

Pflanz M (1962) Sozialer Wandel und Krankheit. Enke, Stuttgart

Platon (o. J.) Charmides. In: Sämtliche Werke, Bd 1. Schneider, Berlin

Pöldinger W (1980) Die sogenannte „larvierte Depression". Ars Medici 5:216–226

Pöldinger W (1982) Differenzieren zwischen Psychosomatosen und larvierten Depressionen. Mk Arzt Fortb 32:53–64

Pöldinger W (1984) Somatisierte Angst und Depressivität. Karger, München Paris London New York Tokyo Sydney

Pöldinger W (1986) Therapie mit Psychopharmaka in der ärztlichen Praxis. Schweiz Ärzteztg 67:2193–2201

Pöldinger W (1987a) Die Sexualität im Alter. MMW 2:3

Pöldinger W (1987b) Behandlung funktioneller sexueller Störungen in der Praxis. MMW 129:35

Pöldinger W, Labhardt F (1988) Sexuell besonders aktiv – denken Sie da an Depression? Sexualmedizin 17:30–34

Pöldinger W, Wider F (1983) Psychopharmakotherapie bei Angstsyndromen, phobischen Syndromen und Zwangssyndromen. In: Langer G, Heimann H (Hrsg) Psychopharmaka. Grundlagen und Therapie. Springer, Berlin Heidelberg New York Tokyo

Pöldinger W, Schmidlin P, Wider F (1983) Index Psychopharmacorum, 6. neub. und erw. Aufl. Huber, Bern Stuttgart Wien

Pöldinger W, Wider F (1986) Die Therapie der Depressionen. Deutscher Ärzte-Verlag, Köln

Prill HJ (1964) Psychosomatische Gynäkologie – Erfahrungen und Ergebnisse einer aktivklinischen Psychotherapie. Urban & Schwarzenberg, München

Pudel V (1976) Verhaltenspsychologische Aspekte der Adipositas. (Referat auf dem Symposium: Diätische, psychologische und soziale Aspekte des Übergewichts. Zürich 8.9.1976)

Rad M von (1983) Alexithymie – empirische Untersuchungen zur Diagnostik und Therapie psychosomatisch Kranker. Springer, Berlin Heidelberg New York Tokyo

Rad M von, Senf W (1983) Ergebnisforschung in der psychosomatischen Medizin. Urban & Schwarzenberg, München

Radanov B (1983) Problempatienten in der zahnärztlichen Praxis. Schweiz Monatsschr Zahnheilkd 93:812-819

Rallo Romero J, Cabo Casado B de, Olivieri Perdikidis H, Valcarce Avello M (1969) Facteurs psychogènes dans l'arthrose cervicale: syndrome névrotique cervical. Cah Coll Méd Hop Paris 10:205

Reindell A, Petzold E, Kämmerer W, Deter C (1976) Psychotherapie bei Diabetes mellitus? Prax Psychother 21:139-143

Reindell A, Ferner H, Gmelin K (1981) Zur psychosomatischen Differenzierung zwischen Colitis ulcerosa und Ileitis terminalis (Morbus Crohn). Z Psychosom Med Psychoanal 27:358-371

Reisner H (1972) Akute Notfallsituationen in der zahnärztlichen Praxis mit neurologischer und psychiatrischer Symptomatik. Oesterr Z Stomatol 69:318

Richter D, Stauber M (1983) Psychosomatische Probleme in der Geburtshilfe und Gynäkologie. Kehrer, Freiburg

Richter HE, Beckmann D (1969) Herzneurose. Thieme, Stuttgart

Riederer P, Birkmayer W (1980) A new concept: brain area specific imbalance of neurotransmitters in depression syndrome - human brain studies. In: Usdin E, Sourkes TL, Youdim MBH (eds) Enzymes and neurotransmitters in mental disease. Wiley & Sons, New York Chichester

Riemann F (1961) Grundformen der Angst. Reinhaer, Basel München

Rilke RM (1976) Aufzeichnungen des Malte Laurids Brigge. Suhrkamp, Frankfurt am Main

Rimon R (1969) A psychosomatic approach to the rheumatoid arthritis. Acta Rheumatol Scand [Suppl 13]

Ringel E (1953) Der Selbstmord: Abschluß einer krankhaften psychischen Entwicklung. Mandrich, Wien Düsseldorf

Ringel E (1969a) Selbstmordverhütung. Huber, Bern Stuttgart Wien

Ringel E (1969b) Klinikerfahrungen in der psychosomatischen Medizin. Wien Klin Wochenschr 81:372-375

Ritschl D, Luban-Plozza B (1987) Die Familie. Risiken und Chancen. Birkhäuser, Basel Boston

Rohracher H (1965) Einführung in die Psychologie, 9. Aufl. Urban & Schwarzenberg, München Berlin Wien

Rose HK (1976) Die Psychosomatik der Kranken mit normokalzämischer Tetanie. In: Jores A (Hrsg) Praktische Psychosomatik. Huber, Bern Stuttgart Wien, S 256

Rose RM, Jenkins CD, Hurst MW (1978) Health changed in air traffic controllers: a prospective Study. Psychosom Med 40:142-165

Rosenman RH, Friedman M (1959) The possible relationship of the emotions to clinical coronary heart disease. In: hormones and atherosclerosis. Academic Press, New York

Rubin RT, Mandell AJ (1966) Adrenal cortical activity in pathological emotional states. Am J Psychiatr 123:384-400

Rudolf G (1970) Psychodynamische und psychopathologische Aspekte des Diabetes mellitus. Z Psychosom Med Psychoanal 16:246-262

Sapir M (1975) La formazione psicologica del medico. Etas libri, Milano

Sartre J-P (1945) L'existentialisme est humanisme. Nagel, Paris

Satir V (1975) Selbstwert und Kommunikation. Familientherapie für Berater und zur Selbsthilfe. Pfeiffer, München

Schacht J (1974) Zur Psychologie des Hautkranken. Z Klin Psychol Psychother 22:67-85

Schäfer H (1966) Eröffnungsansprache. Verh Dtsch Ges Kreislaufforsch 32:1

Schäfer H (1968) Medizin und Naturwissenschaften. Wehrmed Monatsschr 12:474

Schäfer H (1976) Die Hierarchie der Risikofaktoren. Med Mensch Ges 1:141–146
Schäfer S, Kammerer E, Schröder G (1974) Gruppentherapie zur Reduktion extremer Zahnarztängste bei Kindern. Zahnärztl Prax 25:328, 350b
Schaefer K, Schwarz D (1974) Verhaltenstherapeutische Ansätze für Anorexia nervosa. Z Klin Psychol Psychother 22:267–284
Schärer P (1978) Fallanalyse und Planung: funktionelle Aspekte. Schweiz Monatsschr Zahnheilkd 88:944
Schenker U (1977) Die zahnärztliche Versorgung von Strafgefangenen. Schweiz Monatsschr Zahnheilkd 87:23
Schettler G, Greten H (1978) Koronare Herzkrankheit: Entwicklung in der Bundesrepublik Deutschland und in den USA. Dtsch Ärztebl 75:2263–2266
Schild R (1967) Möglichkeiten und Grenzen psychosomatischer Forschung in der Rheumatologie. Psyche (Stuttg) 38:955
Schild R (1972, 1973a, b) Medizinisch-psychologische Untersuchungen bei Patienten mit rheumatischen Krankheiten, Teil I-IV. Psyche (Stuttg) 26:929, 27:50 und 27:249
Schlegel L (1963) Allgemeine Betrachtungen zur Psychotherapie in der Allgemeinpraxis. Prax Psychother 8:1
Schmale AH, Iker H (1966) The effect of hopelessness and the development of cancer. Psychosom Med 28:714
Schmidt T (1982) Die Situationshypertonie als Risikofaktor. In: Vaitl D (Hrsg) Essentielle Hypertonie. Springer, Berlin Heidelberg New York
Schneider K (1967) Klinische Psychopathologie, 8. Aufl. Thieme, Stuttgart
Schüffel W (1978) Auf dem Wege zur patientenbezogenen Medizin. In: Balint E, Luban-Plozza B (Hrsg) Patientenbezogene Medizin. 1. Balint-Methode in der medizinischen Ausbildung. Fischer, Stuttgart New York, S 3
Schüffel W (Hrsg) (1988) Sich gesund fühlen im Jahr 2000. Der Arzt, sein Patient und die Krankheit, die Technologie, das Team und das System. Springer, Berlin Heidelberg New York Tokyo
Schüffel W, Uexküll T von (1979) Ulcus duodeni. In: Uexküll T von (Hrsg) Lehrbuch der psychosomatischen Medizin. Urban & Schwarzenberg, München Wien Baltimore, S 626
Schulte W (1961) Angstsyndrome. Monatskurse Ärztl Fortbild 11:586
Schultz IH (1970) Das autogene Training, 13. Aufl. Thieme, Stuttgart
Schultz-Hencke H (1970) Lehrbuch der analytischen Psychotherapie. 2. Aufl. Thieme, Stuttgart
Schur M (1974) Zur Metapsychologie der Somatisierung. In: Brede K (Hrsg) Einführung in die psychosomatische Medizin. Fischer Athenäum, Frankfurt am Main, S 335
Schwidder W (1965) Psychosomatik und Psychotherapie bei Störungen und Erkrankungen des Verdauungstraktes. Documenta Geigy, Acta Psychosom 7
Selvini-Palazzoli M (1975) Die Familie des Anorektikers und die Familie des Schizophrenen. Eine transaktionelle Untersuchung. Ehe 107–116
Selvini-Palazzoli M, Boscolo L, Cecchin G, Prata G (1977) Paradoxon und Gegenparadoxon. Klett-Cotta, Stuttgart
Selye H (1946) The general adaption syndrome and the disease of adaption. J Clin Endocrinol 6:117–230
Selye H (1950) The physiology and pathology of exposure to stress. Medical Publications, Montreal
Selye H (1975) Streßbewältigung und Lebensgewinn. Piper, München Zürich
Senarclens M de (1966, 1968) Psyché et pelvis. Gynaecologia (Basel) 28
Senn H (1977) Wahrhaftigkeit am Krankenbett. Schweiz Ärzteztg 7:234–241
Siebeck R (1949) Medizin in Bewegung. Thieme, Stuttgart

Sifneos PE (1973) Problems of psychotherapy of patients with alexithymic characteristics and physical disease. Psychother Psychosom 26, 65–70
Slade PD, Russel GFM (1973) Experimental investigations of bodily perception in anorexia nervosa and obesity. Psychother Psychosom 22:359–363
Spitz R (1945, 1946) Hospitalism. Psychoanal Study Child 1:53, 2:68
Spitz RA (1967) Vom Säugling zum Kleinkind. Klett, Stuttgart
Staehelin B (1963) Über die diagnostischen und psychotherapeutischen Möglichkeiten des einfachen Sprechstundengesprächs, dargestellt an drei Fallbeispielen mit Symptomen des Verdauungstraktes. Praxis 52:767–775
Staehelin B (1969) Haben und Sein. Edito academica, Zürich
Stekel W (1920) Die Impotenz des Mannes. Urban & Schwarzenberg, Berlin
Stekel W (1927) Die Geschlechtskälte der Frau, 3. Aufl. Urban & Schwarzenberg, Berlin Wien
Stephanos S (1979) Das Konzept des „pensée opératoire" und das „psychosomatische Phänomen". In: Uexküll T von (Hrsg) Lehrbuch der psychosomatischen Medizin. Urban & Schwarzenberg, München Wien Baltimore, S 217
Stieber J, Döhring A, Keil U (1982) Häufigkeit, Bekanntheits- und Behandlungsgrad der Hypertonie in einer Großstadtbevölkerung. MMW 124, 35:747–752
Stierlin H (1978) Delegation und Familie. Suhrkamp, Frankfurt
Strotzka H (1969) Psychotherapeutische Möglichkeiten in der psychosomatischen Medizin. Wien Klin Wochenschr 20:375–377
Stucke W (Hrsg) (1986) Die Arzt-Patienten-Beziehung im Krankenhaus. Patientenbezogene Medizin 9. Gischer, Stuttgart New York
Szondi L (1968) Freiheit und Zwang im Schicksal des Einzelnen. Huber, Bern Stuttgart Wien
Textor MR (1985) Integrative Familientherapie. Springer, Berlin Heidelberg New York Tokyo
Thiele W (1966) Psychovegetative Syndrome. Sandoz Monographie, Basel
Tournier P (1959) Echtes und falsches Schuldgefühl. Herder, Freiburg
Tournier P (1961) Unsere Maske und wir. Herder, Freiburg
Tournier P (1964) Bibel und Medizin. Herder, Freiburg
Trousseau A (1882) Clinical medicine. Philadelphia
Uexküll T von (1963) Grundfragen der psychosomatischen Medizin. Rowohlt, Reinbek bei Hamburg
Uexküll T von (1969) Funktionelle Syndrome in psychosomatischer Sicht. Wien Klin Wochenschr 81:391
Uexküll T von (Hrsg) (1979) Lehrbuch der psychosomatischen Medizin. Urban & Schwarzenbeck, München Wien Baltimore
Uexküll T von (1982) Zur Psychosomatik der essentiellen Hypertonie – Die Situation als Krankheitsfaktor. In: Köhle K (Hrsg) Zur Psychosomatik von Herz-Kreislauf-Erkrankungen. Forum Galenus Mannheim 8, Heidelberg
Uexküll T von (1988) Theorie der Humanmedizin: Grundlagen ärztlichen Denkens und Handelns. Urban & Schwarzenberg, München
Watzlawik P, Beavin JH, Jackson DD (1972) Menschliche Kommunikation. Huber, Bern
Watzlawik P, Weakland JH (Hrsg) (1980) Interaktion. Huber, Bern
Weimann G (1968) Das Hyperventilationssyndrom. Urban & Schwarzenberg, München Berlin Wien
Weinberg LA (1977, 1979) Evaluation of stress in TJM dysfunction-pain syndrome. J Prosthet Dent 38:192; Schweiz Monatsschr Zahnheilkd 89:239
Weiner H (1977) Psychobiology and human disease. Elesvier, New York

Weiner H, Thaler M, Reiser MF, Mirsky IA (1957) Etiology of duodenal ulcer I – Relation of specific psychological characteristics to rate of gastric secretion (serum pepsinogen). Psychosom Med 19:1
Weintraub A (1969) Der Rücken, psychosomatisch gesehen. Psychosom Med 3:111
Weintraub A (1973) Vertebragene Syndrome aus psychosomatischer Sicht. Fortbildungskurse Rheumatol 2:206–219
Weizsäcker V von (1940, [4]1950) Der Gestaltkreis. Theorie der Einheit von wahrnehmen und bewegen. Thieme, Leipzig (Auch: Suhrkamp Taschenbuch Wissenschaft, Frankfurt am Main 1973)
Weizsäcker V von (1947) Körpergeschehen und Neurose. Enke, Stuttgart
Weizsäcker V von (1949) Psychosomatische Medizin. Verh Dtsch Ges Inn Med 55:13
Weizsäcker V von (1951) Fälle und Probleme. Enke, Stuttgart
Wesiack W (1976) Anmerkungen zum Verständnis und zur Behandlung der funktionellen Syndrome. Therapiewoche 26:989
Wespi HH (1977) Differentialdiagnose des Lichen ruber planus der Mundschleimhaut und der Leukoplakie. Schweiz Monatsschr Zahnheilkd 87:214
Whitaker CA (1973) My philosophy of psychotherapy. J Contemp Psychother 6:49–52
Wiesenhütter E (1965) Medizinische Psychologie für Vorkliniker, 2. Aufl. Urban & Schwarzenberg, München Berlin Wien
Willi J (1975) Die Zweierbeziehung. Rowohlt, Reinbeck bei Hamburg
Willi J (1985) Koevolution. Die Kunst gemeinsamen Wachsens. Rowohlt, Reinbek bei Hamburg
Wirsching M (1979) Familientherapie bei psychosomatischen Krankheiten. In: Hahn P (Hrsg) Psychologie des 20. Jahrhunderts, Bd IX. Ergebnisse für die Medizin (1). Psychosomatische Medizin. Kindler, Zürich
Wirsching M, Stierlin H (1982) Krankheit und Familie. Klett-Cotta, Stuttgart
Wittkower ED, Lester EP 81963) Hautkrankheiten in psychosomatischer Sicht, Documenta Geigy, Acta Psychosom 6:1–39
Wolff HG, Wolf S (1943) Human gastric function. Oxford Univ Press, New York London
Wulf M (1932) Über einen interessanten oralen Symptomenkomplex und seine Beziehung zur Sucht. Int Z Psychoanal 18:281–302
Wynne LC (1975) Einige Indikationen und Kontraindikationen für exploratorische Familientherapie. In: Boszormenyi-Nagy I, Framo JL (Hrsg) Familientherapie. Therapie und Praxis, Bd 2. Rowohlt, Reinbek bei Hamburg
Zander W (1976) Vortrag auf der Jahrestagung der Deutschen Psychoanalytischen Gesellschaft e V, November 1976
Zappe HA, Mattern HJ, Petzold E (Hrsg) (1988) Brücken von der Allgemeinmedizin zur Psychosomatik. Springer, Berlin Heidelberg New York Tokyo
Zarb GA, Carlsson GE (1979) Temporomandibular joint function and dysfunction. Schweiz Monatsschr Zahnheilkd 89:598
Zellweger H, McDonald JS, Abro G (1968) ... (zit in: Naturw Rdsch 21:123)
Zimmermann H (1977) Zahnärztliche Versorgung alter und behinderter Patienten, die nicht mehr disloziert werden können. Schweiz Monatsschr Zahnheilkd 87:53
Ziolko HU (1971) Zur Psychotherapie eines männlichen Jugendlichen mit Anorexia nervosa. Z Klin Psychol Psychother 19:28–33
Ziolko HU (1985) Bulimie. Z Psychosom Med 31:235–246
Zutt J (1948) Psychiatrische Betrachtungen zur Pubertätsmagersucht. Arch Psychiatr 180:767

14 Sachverzeichnis

Abmagerungskuren 57
Abwehr 19
Adaptionssyndrom 14
Adipositas 55 ff., 82
–, Appetitzügler 58
–, diätetische Behandlung 57
–, Energiebilanz 55
–, Familie 56
–, Lustbilanz 57
–, orale Bedürfnisbefriedigung 55
Agoraphobie 173, 176
Aids 160
Alarmreaktion 113
Alexithymie 19 f., 157
Alkoholabusus 74, 99, 154
Allergie 83
–, allergische Objektbeziehung 84
–, Empfindlichkeitsschwelle 84
–, Resomatisierung 84
Alltagspsychologie 203
Altern 149 ff.
–, Arbeitssucht 153
–, Generationentrennung 151
–, Isolation 152
–, Krisensituationen 150
–, Lebensabend 157
–, Lebenserwartung 155
–, Leistungsfähigkeit 150
–, Pensionierungsbankrott 152
–, Sinnverlust 153
–, Tod 154
Amenorrhö 101
Anamnese 194 ff., 199, 208, 213
Anfall, sympathikovasaler 40
Angina pectoris 38
Angst 136, 143, 160, 169 ff., 184
–, Angstverarbeitung 178 ff.
–, -Formen 177
–, frei flottierende 177, 179
–, Furcht 170
–, Signalangst 177

Angstbereitschaft 143
Angstneurose 38, 172, 176, 179
Angstsyndrom 171 f.
–, Angstneurose 172
–, Angstverarbeitung 178 ff.
–, DSM-III 173
–, Genese 176
–, ICD-9 172
–, Medikamentengruppen 183
–, Panikattacke 174
Anorexia nervosa 58 ff.,64, 175, 222
– –, Autarkiebestreben 60
– –, familiäre Konstellation 61
– –, geschichtliche Entwicklung 59
– –, hyperphysäre Kachexie 62
– –, Krankheitsverleugnung 59
– –, Menstruationsstörung 58
– –, motorische Hyperaktivität 58
– –, oraler Protest 60
– –, Sexualität 61
– –, vagotone Spareinstellung 58
– –, Wiederauffütterung 63
Anorgasmie 121
Anovulation 101
Antidepressiva 186, 226 ff., 240
–, Begleiterscheinungen 226
–, biochemische Eigenschaften 228
–, Präparatenamen 229 f.
–, –, MAO-Hemmer 230
–, –, nichttrizyklische 229
–, –, Precursoren 229
–, psychomotorische Wirkung 228
–, Re-uptake-Hemmer 228
–, trizyklische 229
–, Wirkungsweise 227
Anxiolytika 234
Appetitzügler 58, 234
Arbeitssucht 153
Archetypenlehre 7
Artefakt, dermatologischer 89 f.
Arzt-Patient-Beziehung 204 ff.

Asconeser Modell 208
Asthma bronchiale 29 ff., 84
– –, Astmaanfall 3, 30
– –, Konditionierung 29
– –, krankheitsorientierte Gruppentherapie 31
– –, Syndromwandel 31
Atmung 29 ff.
–, Atmungskorsett 33
–, Seufzeratmung 33
atopische Neurodermitis 87
Ausdrucksorgan 85
Ausdrucksverhalten 33
Auslösesituation 72, 194
autogenes Training 45, 73, 76, 96, 122, 124, 158, 223 f.
Autonomie 61

Balint-Gruppe 126, 132, 203 ff., 212
–, Alltagspsychologie 203
–, Diagnose 205
–, Droge Arzt 203
–, Fallschilderung 204
–, Gruppenleiter 205
–, Hausbesuch 207
–, Junior-Balint-Gruppe 208
–, Präsentiersymptom 205
–, Studenten-Balint-Gruppe 208
Begleiterscheinungen 238 ff.
–, Antidepressiva 240
–, Monoaminooxydasehemmer 240
–, Neuroleptika 238
–, Tranquilizer 240
Benzodiazepine 226, 234 ff,. 240
–, antidepressive Wirkung 226
–, β-Blocker 241
–, pharmakologische Wirkungen 235
–, Präparate 236 ff.
–, Rebound-Phänomen 235, 240
–, Reduktion 240
–, Rezeptoren 235
–, Suchtpotential 235, 240
–, therapeutische Anwendung 235
–, Wirkungsschwerpunkte 235 ff.
Bereitstellung 17, 19
Bereitstellungskrankheiten 19
Bewegungsapparat 103 ff.
Beziehungsdiagnostik 212 ff.
biogene Amine 227
β-Blocker 241
–, Angst 241

Bluthochdruck 46 ff.
Brechneurose 62
Bulimie 64 ff., 99
–, Essensplan 66
–, Freßanfälle 65
–, Impulshaftigkeit 66
–, Masseterhypertrophie 65
–, Schamgefühle 65
–, Selbsthilfegruppe 66

Carbamazepin 228
chronische Polyarthritis 108 ff.
– –, Duldsamkeit 109
Colitis mucosa 77 f.
Colitis ulcerosa 78 f.
– –, Beziehungsstrukturen 79
– –, Objektverlust 78
– –, supportive Psychotherapie 79
Colon irritabile 77 f.
Compliance 217
Cor nervosum 39

„Da Costa's syndrome" 38
Daseinsanalyse 9
Dentalpsychologe 134
Depression 92, 95, 153, 163, 184 ff., 227
–, endogene 185, 226
–, Erschöpfungsdepression 112, 186
–, larvierte 92, 105, 147, 154, 172, 184 ff.
–, neurotische 186
–, synaptisches Geschehen 227
–, vegetative Funktionsstörung 112
–, Wiedererwärmungstest 112
depressives Syndrom 40, 184 ff.
dermatologischer Artefakt 89 f.
Desensibilisierung 181
Desomatisierung 18
Diabetes mellitus 81 ff.
– –, Diät 83
– –, Entborgenheit 82
– –, Erkrankungsrisiko 81
– –, familientherapeutischer Ansatz 83
– –, krankheitszentrierte Gruppentherapie 83
– –, Manifestationsfaktoren 81
Diagnose 205 ff.
Diarrhö 77, 100, 171
Diät 54 f, 83
Diuretikaabusus 58, 65
Diskopathie 107

Diskushernie 103
„double bind" 166
Droge Arzt 203, 254
Drogen 144 f., 169
Drogenabhängigkeit 247
–, Suizidalität 247
DSM-III 173
Dualismus 26
Durchfall 68, 77
Durchschlafstörung 94 ff.
Dyskinesie 239
Dysmenorrhö 99 f.
Dysorexie 64
Dyspareunie 121, 128, 207

Einschlafstörung 94 f.
Einzeltherapie 218
Ejaculatio praecox 121, 125
–, retarda 125
Ejakulation 123
Ektoderm 86
Ekzem 84, 88
–, endogenes 87
Elterngruppe 222
endogene Depression 185 f., 226
– –, Spontanremission 226
endokrines System 80 ff.
Erbrechen 58, 66 f.
Ergotropie 114
Ernährung 50 ff.
–, Diät 55
–, kommunikatives Geschehen 52, 54
Erregungskurve, sexuelle 122
Erschöpfungsdepression 91, 112, 180, 186
Erstinterview 198
Erwartungsangst 175
Eß-/Brechsucht 64 ff.
essentielle Hypertonie 118 ff.
Eßsucht 154
Eßverhalten 50 ff., 68
Etikettierung 192
extrakorporale Fertilisierung 102
extrapyramidale Symptome 238

Familie 215 ff.
Familienarzt 214, 216, 219
Familienkonfrontation 74, 158, 166, 215, 219
Familienkonfrontationstherapie 222
Familiensystem 165

Familientherapie 42, 67, 219 ff.
–, Interaktionsverhalten 220
–, Schulen 220 f.
Fehlhandlungen 5
Fettsucht 53, 55, 57
Fibromyalgie 104
Follikelinsuffizienz 101
Formatio reticularis 231
Free-demand-Ernährung 50 f.
Freßanfälle 64 f.
Freßsucht 53, 82
Frigidität 98 f., 121
funktionelle Entspannung 31, 45
funktionelle Herzbeschwerden 39 ff., 154
– –, Schonhaltung 42
funktionelle Sterilität 100 ff.
– –, anovulatorische Zyklen 100
– –, Arzt-Patient-Beziehung 101
– –, extrakorporale Fertilisierung 102
– –, Konzeption 101
– –, Partnerbeziehung 102
– –, Spermiogrammparameter 100
funktionelles Syndrom 27

gastrointestinale Krankheiten 67 ff.
Generationentrennung 151
Gesamtdiagnose 205
Gespräch, ärztliches 195 ff., 200, 216 ff.
Gestaltkreis 19, 22
Gruppentherapie 46, 90, 218
–, krankheitsorientierte 31
gynäkologische Krankheiten 97 ff.

Haschisch 251
Hausarzt 214, 216, 225
Hausbesuch 207
Hautkontakt 50
Hautkrankheiten 85 ff., 90
Herzbeschwerden 40
–, funktionelle 38 ff.
Herzinfarkt 42 ff., 168
–, Gruppentherapie 46
–, Koronargruppen 46
–, Leistungsstreben 44
–, narzißtische Störung 44
–, Risikofaktoren 42
–, Risikopersönlichkeit 43
–, Typ-A-Merkmale 45
–, Typ-B-Merkmale 45
–, Umweltsituation 43

Herzneurose 38 ff.
–, Angstbewältigung 40
–, kontraphobische Ausformung 39
–, phobische Ausformung 39
–, Todesangst 40
–, Trennungsambivalenz 39
Herzphobie 38 ff.
Heißhunger 55, 67
Histotropie 114
„holding function" 223
Husten 32
hyperaktiver Ulkustyp 71
Hyperaktivität 58
hyperkinetisches Herzsyndrom 40 f.
Hyperphagie 56 f.
Hyperthyreose 40, 62, 80 f.
Hypertonie, essentielle 19, 40, 46 ff.
–, –, Bereitstellungshypertonie 19
–, –, Blutdruckreagibilität 47
–, –, familiäre Interaktion 48
–, –, Frühstadium 47
–, –, Medikamenteneinnahme 49
–, –, Situationshypertonie 47
–, –, Streßwahrnehmung 48
Hyperventilationssyndrom 38 ff.
–, Abhängigkeitsbeziehung 35
–, Rückatmung 35
Hypnose 4 f.
Hypnotika 226
Hypochondrie 144
Hysterie 193

ICD-9 172
Impotenz 121, 125, 184
Indexpatient 220
Infarktrisiko 44
Infektanfälligkeit 36
Interaktion 23
Interaktionsverhalten 220
Intimsphäre 135
Intoxikation 241 f.
–, Psychopharmaka 241 ff.

Juckreiz 87
Junior-Balint-Gruppe 208

Kachexie 59, 62
–, hypophysäre 59
Karies 141
Karpopedalspasmen 33
Kiefergelenkbeschwerden 134

Kieferorthopädie 141
Klassifikationssystem 172
Klaustrophobie 179
Klimakterium 130, 155
Koitus 123 f.
kommunikative Resonanz 196
Konditionierung 132
Konfliktvermeidung 61
Konversion 6, 19, 27, 178
Konzeption 101
Kopfschmerz 90 ff., 105
–, Begleitsymptomatik 91
Koronargruppen 46
Koronarkrankheiten 42 ff.
Körperschemastörung 58
Krankheitsbegriff 193
Krankheitsverleugnung 59
krankheitszentrierte Gruppentherapie 83
Krebs 160 ff., 168
–, Angehörige 160, 165
–, Angst 160
–, Aufklärung 161
–, Phasen 163
–, Soziopsychosomatik 167
–, Suizidrate 162
–, Trauerarbeit 165
–, Zytostatikatherapie 162
Kreuzschmerzen 154

larvierte Depression 92, 105, 147, 154, 172, 184 ff.
Laxanzienabusus 58, 65
Lebensabend 157
Lebenserwartung 155
Lebensmitte 150 ff.
–, Generationentrennung 151
–, Krisensituationen 150
–, Leistungsfähigkeit 150
Leistungsstreben 44
Libido 6, 171
Lithiumprophylaxe 230
LSD 251
Lumbago 107
Lungentuberkulose 36 f.
Lustbilanz 57

Magendilatation 65
Magenulkus 13
Magersucht 55, 58 ff.
MAO-Hemmer 230
Marihuana 251

Masseterhypertrophie 65
Medikamentenabusus 247
–, Gefahrenindex 249
–, LSD 251
–, Psycholytika 251
Medizinstudium 210
Mehrpersonenanordnungen 214
Menarche 99
Menopause 155
Menstruation 99
Menstruationsstörungen 58, 65, 184
Migräne 90, 92
Minderwertigkeitskomplex 8
„minor tranquilizer" 234 f.
Mitralklappenprolaps 174
Monoaminooxydasehemmer 228, 240
Morbus Crohn 78 f.
– –, Beziehungsstrukturen 79
– –, Objektverlust 78 f.
– –, supportive Psychotherapie 79
multifaktorielle Betrachtungsweise 211
Muskeltonus 103

Nahrungsverweigerung 60 ff.
narzißtische Störung 44
Nebenwirkungen 238 ff.
–, Antidepressiva 240
–, Monoaminooxydasehemmer 240
–, Neuroleptika 238
–, Tranquilizer 240
Neurasthenie 111, 173, 186
Neuroleptika 227, 230 ff., 238 f.
–, Dosierungsbereich 233
–, Langzeitbehandlung 239
–, Nebenwirkungen 238 ff.
–, Retardneuroleptika 233 f.
–, Wirkungsmechanismen 231
Neurose 8
–, neurotische Symptome 19
Nootropika 226
Notfallreaktion 13 f.

Objektverlust 20 f., 44, 70, 78 f.
Obstipation 65, 75 ff., 100, 154, 184
–, Protestreaktion 76
ödipale Fixierung 126
Ödipuskomplex 6
oknophil 71, 87
oraler Protest 60
Organneurose 1, 3
Organsprache 68, 100, 104, 189

Orgasmus 99, 123, 130
Orthostaseversuch 113
Ovulation 98

Panikattacke 174
Panikstörung 174, 176
paradoxe Intention 126, 180
Parasympathikotonie 114
Persuasionsmethode 4
Philobat 71
Phobie 176, 178
Plazeboeffekt 254
Präparatenamen, Antidepressiva 229 f.
Präsentiersymptom 96, 205, 215, 220
präsuizidales Syndrom 244
Problempatienten 27, 208
Prophylaxe 159, 225
Prüfungsangst 241
Pruritus anogenitalis 89
Psoriasis 89
Psychoanalyse 5 ff.
–, Abwehrmechanismen 5 f.
–, Affektverschiebung 5
–, Archetypenlehre 7
–, Es, Ich, Über-Ich 7
–, freie Assoziation 5, 6
–, Individuationsprozeß 8
–, kollektives Unterbewußtes 8
–, Konversion 6, 27
–, Libido 6
–, Minderwertigkeitskomplex 8
–, Neopsychoanalyse 9
–, Neurose 8
–, Ödipuskomplex 6
–, Sexualtheorie 6
–, Übertragung 6
–, Widerstand 6
psychogene Störungen 28
Psychoimmunologie 36
Psycholytika 251
Psychopharmaka 226 ff., 239, 241
–, Begleiterscheinungen 239
–, Intoxikation 241 ff.
–, psychosomatische Indikation 243
Psychopharmakotherapie 226 ff.
–, Plazeboeffekt 254
–, Schmerzzustände 244
Psychosomatik 1 ff., 25
–, Bereitstellung 17, 19
–, Bereitstellungskrankheiten 19
–, Interaktion 23

Psychosomatik, multifaktorielle Betrachtungsweise 11
–, Psychopharmakotherapie 243
–, psychophysiologische Verknüpfung 12 ff.
–, psychosomatische Krankheiten 1 ff., 27 ff.
–, – –, Medizin 1 ff.
–, – –, Reaktion 2, 27
–, – –, Störungen 27
–, – –, Wechselbeziehungen 10 f.
–, somatopsychische Störung 29
–, Soziopsychosomatik 23 ff.
–, Spezifität 17
psychosomatische Reaktion 70, 91
psychosomatischer Zugang 189 ff.
psychosomatisches Training 93, 96, 224
Psychosomatose 1, 27, 179
Psychotherapie 4 ff.
–, Psychopharmakotherapie 252
psychovegetatives Syndrom 111 ff., 116
– –, Altersgruppe 116
– –, Erkrankungshäufigkeit 111
– –, Manifestationsbedingungen 116
– –, sekundärer Krankheitsgewinn 119

Randgruppen 141
„rapid cycler" 230
Raptus 172, 178
Ratschlag, einfacher 46
reaktive Depression 227 f.
Reflex 12
Regression 166, 214
Reizkolon 77 ff.
REM-Schlaf 94
Resistenz 36
Resomatisierung 18, 70, 84
Retardneuroleptika 233 f.
Re-uptake-Hemmer 228
rheumatische Erkrankungen 103 ff.
– –, Muskeltonus 103
– –, Weichteilrheumatismus 104
Risikopersönlichkeit 13, 43
Rückatmung 35
Rückenbeschwerden 105 ff.

Sättigungsregulierung 55
Säuglingsekzem 87
Schellong-Test 113
Schilddrüse 80

Schizophrenie 62, 92
Schlaf 93 ff., 117, 202
–, REM-Schlaf 94
–, Schlafstörungen 94 ff., 105, 184, 240
–, Stadien 94
Schmerzzustände 224
–, Neuroleptika 244
Schuppenflechte 89
Schwangerschaftsängste 61
sekundärer Krankheitsgewinn 119
Selbsterfahrung 203
Selbsthilfegruppe 66
Selbstmedikation 191
Seufzeratmung 33, 39
Sexualmedizin 120, 126
Sexualstörungen 97
Sexualtheorie 6
–, anale Phase 6
–, genitale Phase 6
–, orale Phase 6
sexuelle Störungen 120 ff.
– –, autogenes Training 124
– –, Desensibilisierung 127
– –, Erregungskurve 122
– –, Impotenz 125
– –, Klimakterium 130
– –, Koitus 123 f.
– –, Koitusverbot 124, 129
– –, ödipale Fixierung 126
– –, Orgasmus 123, 130
– –, paradoxe Intention 126, 129
– –, Perversität 124
– –, Verhaltenstherapie 127
Signalangst 177
Simultandiagnostik 222
Simulant 219
Singultus 32
Situationshypertonie 47
Situationskreis 19, 22
Somatisierung 90, 97
Soziopsychosomatik 23 f., 167 f.
–, Herzinfarkt 168
–, Krebs 168
Spannungskopfschmerz 90 f.
spastisches Kolon 77
Spermiogrammparameter 100
Spezialisierung 211
Spezifität 17
stationäre Behandlungsverfahren 222
Sterilität 97, 100
Stimulanzien 226

Streß 14 ff., 81, 153
-, Life-event-Forschung 15
-, Stressor 14, 115, 167
Studenten-Balint-Gruppe 208
Stupor 171, 178
Suchtpotential 240
-, Benzodiazepine 240
Suggestion 4
„suicide intestinal" 79
Suizidalität 244 ff.
-, Beurteilung 244
-, Medikamentenabusus 247
-, Pharmakotherapie 244
supportive Psychotherapie 166, 217
Sympathikotonie 114
sympathikovasale Krise 40
Symptomwandel 74
Symptomwechsel 42
systemtheoretisches Modell 22 f.
- -, Familie als System 23
- -, Subsystem 22
- -, systemisches Paradigma 22

Tachykardie 39, 105, 171
-, paroxysmale supraventrikuläre 41
-, Sinustachykardie 40
Tetanie, normokalzämische 33
Tod 154, 160
Tranquilizer 192, 234 ff., 240
-, β-Blocker 241
-, Präparate 236 ff.
-, Rebound-Phänomen 240
-, Reduktion 240
-, Suchtpotential 240
Trauerarbeit 165
Traumschlaf 94
L-Tryptophan 240
Tuberkulose 36 f., 62
Tumorpatient 160 ff.
-, Angehörige 160, 165
-, Angst 160
-, Aufklärung 161
-, Phasen 163
-, Suizidrate 162
-, Trauerarbeit 165
-, Zytostatikatherapie 162

übende Verfahren 31
Überfürsorglichkeit 61
Übergewicht 56
Übertragung 219
Ulkuskrankheit 68 ff.
-, Abhängigkeit 71
-, Angstgefühle 69
-, Arzt-Patient-Beziehung 73
-, Auslösesituation 72
-, Einteilung 69 f.
-, hyperaktiver Ulkustyp 71
-, Hypersekretion 69, 72
-, Magenmotilität 72
-, Migration 73
-, Neidkonflikt 72
Urtikaria 84, 87

vegetative Dystonie 111 ff., 192
vegetatives Syndrom 111 ff.
Verdauungssystem 67
Verdrängung, zweiphasige 18
Verhaltenstherapie 127
Verstopfung 68
Verstrickung 61

Waschzwang 179
weichteilrheumatische Erkrankungen 104 f., 107
Wiedererwärmungstest 112

Zahnersatz 146
Zahnmedizin 133 ff.
-, Angst 136
-, Drogen 145
-, Intimsphäre 135
-, Kiefergelenkbeschwerden 134
-, Patientengruppen 139 ff.
-, Prophylaxe 141 f.
-, Prothesenunverträglichkeit 134, 147
-, Symbolwert 135
-, Warteraum 139
-, Zahnersatz 146
-, Zahnverlust 145
Zervikalsyndrom 106
Zyklus 98
Zytostatikatherapie 162